# 中國近現代頤養文獻彙刊·導引攝生專輯

第八册

劉曉蕾 主編

太極正宗源流·國術論叢·國術理論體系·歷世紀合刊本
太極要義（附武術叢談）

廣陵書社

# 太極正宗源流　國術論叢
# 國術理論體系　歷世紀
## 合刊本

吴志青　著

致文印刷鑄字所　民國三十四年版

尙武樓叢書第二種

# 太極正宗源流

歙縣吳志靑著

# 鄭序

兒時憙鬪武勇故實。每三五雜坐，譚繞晨夕，則色然而喜，以爲游俠之雄，匹夫之力，足以制刀劍鉤鐔而有餘；稍長讀刺客列傳，見曹沫以勇力事魯莊公，而所以劫齊桓反魯侵地者乃在匕首；荆軻俠雄之士，當其揕秦王不中，環柱而逐，以手共搏，終爲劍廢；然後知拳擊之術非先秦之所尚也。

世俗所稱太極拳者，或謂達摩挾之東來，或謂張三豐傳自趙宋，學者罕道，莫可得詳。

梵云阿娑那（Asana）此譯坐法，爲瑜伽行法八支之一。演化而爲習手足鍊身體，求神通以得解脫，雖近於武技，實乃禪定緣引之方。昔達摩入魏，止錫少林。隋唐之際少林僧衆嘗拒王世充以全東都，太宗爲秦王手敕寺主勞勉之。其獨以技擊拳棍聲華夏，必非無故，豈果菩提達摩之遺祕也耶，然余嘗就觀印度士人許曾嘉演瑜伽行法，一支一式，不相連延，與太極拳之力意潛運緜續無解者殊科。其非直承梵土從可知矣。竊疑中國所謂拳術，蓋出於劍技，而瑜伽行法或爲之中介。呂氏劍技曰持短入長，倏忽縱橫。持短入長劍之用，倏忽縱橫劍之勢。奮倏忽縱橫之勢以運鋒鋏斯爲劍技，奮倏忽縱橫之勢，效瑜伽行法以運手足肩臂則爲拳術。夫文化因襲，貴在涵融，攫擷精英，斯能恢擴。我國佛法之禪宗，釐家之山水，取之天竺而不同於天竺，抑且過之，斯其驗也。拳術或其一焉。是則託始達摩亦非無故。

張三豐者傳說多怪異，疑亦全眞之流亞也。心驚國步，意存興復，隱於道冠而待時！其以武藝爲事，蓋有取於正直弗欲，勁勁不撓，非斤斤於一時一日之雄長，其志深可念，固不必辨其同異先後也。

吳志靑先生覃研武術，弘揚不惓，尤留意於史傳。嘗輯古今緒論以成太極正宗源流，藉籌以康强貞固爲數，豈同於危亡衰敗而思有以振堅直剛大之風者歟？書成，以余粗識史事，問序於余，愧無以申先生意也。

中華民國三十四年四月二十四日長樂鄭天挺序於昆明

## 謝序

吳師志青新著「太極正宗源流」不久就將在昆明出版了，本人因得先睹原稿，略知其內容，故願在這裏簡單敘述數語，以爲讀者介紹，並以爲序。

吳師志青這本新著，內容共分四部：第一部「太極正宗源流」，第二部「國術論叢」，第三部「國術理論體系」，第四部「歷世紀」。

「太極正宗源流」係年來吳師志青潛心太極拳之歷史研究所獲的心得，普通人，甚至許多練拳的人，都以爲太極拳是創自明朝玄洞眞人張三丰，而稱張氏爲太極拳的開山始祖。但據吳師考證結果，遠在張氏以前已經有人傳授太極拳術，張三丰不過集各家大成，編爲今日之八十一式太極拳而已。在張氏以前傳授太極拳術者，計有程靈洗，許宣平及安徽俞氏等，各人均有其祕要遺傳後代。吳師爲闡明各人之貢獻起見，特將各人之要訣，逐一一列載書中，以供有志此道者參考，而在程許俞三人中，最要者爲許氏宣平；許氏所傳之三十七式（許氏名爲「三世七」），實是今日太極拳八十一式的濫觴，蓋今日太極拳雖有八十一式之多，主要仍不過是三十七式，其餘四十四式都是該三十七式的重演，而這三十七式又恰與許氏「三世七」中之三十七式相同，故謂今日之太極拳係原自許氏宣平，實未嘗不可。況且今日太極拳中所謂掤，攦，擠，按，採，挒，肘，靠，進，退，顧，盼，定等十三勢，其中掤，攦，擠，按，採，挒，肘，靠八法就是許氏所傳。對於許氏三十七式，吳師曾在書中一一加以詮釋，讀者如以之與今日太極拳中三十七個基本架式相比對，便可看出彼此相同的地方。太極拳自張三丰以後，分為南北兩大派，各派均有所傳，讀者試窺附表，即可得其梗概。

「國術論叢」係由馮友蘭先生等二十六篇論文拼成，故亦可說是一部有關國術問題的小小論文集。其中作者有大學教授，社會名流，文人學士，軍政要員，拳術專家，甚至有印度人士。而在大學教授中復包括哲學教授，歷史教授，文學教授，物理學教授，社會學教授，遺傳學教授，經濟學教授，教育學教授，英文教授等，所有各篇文字，都是作者個人對於國術的卓越見解之敘述。拳術之在今日我國，顯已為人忽視了，現在這部「論叢」把各方面的專家對于國術的見解薈集一起，或者可以使得這箇幾乎已經為人忘記了的，但是卻為我國所固有的拳術，重新引起人們的注意，或甚至從此而被普遍推廣與復興）起來，這我想，也許是編者所以編輯這部「國術論叢」的原意吧。

在這裏，我們要特別提出的是這部「論叢」作者之一的一位印度人士，許伯嘉（T.K. Shibshirorkar先生；許先生是印度馬德拉省人，巴拿利斯印度大學碩士，民國三十一年印度政府與我國交換留學生，許氏即為第一批派送留學我國國立西南聯合大學學生之一。許氏在聯大，係從事中國哲學之研究，據說，不久就將學成歸印了。許先生曾研習印度拳，技藝極精，許氏復對中國拳術，甚感興趣，故特從習于吳師志甯，以備回印傳授。現許氏已將全套太極拳學畢。「The Absolute Boxing Exercises」一文，便是他從吳師學過太極拳後，對太極拳所發生的一些感想及意見。正如一般所熟知的，中印是東方兩大古國，在以往這兩大東方古國的文化曾經過極大的交流，我們希望由於許先生這次的媒介，更能將中國藝術的種子，播送到印度國土去。

「國術理論體系」原名「國術理論概要」，曾於民國二十四年三月在上海大東書局出版，流行迄今，已經十年了，著者因感原版已絕，讀者不易購得，復經諸友之敦促，乃於公暇將原書重加編排與整理，與「太極正宗源流」合訂付梓，而因其內容比前更為充實，完備，而有系統，故特改為今名。

「國術理論體系」主要是闡述國術與民族健康的關係，國術發生的原因，國術演進之概況，國術衰落之原因，與改進國術的方策。在今日我國出版界中，關于國術方面的著作，不謂不多，然而幾乎是偏重于技巧方面，其對國術理論作有系統之闡析者，這部「國術理論體系」恐怕要算是第一部。

筆者個人以為；如果我們要想整理國術，非但要在技術本身下功夫，而且要對理論做一番探討工作。蓋必須理論淸楚以後，才能對國術有明確之認識，對國術有明確之認識以後，才能知國術之應如何改進與發揚。吳師這部「理論體系」，可以說在國術理論的探討上盡了很大的任務。

「歷世紀」係吳師志靑的半生記述，也可以說是他數十年來的一部奮鬥史。吳師為人摯誠正直，做事認眞負責，不畏惡勢，不怕讒言，凡事只要他認為是合乎正義，合乎公理的，他就不顧一切向着既定目標做去，儘管有人因妬忌他這樣苦幹與正直而從中破壞與阻撓，他都不以為懼，仍然本着既定方針，努力奮鬥到底。我認為吳師這部「歷世紀」的最大價值，便是他這種不屈不撓的苦鬥經歷之詳細記述，堪為世人所傳誦的。

吳師志靑之經歷甚豐，讀過這部「歷世紀」後，你便會曉得他曾怎樣參加革命，怎樣在滬創辦武俠綜觀上述四部著作，在表面上雖似無很大關聯，而內容却前後相貫，第一部是國術之歷史的敍述，第二部是國術之現代的一般看法，第三部是國術之理論的研究，第四部是一位現代國術家的經歷。因此，我們認爲將這四部原可以單獨印行的著作合訂在一起，是非常合宜的。

中華民國三十三年十二月廣西平南謝漢俊序於昆明

## 自序

任何著作出版，篇首例有序文，意在鉤玄提要，使讀者於閱讀本文之前，對全書梗概得其大要，本書內容，已由謝漢俊君序文中述其大概，玆不再贅，惟本書之與讀者晤面並非偶然，謹略述緣起如左以代序。

本書各部門，除「國術論叢」外，均屬往年舊作，脫稿時間有距今已達十餘載之久者，其內容雖不因時間之推移而成陳跡，但一經檢閱，仍感缺漏滋多，加以十餘年中，爲世界學術進步最速之時，志靑以闡揚國術爲己任，亟應吸收新進學術之研究最高成果，以爲我國國術建立一科學之理論系統，爰本斯旨，將往年舊作重加增訂，充實內容，校正錯訛，尤以「國術理論體系」一編幾全部改作，易稿達三次之多，殺靑既竟，本擬卽付剞劂，唯以戰時物價奇漲，紙料缺乏，印刷不易，致欲印而輟者屢，然此書所以終能於萬難中與讀者見面者，實有其內在之動機焉。

一，去秋以來最高當局爲建立新軍發動全國知識靑年從軍運動，著者衷然於「國家興亡匹夫有責」

之義，乃不辭老邁，毅然請纓，惟以投身軍役，旨在報國，至於生死，一自所不計，故今之我去，何時能返，抑是否能返，實非逆料，是書之印，乃所以爲出征留紀念，亦敝帚自珍之意也。

二，本書雖未敢自信爲得意之作，惟自此次增訂後，其於國術要旨之發揮國術理論之建立，不無涓埃之獻。當此非常時期，著者生活變動靡恆，原稿藏諸篋笥既難免散失之虞，復不免蠹蝕損害，爰壽於棗梨，以供同好，此爲本書出版動機之二。

三，著者自任職西南聯大以來，公餘之暇嘗與各教授同仁研習拳術，並請各教授對國術之理論及歷史各抒高見，均蒙不棄撰賜宏文，迄今收到者計有馮友蘭潘光旦鄭天挺查良釗華羅庚先生等十餘篇，均屬精心傑作，其中大部雖曾先後發表於昆明各報，但因囿於報紙印刷模糊，且零篇斷章，保存不易，實有彙集成編之必要，爰徵得諸教授同意，併同志青舊作數篇及師友于右任章太炎胡漢民王用賓韓國鈞葉楚傖陳其采胡樸安鈕永建張之江陸崇仁諸先生名作十餘篇，裒集成帙，顏曰「國術論叢」，列爲本書四部之一，此又本書付梓動機之三也。最後志青對於諸作者惠賜宏文，特此敬致謝意。又胡巽宸侯敬輿李濟五馬筱良石璋謝濬俊諸位先生或擔任校刊或潤色文句，使本書生色不少，併此致謝，又陸崇仁周潤蒼周作孚劉不基顧少怡王鼎三謝超宣顧孝思楊松齡張簡選徐漢臣謝鴻祥常永齡李濟張時莘吳國棻李若富諸先生贊助印刷使是書得早觀厥成，謹誌於此，用示不忘。

民國三十三年除夕前一日歙縣吳志青序於國立西南聯合大學訓導處

# 尚武樓叢書第二種目錄

第二部　國術論叢（第一輯）……劉晉年　題簽

## 尙武樓叢書第二種　目錄　一〇

## 二　建議



## 第四部　歷史紀……李根源　題簽

4. 國立西南聯合大學知識青年從軍徵募委員會致本人函

## 題十年磨劍圖贈

吳志青先生　十年磨劍凌雲意，隨手磨揩隨手試；不問收獲問耕耘，功不唐捐同例事。東吳張公老子軍，悠悠之口妄非議；謂是干名故違情，不甘伏老思立異。先生憂國真如焚，氣豪不識老將至，國家養士徒哺啜，敢效馳驅自隗始，請纓欲伍少年兵，直數三軍可奪帥！此心立懦已有餘，何必臨戎計始遂？藝成太極一家言，薪傳足快平生志；願看武露更周流，化育英髦永錫類。三十四年八月寶山潘光旦。

吳志青先生著

# 太極正宗源流

鄭國洞敬題

# 靄賡先生跋余題壁聯句

志青先生學養專精，聲譽一時，昔年在滬長體育學校及中華武俠會題壁聯曰，「衛國衛民終衛己，成仁成勇始成材，」其勗人勗已之心厚矣。今歲游，告以原聯已化劫灰，而有感於衛國成仁斯正其時，乃囑再書之，並將其始末跋於其上，書何足稱，特仰慕　先生執掌教育旨趣之閎且偉，遵命草就，亦不恩獻醜於班門爾。

| | |
|---|---|
| 衛國衛民終衛己 | 成仁成勇始成才 |

時民國二十有八年四月右屏袁丕佑靄賡氏並識

# 太極正宗源流序

今日仿間有關國術之著作，不可謂不多。然純以歷史及理論方法闡析我國拳術者，則尚少見，吳先生志青近著「太極正宗源流」一書，實為我國拳術界之新作。蓋以我國拳術，歷史悠久，時至今日，由於輾轉傳授，互加增添結果，業已派別叢生，眞義盡失，吾人不言整理國故則已，如欲對此亦屬國故之一之拳術，加以整理，則非從歷史方面先加探究不可。又凡百事物，其能得以滋長繁榮與發展者，必有其一定之道理及理論。國術乃一般事物之一，當非例外，然則國術之理論究為何如耶？處此所謂機械文明，科學發達，凡言戰爭，唯武器是重之今日，國人知之者必甚鮮。惟國術乃我固有國粹之一，吾人如欲發揚光大，則對其理論不能稍有所忽。吳先生此書，對此二方面，均有詳盡之敘述與透闢之分析，為歸心我國拳術者所不可不讀。至書中「國術論叢」及「歷世紀」兩部，乃著者搜集年來國內名流對國術所發表之意見及其個人半生艱苦經歷而成，尤為拳術著作中難得之材料。茲値該書行將付梓，爰書數語以為序。

民國三十四年春保山林鐵崇序于昆明

# 太極正宗源流

## 一、引言

拳術源流，不可詳考：詩小雅「無拳無勇、職為亂階」，黃帝敗蚩尤於涿鹿之事也。管子七卷篇云「春秋角試」，實謂「角競也」，又謂曾載「角抵戲名六國時所造，使兩兩相當，角力相抵觸」。六藝有射御二科，則按角力技擊之術起源必甚早，三國時華佗有「五禽之戲」，此或自衛兼衛生之術，而我國古代散亂之武術，實濫觴於是。

梁武帝普通元年（公元五二〇年）[illegible]嵩山少林寺開東土禪宗達摩韞健悟機，創易筋經洗髓經及十八手法。其後少林寺[illegible]人[illegible]式為基式，增至七十二手法。復參綜會古代之技擊及華佗五禽戲，曾增至一百七十餘手，[illegible]龍，虎，豹，蛇，鶴諸式，而刀，劍，槍，棍混寓其中，名曰少林拳，或稱外家拳。

考太極拳之起源，尚在蕭梁時，[illegible]極太極之理，演之於拳術技擊，至唐許宣平研究愈勤，而「太極拳」始[illegible]高濤）隱居武當山，綜合各家之長，演為長拳，（[illegible]武當拳亦稱內[illegible]妙，茲述諸人之事跡於後。

## 二、程靈洗

程靈洗字元滌，蕭梁時安徽歙縣人，少以勇力聞，侯景之亂（蕭梁太清三年公元五四八），靈洗聚徒抗景，歙州賴以保全，梁元帝卽位授靈洗譙州刺史，後歸陳武帝授蘭陵太守，王琳周迪之亂，靈洗屢建奇功，累官都督郢州刺史，封重安縣公，靈洗性情嚴急，號令分明，能與士卒共甘苦，而得士之死力，卒諡忠壯，靈洗拳術爲韓拱月所授，靈洗傳程珌，珌精易理，演太極拳爲小周天手法，得十四式，著用功五誌，博學，審問，愼思，明辨，篤行及四性歸原謌。

世人不知己之性　何人得知人之性　物性亦如人之性　至於天地於此性

我賴天地而存心　天地無物不成形　若能先求知我性　天地授我獨偏靈

## 三、許宣平

許宣平唐安徽歙縣人，嘗中隱雲中（公元七一〇年）隱居城陽山南塢，身長七尺六寸，髯長至臍，髮長至足，行如奔馬。性喜神仙，鍊丹辟穀之術，時負薪售於市，既醉而歸，常於同華間題詩，李白東遊訪之曰「此仙詩也」，自累訪不遇，留詩望仙橋而歸。

迨至咸通時（公元八六〇年）郡人（徽郡卽歙也）許明奴家有嫗人山採樵，見一老人坐石上，食桃甚大，自言爲明奴之祖，卽宣平也，贈嫗一桃，嫗後却食，步履輕捷，入山不歸。

宣平所傳太極拳，名三世七，因有三十七個不同姿勢之意，此拳練畢一式，再練一式，至三十七式全練成，却不論何式先何式後，均可聯成一氣，而聯綿不斷，故又名曰長拳，有掤，握，擠，按，採，挒，肘，靠等八法，其訣曰；

掤擠按世間稀　十個藝人十不知
若能輕重並堅硬　粘連黏隨俱無疑

三十七式會心論：

腰脊爲第一主宰　喉頭爲第二主宰
心意爲第三主宰　丹田爲第一賓輔
手指爲第二賓輔　手掌爲第三賓輔

三十七式全體大用論：

一要性定與意靜　自然無處不輕靈
二要偏身氣流行　一定繼續不能停
三要喉頭永不抛　問盡天下衆英豪

十六關要論；

活潑於腰　靈機於頂　神通於背　氣沉丹田
行之於腿　蹬之於足　運之於掌　纏之於指
歛之於髓　運之於神　凝之於耳　息之於鼻
呼吸往來於口　縱之於膝　渾噩於身　全身發之於毛

功用訣；

輕鬆活潑求懂勁　陰陽既濟無滯病
要得四兩撥千斤　開會鼓盪主宰定

## 四，俞氏

俞氏失其名，唐代安徽涇縣人，李道子得所傳太極拳，又名「先天拳」道子江南人，居武當山南岩宮，不火食，每日唯啜麥麩數合，人稱夫子李，俞氏傳俞清慧，俞一誠，俞岱岩諸人，其拳與三十七式同，留傳有要訣曰；

無影無象　全身透空　應物自然　西山懸磬
虎吼猿鳴　水靜河清　翻江播海　盡性立命

## 五，殷氏

殷氏失其名，唐宋間人，所傳太極拳，又稱「後天法」共十一式，名目雖與太極拳不同，其功用則一也。

## 六、張三丰

張三丰字全一，又名君實，宋遼陽懿州人，明史載其狀貌，頎而雄，龜形鶴背，圓口大耳，鬚髯直如戟，一衲一蓑，日行千里，本為少林入室弟子，遍遊川蜀荊襄汧隴間，而技愈進，後貫通少林拳法，專致力神功呼吸之術・不事鑿槍棒，實少林拳術之上乘也。

三丰復從馮元處，學點穴法，而綿衣之流相伴之，爲少林別闢蹊徑，點穴有三十六手，啞穴六，昏眩穴九，重穴九，輕穴九，又有一指點・兩指點，砍點，拍點，空指，肘點之不同，各適其用，後結廬於湖北武當山，鍊丹修道，敎授門徒，傳有長拳十三勢。

明太祖聞其名，嘗於洪武十四年，遣使訪求不得，百年後，其流傳陝西王宗岳知名，溫州陳州同亦三丰弟子，及明嘉靖間四明張松溪・獨得眞傳。

按上述五人所謂爲太極拳之開創者，然太極拳由雛型、進而有今日之規模未始非五氏修續發明補充之功，而張三丰集太極拳之大成厥功尤偉，許宣平之「三世七」以三十七名拳，又有八字訣，，適與張三丰之三十七勢及八字訣相同，而今所傳之太極拳，雖爲八十一式，其實亦僅三十七勢不同之基本姿勢錯綜變化聯成八十一式，符合九九之數，與三十七之數雖有多少，然質量則無甚差別也。

張三丰又將程氏和俞氏之易理融會貫通，以掤，攦，擠，按，採，挒，肘，靠等八法爲內勁之練習，又以進，退，顧，盼，定等爲轉形變化之應用，此即十三勢之由來也，於是始闡變化演成八十一式，遂成今日之太極拳，程氏所謂「小周天」，俞氏所謂「先天拳」，殷氏所謂「後天法」，其道統實由一源，故太極拳爲張三丰先生所創亦無不可也。其著十三字行功法，八字訣，虛實法，十三字總勁列后；

## 十三字行功法

歌訣曰

掤手兩臂要圓撑　動靜虛實[illegible]意攻　搭手[illegible]擠手使　[illegible]勁難逞
按手用着似傾倒　二把採[illegible]放鬆　來勢[illegible]手用　[illegible]敵攻
進退反側應機走　何怕敵人藝業精　遇[illegible]近打　[illegible]七星
敵人逼近來打我　閃開正中定橫中　太極十三字中法　[illegible]妙[illegible]生

## 八字訣

三換兩强一擠按　搭手遇捧莫讓先　柔[illegible]須攻其[illegible]　[illegible]緊
與人攻打要採挒　力在驚彈走螺旋　遇勢[illegible]身肘　[illegible]勝打[illegible]先

## 虛實法

虛虛實實神會中　虛實實虛手行功　練[illegible]不識虛實理　枉費工夫終無成
虛將實發術中竅　中實不發藝難精　虛實自有虛實在　實實虛虛攻不在
雙重行不通　單重便成功

## 十三勢總勁

太極拳共有十三勢，形於外者爲進，退，顧，盼，定，發於內者爲粘，連，黏，隨，不丟頂，形於外者爲四正四隅，蘊於內者爲掤，攦，，按，採，挒，肘，靠八法，推手亦然，形於外者爲勢，蘊於內者爲勁，故盤架子所以練勁，推手所以懂勁。

## 內功八法歌訣

掤勁作何解　如水負行舟　先實丹田氣　次緊頂頭懸　全體彈簧力
開合一定間　任有千斤力　飄浮亦不難
攦勁作何解　引導使之前　順其來勢力　輕重不丟頂　力盡自然空
丟擊任自然　重心自維持　莫被他人乘
擠勁作何解　有時用兩方　直接單純意　迎合一動中　間接反應力
如球撞壁還　又如錢投鼓　躍然聲鏗鏘
按勁作何解　運用似水行　柔中寓剛強　急流勢難當　遇高則澎滿
逢窪向下潛　波浪有起伏　有孔無不入
採勁作何解　如權之引衡　任你力巨細　權後知輕重　轉移只四兩
千斤亦可稱　若問理何在　槓杆之作用
挒勁作何解　旋轉若飛輪　投物於其上　脫然擲尋丈　君不見漩渦
捲浪若螺紋　落葉墜其上　倏爾便沉淪

肘勁作何解　方法有五行　陰陽分上下　虛實須辨明　連環莫可當
開花捶更兇　六勁融通後　運用始無窮
靠勁作何解　其法分肩背　斜飛勢用肩　肩中亦有背　一但得機乘
轟然如倒塌　仔細維重心　失中便無功

## 七，張松溪

張松溪明嘉靖年間四明人，松溪恂恂如儒者，初本少林外家，得三丰之術，遂以武當見稱，善搏少林某僧，故終身與少林為敵，後又得江西印掌之真傳，技尤精進，印掌者，尤在武當之外，以掌猛擊，僧被擊者應掌而仆，其後又有少林僧聞其名訪之於鄞縣某酒樓，僧前欲擊，松溪側身微力以搖之，則飛墜樓下跌死，自是以後武當少林遂以內外分門戶，益成水火。

張松溪傳四明葉繼美近泉象川李咸九諸人，而以咸九象川泛技精，諸人繼樹作授，既隨踪跡，葉繼美傳吳崑山，單思南，孫繼槎，吳崑山傳李天目，李天目傳余仮設，余仲陳陳貞石，陳貞石傳董扶輿，夏枝溪。孫繼槎傳柴元明，姚石門，僧尾，僧耳。單思南傳王征南，王征南傳甘鳳池，甘鳳池為太極拳之南派。

## 八，王宗岳

張三丰傳陝西王宗，王宗傳王宗岳：

# 太極拳譜

王宗岳為明代山右人，著有「太極拳譜」。

歌訣一：順項貫頂兩膀鬆，束烈下氣把襠撐，胃滑開勁兩綞爭，五指抓地上彎弓，「虛靈頂勁氣沉丹田，提頂調臏心中力量，兩背鬆然後窒」。「開合按勢懷中抱，七星視如車輪，柔而不剛」。「彼不動，已不動，彼微動，而已意已動」。「由脚而腿，由腿而身，如練一氣，如轉鶻之鳥，如貓擒鼠。」「發弓發矢，正其四體，步履要輕隨，步步要滑齊」。

歌訣二：舉動輕靈神內斂，莫教斷續一氣研，左宜右有虛實處，意上寓下後天還。「一舉一動，週身俱要輕靈，尤須貫串。」「氣宜鼓盪，神宜內斂，無使有缺陷處，無使有斷續處。」「其根在脚，發於腿，主於腰，形於手指，由脚而腿而腰，總須完成一氣，向前退後，乃得機得勢。」「有不得機不得勢處，身便散亂，其病必於腰腿中，求之。」上下前後左右皆然，凡此是意不在外面，有上即有下，有前即有後，有左即有右，如意要向上，即寓下意，譬之將植物掀起，而加以挫之之力，斯其根自斷，損壞之速乃無疑。」虛實要分清楚，一處自有一虛處，處處總此一虛實，週身節節貫串，無令絲毫間斷。」

歌訣三：拿住丹田練內功，哼哈二氣妙無窮，動分靜合屈伸就，緩應急隨理貫通。「拿住丹田之氣，煉住元形，能打哼哈二氣。」太陽者無極而生陰陽之母也，動之則分，靜之則合，無過不及，隨屈就伸。」人剛我柔謂之走，人背我順謂之黏。」「動急則急應，動緩則緩隨，雖變化萬端，而理與性惟一貫，由着熟而漸至懂勁，而階級神明，然非用力之久，不能豁然貫通焉。」

歌訣四：忽隱忽現進則長，一羽不加至道藏，手慢手快皆非似，四兩撥千運化良。「不偏不倚，忽隱忽現，左實則右虛，右重則左輕。」「仰之彌高，俯之彌深，進之則愈長，退之則促。」「一羽不能加，蠅虫不能落，人不能知我，我獨知人，雄豪所向無敵，蓋皆由階而及也。」

歌訣五：掤攦擠按四方正，採挒肘靠斜角成，乾坤震兌乃八卦，進退顧盼定五行。「長拳如長江大河，滔滔不絕也。」

歌訣六：十三勢莫輕視，命意源頭在腰隙，變轉虛實須留意，氣遍身軀不少滯，靜中觸動動猶靜，因敵變化示神奇，勢勢揆心須用意，得來不覺費工夫，刻刻留神在腰間，腹內鬆靜氣騰然，尾閭中正神貫頂，滿身輕利頂頭懸，仔細留心向推求，伸屈開合聽自由，入門引路須口授、工夫無息法自休，若言體用何為準，意氣君來骨肉臣，想推用意終何在，益壽延年不老春，歌兮歌兮百卌子，字字真切意無遺，不在此中推求去，枉費工夫貽歎息，「氣貼背後，斂入脊骨，靜動全身、意在蓄神，不在凝氣，在氣則滯。」「內三合與外三合。」

歌訣七：極柔即剛極虛靈，運若抽絲處處明，開展緊湊乃縝密，待機而動如貓行。「極柔軟然後極堅剛，能呼吸然後能靈活，氣以直養而無害，勁以曲蓄而有餘。」「心為令，氣為旗，腰為纛，先求開展，後求緊湊於縝密。」又曰：「先在心，後在身，腰鬆淨氣斂入骨，神舒體淨，刻刻在心，切記一動無有不動，一靜無有不靜。」「牽動往來，氣貼背，斂入脊骨，內固精神，外示安逸，邁步如貓行，運勁如抽絲。」「全身意在精神，不在氣，有氣者無力，無氣者純剛，氣如車輪，腰似車軸，似鬆非鬆，將展未展，勁斷意不斷，藕斷絲亦連。」

二十字訣；按閃擴搓欶，黏隨拘拏扳，輭掤摟擸掩，撮墜續擠攤，「骨節自對開，勁攀稍爲陽，合披坑窖相應，分陰陽之意，開合引進落空，分寬老嫩，入筍不入筍，有拏靈之意。」「斤對斤，兩對兩，不丟不頂，五指緊擦，六節要正，七節要合，八節要扭，九節要長，十節要活，十一節要靜，十二節要抓地，」「三尖相照，上照鼻尖，中照手尖，下照足尖，能顧丸氣，不脫不滯，妙令其熟，牢牢心記。」「能以手堅槍，不動如山，動如震雷，數十年工夫，皆言無敵，果然信乎，高打高顧，低打低應，進打進乘，退打退跟，緊緊相隨，升降未定，沾黏不脫，拳打立根。」

十三勢行功心解；以心行氣，務令沉着，乃能收斂入骨，以氣運身，務令順遂，乃能從心，精神提得起，則無遲重之虞，所謂頭頂懸也，氣換得靈，乃有圓活之妙，所謂變轉虛實，發勁須沉着鬆淨，專主一方，立身須中正安舒，撐支八面，行氣如九曲珠，靜如山岳，無微不到，運動如百鍊鋼，何堅不摧，形如搏兔之鶻，神如捕鼠之貓，靜如山岳，動若江河，蓄勁如張弓，發勁如放箭，曲中求直，蓄而後發，力由脊發，步隨身換，收即是放，放即是收，斷而後連，往復須有摺疊，進退須有轉換。

王宗岳傳河南蔣發，蔣發傳陳長興，陳長興傳其二子耿信紀信，暨河北楊福魁，李伯魁。

## 九，楊福魁

楊福魁字露禪，河北永年人，生清道光年間，與同里李伯魁皆師事陳長興，露禪勤學，盡得其祕，禪傳其三子，錡早亡，鈺字班侯，鑑字健侯，班侯傳萬春與全佑等，健侯傳其子兆熊字夢祥，兆清字澄甫，兆熊傳田壂麟，尤志學，兆清傳武匯川，陳微明，（著有太極拳術）鄭岳，吳志青等，上述爲太極拳之北派。

按太極拳北派滴傳，當以楊露禪爲正統，露禪繼承絕學，又居京都而爲內庭供奉，所遇均係士大夫，更兼其勤學，造詣極高。

## 十，楊兆清

楊兆清字澄甫，爲露禪之孫，健侯之次子，體格魁偉，貌如書生，言訥而誠，恂恂有儒者風。其攻純而不駁，恰到爐火純靑之候。所傳太極拳均循祖範，不立新奇，實可謂爲今日太極拳之正宗也。

按澄甫老師自民國鼎革後，即於燕京授徒，民十七年應中央國術館之聘，任武當門長。後任浙江省國術館教務長。迨南遊兩粵，爲李將軍濟琛識拔任職廣東某某公署，北方乾燥，南方潮濕，北人南遷氣質不適，感受濕症治癒後還滬於二十四年復返粵不久約於二十五年夏秋間逝於廣州。一代大師歿於異鄉，其後音杳，師母暨師弟等因抗戰軍興狀況如何尚無聞焉。附誌略歷爲追念 先師之敬意也。志甯記於昆明時三十四年三月。（附言如何門有知詳細經歷見 敎俟再版時增訂以光先師泉壤尤爲感激。志甯再拜）。

澄甫老師著有太極拳一書，其練拳十要錄之如左：

一要虛靈頂勁　二要含胸拔背

三要鬆腰　四要分虛實

五要沉肩墜肘　六要用意不用力

七要上下相隨　八要內外相合
九要相連不斷　十要動中求靜

## 十一，吳志青

吳志青以字行。生於清末光緒十八年（公元一八八七年）安徽歙縣人。經歷詳「本書第四部「歷世紀「。」著有太極正宗及銓眞，并右刊諸心要及以下等篇—論文並著小林—拳術多種，如查拳，練步拳，六路短拳，彈　，科學化的國術，七星劍等。

1. 受業心要

一心要專　二志要一　三行要漸　四氣要固　五神要凝　六體要鬆

2. 訓練心要

一有修養身心之體態　二有訓練中心之方式　三有訓練姿態美之動作

3. 成就心要

一，姿勢：合乎方圓　寓夫虛實
二，動作：聯綿不斷　如水之流
三，態度：老僧入定　萬念俱息
四，處心：藉養身心　不以攻人

## 十二，中和之道

太極拳動作在其一伸一縮之間顯其微妙，其伸縮之量各盡其極，至爲自然，於不知不覺之中卽盡其伸縮妙用，不容有絲毫意識作用存乎其間，此中妙用卽爲互相消長伸縮，其伸縮之過程極爲和諧有致，不激不流，無偏無倚，此種過程無以名之，名曰「中和之道」，習太極拳者或能體會此中之微妙，如拳經曰「鬆腰，塌肩，墜肘，虛靈，頂勁」，又曰「尾閭中正神貫頂，滿身輕利頂頭懸」。此卽太極拳之姿態，亦卽太極拳中心動作之運用，凡練斯拳者，每一動作無論伸縮，運轉，俯仰，升降均須保持上述姿態，不可須臾離此正軌，此非中和之道而何。

「中和」一詞出於中庸，中庸云：「喜怒哀樂之未發謂之中；發而皆中節謂之和，致中和天地位焉，萬物育焉」。程明道曰：「天之常，以其心普萬物而無心；聖人之常，以其情順萬物而無情，故君子之學，莫若廓然而大公，物來而順應。蓋人之心如明鏡止水，廓然大公，故亦無所偏倚，此之謂中，因無所偏倚，故遇事當喜則喜，當怒則怒，當哀則哀，當樂則樂，此卽所謂發而皆中節，此卽謂之和，此所謂中和也者，卽無所偏倚，亦無過與不及。馮友蘭先生引申之曰：「一個人的生理心理底各方面要求都要於相當程度而得到滿足，才能保持一個健全底身體及人格，一種生理或心理底要求的滿足若達到一種程度以致與別種生理底或心理底要求發生衝突，此卽是超過相當程度，卽是太過。此種要求的滿足若未達到相當程度，卽是不及。此種要求的滿足若恰到一恰好程度，無太過與不及，則其滿足卽是得中，卽是中節，此種中節的狀態卽謂之和，一個人在生理方面若得到和，則卽可有一健康底身體，舊日謂人有病，爲「身體違和」，這句話是很有道理底」。明乎此，吾人對中和二字之含義可思過半，身體達於中和之境，卽指一人生理的各種要求各得其適相之滿足，既無過與不及，亦不致互相衝突，此種狀態即是中和，申言之亦即不偏不倚之平衡境界，人身生理之要求無論飲食男女任何一端倘過度滿足超過一定限度，必致與其他要求發生衝突，而發生疾病，此即「身體違和」。

太極拳之功能即在使人體肌肉關節內臟之各部份得到其應有之活動鍛鍊，使其機能靈活暢旺，平均發展，達到身心內外之和諧與均衡，促進人體機能之發育，亦即使身心躋於「中和」，非若一般拳術但求發展外部肌肉而內臟之運動於不顧。此就太極拳之功用與目的言足見其隱然與中和之道不謀而合也。再就太極拳自身之結構及特色言之，其動作與拳勢雖二百餘動作，實則爲連綿不斷一氣呵成之整體，名雖可分實則首尾一貫無形無跡不可强分。其全套動作均賴此「聯綿不斷」爲之維繫，此聯綿不斷亦即維繫互相消長之伸縮，此伸縮消長所內蘊之精氣神即爲綿勁，（見拙著「太極正宗銓眞「勁與力」）綿勁也者，蘊於內而不顯於外，爲無形無跡之神氣，乃有神有勢之功夫。綿勁之爲物也，若形容之即內剛外柔，亦剛亦柔，不剛不柔，而綿勁即剛柔二者之和，由是可知太極拳之神髓與特色實爲無偏無倚，無過與不及，一切均着眼中庸平衡，習斯拳者苟能深體斯旨，把握太極拳中致中和之妙用而後咀嚼之，體會之，實踐之，斯可謂其能了解太極拳者矣。

## 方圓虛實解

太極拳經曰：「練拳不諳虛實理，枉費功夫終無成」，拳經云：「無方則不固，無圓則不靈」，是知方圓虛實之爲要也，何謂方圓與虛實，方圓者指姿式而言，明顯時爲方，含渾時爲圓，非眞方圓也，虛實者指力量而言，不用時為虛，用出時為實，非常俗所謂之虛實也。

夫太極拳之練習，連綿不斷，各姿式實不能分清，故方圓向無確解，余意以為在四肢伸或屈時，必須盡量綳緊，以期明顯，是為方式，在四肢縮或弛時，不可達至極度，以期含渾，是為圓式，至於力量，則方式乃用力之時，必須集中於一部，以期沈重。圓式乃收力之時，必須恢復於正常，以期靈活，於是由方而圓所以守，由圓而方所以攻，由虛而實乃蓄力以攻，由實而虛乃收力以守，是乃方圓虛實之妙用，功夫一到，不假蠻力，自能克敵防身矣。

然而方圓虛實如上所說，究為空論，試舉攬鵲尾一式，以明其理，特將其分為四段，每段介於二方式之間，其餘各式可類推也。

第一段攬鵲尾之起，承太極起式而來，兩腿作右弓式，右臂向內灣，與肩平而環抱於外，左臂向上彎，肘下垂而支持於內，繼則兩臂伸直綳緊，兩腕向左擰轉，掌心始終相對，兩腿一屈一伸，需達極度，兩足踏實著地上，在左臂支持右臂時，全身之力皆積於右臂，攻勢已成，力非實則不重，式非明顯則不能盡其力，故一掤而敵人倒，如遇敵人力大不倒，借其力而兩腕擰轉，一捋而敵人墜，此已由攻勢漸轉而為守勢，姿式即將變為含渾矣。次腰幹左轉，左足跟虛起，兩臂隨之而落，以面向前兩腿成騎馬式，兩臂垂直，腰幹續向左轉，右足跟虛起，而漸成左弓式，兩臂隨之而起，在此過程中，兩掌心仍相對，全身應不用力，姿態要自然，此守勢也。力非虛則不靈，式非含渾則不能變化，及至左弓式中，兩腿一伸一屈，已達極度，而兩足已實著地上時，則兩臂又與肩平，姿式顯明，攻勢又成矣。

第二段繼上兩腕向右擰轉，一擠而敵又墜，此已攻勢漸轉而入守勢矣，腰幹即向右轉，右足跟虛起，兩臂隨之而落，以至面向前兩腿又成騎馬式，右掌向上，左掌向下，覆於左臂之上，兩臂向下部，皆向上灣，腰幹復向右轉，左掌推右臂作擠勢，左足跟虛起，而漸成右弓式，兩臂隨之而起，左掌作推擠勢，右臂向上翻轉，姿式將顯未顯，此皆攻於守勢者也，及至右弓式，兩腿一伸一屈，又達極度，兩足又實著地上，則左掌已推右臂至與肩平，全身之力又積於右臂，姿式又顯攻勢又成一掤而敵人仰矣。

第三段，繼上將兩臂伸直，而掌心向下，兩腕與十指微彎向外撥，此乃化敵雙臂，由攻勢將急轉入守勢者也，繼將腰後坐，兩肘下落，左腿屈，右腿伸直，右足尖向上，此式相當明顯，因急而不能變爲含渾也，但全身之力，已恢復正常，繼而兩臂下按，隨將腰幹，向前向上移動，右膝由直而屈，左膝由屈而直，兩臂以弧形向上作推按勢，以至又成右弓式，則姿式大顯，已急由守勢轉入攻勢，此一按一推，敵人重心離地矣。

第四段，繼上將右臂伸直，作推勢，則敵人遠離，同時左臂縮回，環抱胸前，又由攻勢，漸入守勢矣，繼則腰幹左轉而變爲騎式，兩臂仍保原態，隨腰幹而動，但兩掌變向下垂，姿式又變含渾全身之力又恢復正常，腰幹復向左轉，而右臂變爲環抱胸前，左臂漸漸伸直，以至又成左弓式，姿式又顯，攻勢又成矣。

總觀以上之分析姿式經一番方圓之變化，即有一番虛實之運用，而攻守亦即收一番功果矣。

## 十三、太極拳聯綿不斷說

胡樸安先生序太極正宗初版云「太極拳是一種聯綿不斷之動作不僅形式不斷，而且意思不斷，此種動作，非細心體認，決不容易領會，」不但體認太極拳動之形式意念不斷，且氣血亦在聯綿不斷中周行，此聯綿不斷之理，有其連環性之關係，茲分析其連環性之作用，說明如左：

1. 意念：太極拳為修身養性之運動法，必也靜心息慮，不滲雜其他妄念雜意，專心一志，其動作一氣呵成，不起二念，是之謂意念不斷。

2. 氣血：意念既不斷，即神之所至氣血隨之，意念所到之處無不有氣血充沛其間，意念與氣血有不可須臾離之關係也，意氣二字之聯繫既如此之密切，故凡一切有生之動物，操刀一割則鮮血噴湧，已斷氣者，則血液散凝而不見，可强調說，氣為血之主宰，及三者關係之密切於此可見。

3. 動作：動作不斷，可加長運動效率，增强其動量，且可使人體各部經絡肌肉以及關節之韌帶加强，伸縮自如，不使畸輕畸重，乍張乍弛之病，此即聯綿不斷之動作，亦即意念與氣血在全身均勻一致之活動也。

4. 形勢：太術拳之動作以其渾合無間，不分段落，一氣完成，故無輕重之別，其形勢以動作為主體，動作以形勢為轉移，變則動，動則勢成，勢成則旋乾轉坤之力量在其中矣。

綜觀上述四種聯繫，有四合一之循環性茲作循環說以解之，意念一動，氣血亦隨之而行動，氣血既動，則動作繼之，動作起而形勢成，勢成而變化生焉，此太極拳聯綿不斷循環性之眞諦也。蓋太極拳由動而定，意念由定而靜，氣血因靜故，週轉連綿始終如一無乍弛乍張之流弊，而動作則操縱自如（神經控制肌肉）而無勉强扭捏之形態，則形勢由自然而成，形勢既成，意念又隨形勢而變化，意念雖變化，但以定之故，則無動於中，於是在此中庸形態中循環不已，若經此鍛鍊，心身俱泰，康樂可期，太極拳聯綿不斷之意義，其在斯乎？

循環圖略解

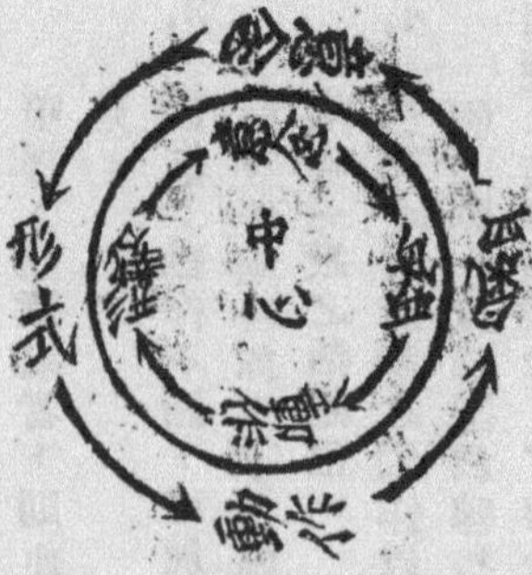


1. 循環圖分正反二循環。
2. 環形內者，爲正循環，環循外者，爲反循環。
3. 正者由意念而氣血，由氣血而動作，由動作而形勢，反者由形式而動作，由動作而氣血，由氣血而意念。
4. 初練習整個運動，必須先學習形式上的姿勢，而後漸成一致的動作，動作練習嫻熟，氣血自然貫通，氣血貫通意念與氣血動作聯成一氣，便成形勢，形勢旣成，意念便成主動，鍛鍊至此境界，初步形勢乃告完成，譬如「登高自卑，行遠自邇，」由淺入深，由簡入繁，此爲反循環之程序也。
5. 正循環者，以意念控制一切行動，以意念之力，納一切事物於合理行動之範圍中，此種行動先由意念而發，經而氣血而動作而形勢，形勢由合理之意念所造成，是爲正循環程序也。
6. 凡百事務未經訓練，生硬扞格自所難免，故初學者必須由簡入繁，先作簡單的形似之式樣，然後集合各個純熟式樣聯成一個完整之動作，動作經鍛鍊嫻熟，則氣血意念漸漸融成一片、此爲初學動作程序也。

至太極拳中各個人各個部份之每一動作，均係此伸彼屈，互相活動，極其縝密有綴運用此半虛半實之原理，即聯成聯綿不斷之形勢，例如某一脚掌須轉成九十度，其動態必先以足跟旋轉四十五度，足掌亦繼之旋轉四十五度，足跟與足掌旋轉時，前者足掌虛，後者足跟虛，虛者謂之伸，實者謂之屈，足掌部份每運動均作如是伸屈，推而至於全體運動時無一部不作如是伸屈，此與西洋體操不同點也。

中國拳術若不如是分虛實，則中心易為重心所牽動，不能穩固立脚，若如此配合伸屈，靈活運用，不僅足部可以穩固，且全身之力量（內勁）即可由足跟而發，其力之宏大，不可言喻，蓋中國拳術所用之勁，其根屬於脚，發於腿，主於腰，形於手指，由足至手，聯綿不斷，一貫發出是為合力，唯有此合力，乃能得機得勢，發揮不可思議之力量，此為運用一伸一屈配合虛實之用，故能運用自如發揮其彈性之作用，此不僅某局部如此，即整個人體亦無不如此配合伸屈，全部伸屈配合，則全部得機得勢，完成整個合力動作，此太極拳與西洋體操相異之點也。

西洋體操有段落，有形式，而太極拳無段落，無形式，一氣呵成，首尾連貫，有如圓形，柔軟體操有一定之程序，而太極拳取其自然順序而行，其動也不顯其形，其靜也不窒其氣，恂恂如威而不猛，適與中華民族之和平性相吻合，故太極拳而有西洋體操之長者是也。

## 十四、太極拳正宗系統表

太極正宗源流　聯綿不斷說　二一

# 太極正宗源流系統表



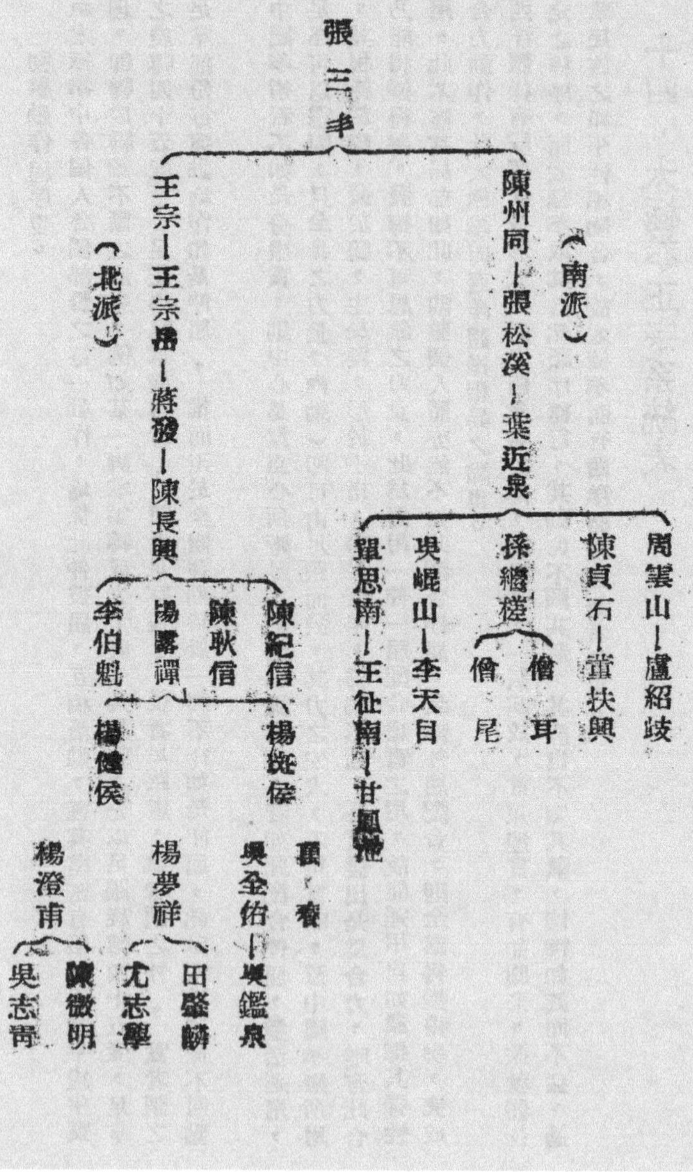
張三丰
陳州同—張松溪—葉近泉
（南派）
周雲山—盧紹岐
陳貞石—董扶輿
孫繼槎
僧耳
僧尾
吳崐山—李天目
單思南—王征南—甘鳳池
王宗—王宗岳—蔣發—陳長興
（北派）
陳紀信
陳耿信
楊露禪
李伯魁
楊班侯
楊健侯
萬春
吳全佑—吳鑑泉
楊夢祥
田兆麟
尤志學
楊澄甫
陳微明
吳志青

右表每傳人數衆多所列者略舉耳。

## 十五、三十七式名稱表

| | | | | |
|---|---|---|---|---|
| 1 太極起勢 | 2 攬雀尾 | 3 單鞭 | 4 提手 | 5 白鶴亮翅 |
| 6 左右摟膝拗步 | 7 手揮琵琶 | 8 搬攔錘 | 9 如封似閉 | 10 十字手 |
| 11 抱虎歸山 | 12 肘底看錘 | 13 左右倒猴 | 14 斜飛勢 | 15 海底針 |
| 16 肩通背 | 17 撇身錘 | 18 左右雲手 | 19 高探馬 | 20 左右分脚 |
| 21 栽錘 | 22 白蛇吐信 | 23 左右伏虎勢 | 24 雙風貫耳 | 25 左右蹬脚 |
| 26 橫單鞭 | 27 野馬分鬃 | 28 玉女穿梭 | 29 單鞭下勢 | 30 金鷄獨立 |
| 31 十字腿 | 32 摟膝指襠錘 | 33 上步七星 | 34 退步跨虎 | 35 轉脚擺蓮 |
| 36 挽弓射虎 | 37 合太極 | | | |

## 十六、太極正宗八十一勢訂正表

## 太極正宗源流　八十一勢訂正表　二四

武術之歷史深遠，何拳何名，頗難究竟，且師徒授受僅憑口傳，甚少筆述，又因各地方言不一，以至音同而字異，一再轉傳，所謂魯魚亥豕，難免俗化，因此愈傳愈晦，、頓失眞義。今太極正宗八十一勢之名稱，有字義訛錯，有名稱不顯，有名晦而勢不稱者，特訂正之，並釋其義焉。

攬鵲尾之鵲字，按太極拳之原則，「是全體纏勁力，開合一定開」，查麻雀之尾不能自由開合，唯有喜鵲之尾能自由開合，且舉動輕靈，恰合太極拳之原則也。

斜飛勢非斜飛式也，按拳之應用，因勢而力顯，式者靜式也，勢者動勢也，斜飛勢之勢顧名思義欲飛無勢何能飛，乃蓄勢之勢可知也。劈身錘之劈與錘，按之以拳擊敵，由上而下謂之劈，非若撇開之撇，錘者應錘擊之錘，亦非捶物之捶故改正之。

左右雲手之雲字　查字典未見此「抎」字，按雲手之雲，譬如雲彩繞身，有左右上下前後護持之意，以手旁之抎未免俗化耳。

轉身蹬「左」脚，或跟步蹬右脚，或縮步蹬右脚，跟步蹬左脚，反身換步蹬右脚，等等蹬脚加左或加右或縮步或跟步或換步或反身或轉身等字義，意義顯明蹬的是左脚或右脚，則無含渾之意，餘例此。

左右伏虎勢，此拳式形似伏虎勢加以披身二字，頗爲費解，故刪去，更爲明顯。

橫單鞭，此勢是橫跨中線非斜形故訂正之。

挽弓射虎，挽弓搭箭爲射虎之姿態，盤馬彎弓者爲凝神態非射也。故改以挽字恰合射也。

| | | | | |
|---|---|---|---|---|
| 1太極起勢 | 2攬鵲尾 | 3單鞭 | 4提手 | 5白鶴亮翅 |
| 6摟膝拗步 | 7手揮琵琶 | 8左右摟膝拗步 | 9手揮琵琶 | 10上步搬攔錘 |
| 11如封似閉 | 12十字手 | 13抱虎歸山 | 14斜步攬鵲尾 | 15肘底看錘 |
| 16左右倒攆猴 | 17斜飛勢 | 18提手 | 19白鶴亮翅 | 20摟膝拗步 |
| 21海底針 | 22肩通背 | 23劈身錘 | 24上步搬攔錘 | 25進步攬鵲尾 |
| 26單鞭 | 27左右雲手 | 28單鞭 | 29高探馬 | 30左右分脚 |
| 31轉身蹬左脚 | 32左右摟膝拗步 | 33進步栽錘 | 34翻身白蛇吐信 | 35上步搬攔錘 |
| 36跟步蹬右脚 | 37左右伏虎勢 | 38縮步蹬右脚 | 39雙風貫耳 | 40跟步蹬左脚 |
| 41反身換步蹬右脚 | 42上步搬攔錘 | 43如封似閉 | 44十字手 | 45抱虎歸山 |
| 46斜步攬鵲尾 | 47橫單鞭 | 48左右野馬分鬃 | 49進步攬鵲尾 | 50單鞭 |
| 51玉女穿梭 | 52進步攬鵲尾 | 53單鞭 | 54左右雲手 | 55單鞭下勢 |
| 56金鷄獨立 | 57左右倒攆猴 | 58斜飛勢 | 59提手 | 60白鶴亮翅 |

61摟膝拗步　62海底針　63肩通背　64上步搬攔錘　65進步攬雀尾

66單鞭　67左右雲手　68單鞭　69高探馬　70十字手

71摟膝指襠錘　72進步攬雀尾　73單鞭下勢　74上步七星　75退步跨虎

76轉脚擺蓮腿　77挽弓射虎　78上步搬攔錘　79如封似閉　80十字手

81合太極

## 十七、練太極拳之前因後果

成盛衰毀爲萬物發展之自然程序，因其關係宇宙事物必遵之定律，人類中固由少而壯而衰而死，循自然之程序以發展者，亦有未老先衰，不衰而夭者，前者無論矣，若夫不衰而夭者，並非順序而進，違反自然律之支配，熟察之未嘗不經以上四大階段，惟其歷程太短，人之不覺耳。究其所以然之故，亦非宿命論者所謂：「人壽長短，悉由命定」之說所能盡，實有其必然之原因在焉。諺云：「月暈而風，礎潤而雨」非一朝一夕之故，其所由來者漸矣。人之生理亦然，人體構造有如內燃機械，必須燃料之源源供給，乃克發揮其功能。飲食之於身體，亦猶燃料之內燃機也，稍有缺乏，活力無由產，機能即告滯礙，且飲食必須富於營養，始能有益衛生。再進言之，倘食而不動，則機能停滯，疾病叢生。語云：「戶樞不蠹，流水不腐」，以其動也。世人雖有講究營養而終不免病魔侵襲，中年而夭者，實由於不運動之結果。近世以來，科學發達，突飛猛晉，醫術昌明，一日千里，淺見者流，以為有醫學之保障，可以減少死亡，避免疾病，增進人類幸福無窮，不知夫醫學之功能為消極的，僅能補救於已病之後，而不能防患於未病以前，事後之補救，事倍而功半，其成效亦可逆睹；防患於病前，用力少而收效宏，其成效可操左券。太極拳者，乃運動中一部門，亦衛生延年防病未然之唯一良藥也。以我國國民體質之孱弱，公共衛生之不講究，誠能推廣而普及之，豈但個人之健康而已哉，起民族於廢疾，揚國威於世界，亦可操左券也。筆者致力於斯垂三十載，倡導有心，普及乏術，今就經驗所得，舉實例以明之，藉供同志之參證。倘由此引起國人研究之興，則不龜手之藥，不將限於洴澼絖矣。

練太極拳為治療腸胃病，神經衰弱症，手足不仁疾之無上良藥，因其運動之法，和緩而柔順，且其主要動作，以腹部推動四肢，凡一動全身無不牽動，對於上述諸病，一經練習，均可喜占勿藥，且此種運動可不分男女，老幼咸宜，較諸任何劇烈運動，裨益良多。練太極拳能使病者愈，弱者強；若終身練習，始終不懈，永壽康甯，定可預卜。

練太極拳為最經濟之運動，不需場地，不需器械，不論晴雨，無分早晚，團體可練，單人亦可練，實為任何運動法中最經濟之運動也。

練太極拳最適合文人學子，及其他任何精神勞動者，如醫生，記者，律師等，課前課後工作之暇，均可練習，練習於課前，則授受功課時，不但無頭眩心悸之弊，且神清氣爽，大有助於文思，練習於課後，則精神之疲勞易於恢復，推而至於其他頭腦勞動，亦莫不然，此太極拳之又一優點，非其他運動所能企及者也。

太極拳動作複雜，需時甚長，似覺只宜於個人練習，而不宜於團體教學，一經實驗，大不盡然，筆者應雲南省財政廳人員訓練所之聘，為太極拳教官，全所員生計二百四十餘人，同時教練，每星期授課二小時，計共三個月之光陰，合計三十六時，不但架式全會，而推手亦無一不能，又如國立西南聯合大學團體教練員生，二年之內，先後教練四班，每班人數少則三十餘人，多則六十餘人，每班學成時間，亦不過三十小時，筆者經此實驗後，自信教練太極拳，毫無困難，蓋費少而收效宏，正所謂事半而功倍也。

立國於當前，強弱競爭，戰禍連綿之大時代中，首須把握住雄厚之人力物力，方能戰勝強敵。然所謂人力云者，非孱弱之病夫可以充數，必須全國國民皆有健全之體魄，方能算為真正之人力。查吾國人口雖號稱四萬萬五千萬之衆，而體力孱弱者比比皆是，正所謂量多而質不精，若經一番鍛鍊，必能轉弱為強也。筆者姑舉一二例為證，；如西南聯大教授羅隆基先生，因上肢痳木不仁，胃部消化不良，兼患糖尿症，稍一勞頓，即諸病叢生，困頓不堪，嗣經練習太極拳約三十小時後，據羅君自稱：「經醫生檢驗，胃病與糖尿症俱消除於無形，而上肢亦恢常態，活動自如矣。」由此實驗之結果，遂引起聯大不少男女員生之興趣，紛紛自動要求查良釗先生開班學習，此為動機之始也。又雲南省黨部委員楊家麟先生，本患肺炎，已經名醫診治無效，筆者授以三個月之練習後，肺炎竟霍然痊可，於是竭力提倡，將太極拳介紹於財訓所全體員生：現任民政廳長陸子安先生於參觀財訓所員生表演，精神飽滿。身體健康，乃毅然發願將太極正宗及銓真二書一並付諸剞劂，以期廣為傳播，俾人人康健，共登壽域，此不過略舉數例而已。其他如神經衰弱，失眠，心臟衰弱，便祕，與夫腸胃四肢各症，因學太極拳而占勿藥者，不勝

收舉。凡我國人苟欲洗東亞病夫之恥，謀個人體魄之康强及事業之成功，曷勝乎來！（完）

民國二十五年余與

志青先生共事首都江南汽車公司旋悉　先生蚤年長江蘇六合公安局時即與先父及鄉鄰張子堅君相善若有前緣情感益洽蘆溝橋事起與　先生先後赴粵復共事於軍事委員會西南運輸處二十六年夏　先生在港粵贛奔走余則遠征湘黔不見者年餘二十八年春復聚首於昆明短短四年中離而復合者凡三次世事多變如此更不知他日又將如何能無感嘆！

先生擅長國術尤精太極拳每至一地熱心提倡受惠者不知幾許人誠以此項運動不僅使習者身心得以修養而間接實有利於抗戰。

先生對於吾人之貢獻豈不大哉民國二十九年二月二日

金陵葉明元拜啓

## 志青導師

北河杜恩霖敬題

我自幼好拳技，也曾練過些外家拳，可惜沒有遇到過明師，抗戰之前，供職于江蘇省政府就很久仰　志青先生的盛名不過未會領教過，現於西南運輸處訓練所，不期和先生共事一堂，朝夕之間很承先生指導太極拳術，於是數年來所景仰而未得親教範者．今竟得列門牆了，是怎樣歡幸呵

**健我身心**

## 前因一書

民國三十三年十二月五日聯大電機系學生虞源

竊源素具保存國粹之志，同時研究科學，冀能將我國數千年文化與新興科學合而爲一，並發揚光大之，蓋我國文化自有其哲理，在科學至極深奧處仍歸於哲理，是則我之傳統文化，並非玄奧莫測，第無先賢作科學之解釋耳，其中即以國術一道，雖不脫力學與倫理原則之範圍，但其哲理亦甚深奧，拜讀先生所著太極拳正宗一書，以科學方法解釋國術之精華，實開未有之先例，與素志頗相吻合，每以未獲賜教爲憾，近年及以營不良，患胃出血症，稍一操作即成疲倦，加以運動失調，筋骨酸痛，幼年習國術，然運動過於激刺頗非所宜，竊思太極拳當爲最適宜之救藥，何況可有遂素志之望，因之昨日面請先生不吝傳授，如蒙不棄，忝列門牆，則進而可遂發揚國粹之志，設若天資駑鈍不能有所成就，退而可健身體，成全之德，永誌不忘，專此敬懇

學生虞源謹叩

## 後果一簡

昆明市商會劉秉萃

民廿三秋先君棄世，家姊丈電促奔喪，適余在黔脫離商號職務，攜眷返川，時當弱冠，驟經兩重刺激，終日垂頭喪氣，鬱鬱寡歡，嗣得同學援引，仍入永岸鹽務任職，同事知我心憂，常以吸食鴉片能消愁解悶，初亦力拒，乃於淒風苦雨之夜，輾轉不能入夢，同事勸吸一二口，覺精神爲之增長，心花大放，不意此君有此開拓心胸引人入勝之妙，日復一日竟成癮者？即至家人勸告倘以所費有限，年復一年遂

成瘤疾，時勢變遷，東奔西馳，且年逾不惑體力已衰，又值芙蓉君每兩價高至數千元，區區收入何能濟事，唯有減少吃食而資補救，此時供職昆明市商會，適本會聘吳志青先生教同事習太極拳欣然從學，最初一月內雖隨衆練習過後即忘，經過三月仍無認識，其時第一期訓畢，余亦僅學得三分之一，姿勢既笨且拙見同事之自動練演似甚熟練內心不免慚愧，深思如此下去，何日始能全部映入腦海，有時自嘆年長腦衰骨節生硬故有此現象，中途已欲中輟者屢輾轉思維，此種運動有益心身，每晨費二十分鐘之時間亦無妨礙，乃決計參加二期訓練，心有感處處留神，得吳先生教導有方，不求急進務使每動作映學者腦際中，茲二期訓畢對作全熟，然已費時四閱月矣。這次全部練習已非昔比，且於每晚臨睡前運動一次四肢骨節振作然變，已不似昔之生硬，稍出微汗豁然入夢，對二十年嗜好鑿毅割除已去十分之九，減少銀錢浪費，增長辦事精神，得力於太極拳之功，令人有難於形容之愉快，恨相見吳先生之晚，若早十年諒不至墮落如斯，先生不但精拳術餘如佛學文學均其擅長，每對同事講解，譬引證至爲詳盡，使聽者增加興趣不少，此種內功拳技，適合中年人與夫公務員之練習，驟見時無甚奇，然其中奧妙，如吳先生所喻地球轉人不覺矣，余思有此機會鍛鍊，若非居停之遠大認識，豈能得此良師，現決計力求深造，以期體格健全，庶補過去之缺陷，是所至盼，感激之餘，綠誌經過大略陳述於吳先生之前云…………

民國三十三年七月二十八日川南劉秉荃謹叩

## 十八，三十七勢釋義

### 1 太極起勢

釋名：名以起勢者，即一物之成，起於微未，累積而成大器，所謂善始者得善終也。故太極拳開始第一勢，即破題名曰太極起勢者是也。

解義：凡人體之構造是有機體組合而成爲一部活動機器，此機器之作用，於如內燃機也，稍有缺乏，活力無由產生，機能即告停滯，且飲食必須富於營養，始能有益衞生。再進而言之，倘食而不化則機亦可能停滯，疾病叢生，語云「戶樞不蠹，流水不腐，」以其動也，世人雖有講究營養，而終不免病魔侵襲，中年夭折者，非有他故，皆由不運動有以使然也。

蓋其活動範圍，必須循生理之順序，作平衡之運動，以調劑其身心之疲勞，例如精神感覺困乏時，則痾欠連連，懶腰頻伸，蓋因專事腦力勞動之人，精神易於困吨於是阿欠矣，久坐工作之人，屈而不伸，腰脊易於疲勞於是懶腰矣，此爲工作與生理不調和之故也。人之需要活動，純爲生理的，自然的，平衡的而非機械的。然而日常工作却是機械的。所以必須有一種運動以調和之，此太極拳之所由作也。

太極拳之運動，取其自然，不寬不猛，使人體各部經絡關節皆得適當之活動，以平衡爲原則，若失之平，則心身必感不適，故太極拳即適合此之要求，藉以調整人體日常工作不自然之動作，恢復其自然之活動，並且發洩其抑鬱不暢之氣，充沛其精神，每以一動作之順序莫不與人體生理之要求相一致，故練習太極拳日久自能使身體舒暢，精神健旺，轉弱爲强。

蓋太極拳爲體用兼備之武術，其運動之順序先以下肢次及上肢，再次四肢聯合而動作，復再以軀幹及頭部與四肢聯成一體動作，此項順序恰合西洋柔軟體操之標準況且由簡入繁，秩序井然，不悖體育之原理，然而各種動作均由驅幹推動四肢是即由中心運用重心，且每一動作亦均爲由方而圓，由圓而方，若練習日久到此自然境界時非方非圓其實方圓盡在其中矣，此爲太極之特點也。

按此種動作細密分析之，亦與一部柔軟體操之次序同，運動量亦有同等之量，且而此動作和緩有致，同時能調節呼吸，並且均是深長呼吸，如舉手則吸，伸足則呼，抬臂轉體爲吸，伸手蹬足爲呼，非其他動作不能同時作深長呼吸者，此爲太極拳關於人體之功用又一特點也。

太極拳亦可作爲自衛之技擊用，如抬臂成弧形配以曲線，波浪，旋轉之形態，即太極拳之用法也，此種用法即寓攻守之意比如欲攻以旋轉繼之以波浪是也，比如欲守以曲線弧形而抗之是也，所以太極拳不以攻人，而亦不以力死守，則攻守自在其中矣。例將掤之一法略述如下抬臂成弧形，或兩臂成環形，前者爲掤，後者爲捧，掤者爲一套太極拳之首腦也，八字訣中第一字訣也，此以第一勢即練習掤手，掤手有左有右，爲左右逢源，隨機應化是也。掤手性質有試探，有防禦，有攻擊，有週旋等特性，即環拱之作用，爲週而復始者也。

試探：即敵不動我不動，敵欲動我先動，制敵機先，不爲人制是也。

防禦：掤手即張臂成環如衆星之拱衛，以防外襲，如敵堅強衝擊而來，我則順其來勢迎之使前，彼進則我退，進退相隨，則我無懈可擊，任其所之，如金城湯池然。

攻擊：敵以實力侵入，我以虛環（弧形曲線）迎之，俟其力將盡未盡之際，我則變虛爲實（以波浪化實成虛，旋轉即由虛變實）以擊之，此即以虛化實以實擊虛之法，凡動作之一弛一張者，弛爲蓄勢且變化法，張爲發勢爲主攻法，此即運用彈簧之力而攻擊也。拳經云「全體彈簧力，開合一定間，任有千斤力飄浮亦不難」是也。

迴旋：敵來我往，敵退我進，迎之不前，拒之不離，所謂粘即是走，使敵欲擺不能，任其力竭然後制之，拳經云：「不偏不倚，忽隱忽現，左實則右虛，右重則左輕，又云：「人不知我，我獨知人是也」。

按迎拒即中心運用重心，迎則軀幹移後，拒則軀幹移前，軀幹者爲中心之所寄也，手足者爲重心之運用也。弛形者即虛也，由虛而實即是由中心而達重心是謂之勁，不分虛實所發之力是謂之力，力是局部的，勁是全部的是謂之合力是也。

2　攬鵲尾

釋名：攬者有周覽一切之意，即攬全套太極拳之謂，以其舉動輕靈，一開一合變化萬端，形似鵲尾故稱攬鵲尾。拳經云「全體彈簧力，開合一定間，」即攬鵲尾之解釋也。

解義：攬鵲尾一勢，蘊藏掤握擠按四種內勁之法，爲應變之用，並掤、握、擠按四種勁，爲互相連環成相生相克之連環性，如掤可制按，按亦可尅掤，握爲擠化，亦爲擠使，輾轉循環，互相既濟，彼此生尅者即應用虛實之理也。

攬鵲尾爲太極拳之基本姿勢，其內蘊之法，佔全部太極拳之二分之一強即（掤握擠按四法）其動作俯仰轉側抑揚頓挫兼而有之。

「掤」掤有單雙手之分，「握」握亦有正反之別，「擠」擠亦有單雙，「按」按也有單雙，單雙者審其勢，察其虛實，敏於決斷，行其果敢，則敵無隙可乘，而我則有機可假，所謂制人，不受人制是也。

掤者兩臂成一虛一實之象，掌心前後相照，上下相印，左右相依，或右臂環抱於右，左臂橫撑於前，成弧形或成曲線之狀，兩手如捧球然，又如左臂環抱右臂橫撑，亦如上述，又如兩手環抱於前，掌內向似捧物然，此爲雙手掤是也。單手掤者，或左臂環抱於前，或右臂環形於右均爲掤手之形勢也。

按掤之運動及其動態，掤之形象如上述，掤之運用卽一翻一覆之間，翻者，由掌心向內之弧形，翻掌心朝上，手肘下墜成曲綫形，此爲以實化虛之法，覆者，由翻之形態趁勢將手臂旋轉以波浪形上抬掌心下覆，在此翻覆之間，虛實分明，卽旋轉與波浪互用，是謂之掤。

總勁云「掤勁作何解，如水負行舟，先實丹田氣，次緊頂頭懸，全體彈簧力，開合一定間，任有千斤力，飄浮亦不難。」掤勁使敵自成空虛，然後出我銷閃之法，撼其中心，其重心自難維持，其不受制者幾希。

攦：兩掌心上下相對，兩臂平行，兩手合力由前向懷中引回卽正攦，同時中心後移含胸斂臆，此爲以虛化實之法，謂之雙手攦，單手者或右手或左手單獨攦人之法，以手粘敵之手腕使用腕勁，順敵右側或左側來勢，乘機旋展攦法，牽動其中心是謂單手攦法。

總勁云「攦勁作何解，引導使之前，順其來勢力，輕便不丟頂，力盡自然空，丟擊任自然，重心自維持，莫把他人乘，」所謂借人之力，順人之勢，此爲攦勢之解法。

擠：擠者比如以左手搭住敵之左手，而敵乘機使力衝入，我則以攦勢引敵使前，彼覺深入重地，在欲縮未縮之間，我出敵機先，急以右手擠敵左手之上膊，而右手乘機一逼，同時左手推着右手尺骨處合力一擠，則敵自倒矣。

總勁云「擠勁作何解，有時用兩方，直接單純意，迎合一動中，間接反應力，如球撞壁還，又如錢投鼓，躍然聲鏗鏗」此爲擠勢之用法，如球撞壁，如錢投鼓，已曲形其意，蓋即借人之力，以擊其人是也。

按：按者使手粘住敵臂之謂，或敵使用擠手，我則使用按手，以兩掌粘住敵臂，手腕輕提，隨肘下墜，復隨勢以掌向上掀動，如波浪之起伏，此爲按勢之動態也。

總勁云「按勁作何解，運用似水行，柔中寓剛強，急流勢難當，遇高則澎湃，逢窪向下潛，波浪有起伏，有孔無不入，」此爲按勢之使法也。

3　單鞭

釋名：單者以單手相當迎拒之責，又有單刀直入之勢，鞭者有變幻莫測之意，以攻則單刀直入，以形勢則有居高臨下成建瓴之勢，得收指臂之效，是名單鞭也。

解義：以粘勁彌其勢，以擺勁導其前，以不丟不頂勁隨其往來，俟機成熟則出按以制之，此爲太極拳運用內勁之法也。若以外家拳來解釋以肘腕格開來勢，乘機以切掌擊敵是也。

4.　提手

釋名：提手者以兩手由下而上如提物然，以是名之。

解義：兩手合力反擊之法，如敵以左手擊來，我則出右手粘住敵肘以採勁上托乘勢一合粘住敵腕下按，兩手合作一托一按則敵自創矣。

總勁云「採勁作何解，如權之引衡，任你力巨細，權後知輕重，轉移只四兩，千斤亦可稱，」此即槓杆之作用，亦即喻此勢一托一按即權之衡物也。

5 白鶴亮翅

釋名：此勢形似白鶴獨立之狀，兩臂斜分上下如鶴之亮翅，像形之名也。

解義：兩手斜分上下，即上招下架，以禦來勢，而乘機運用按勁，以左掌下沉擊敵腹部，如左掌下按時乘敵空虛直入敵腹，此法以按勁運用丹田之氣，使用肩胯肘膝掌足之勁着敵腹部一沉，則敵無不應手而挫也。

6 左右摟膝拗步

釋名：此爲實用之姿勢動作而名之，如左手下摟過膝前，謂之摟膝，右手亦如之，皆謂摟膝是也。拗步者，如左脚在前同時右手亦在前，此謂之拗步，右脚在前左手亦如之此皆爲拗步者也。因其手足相反故稱拗步是以名之。

解義：比如敵以左拳擊我右胸，我即以左掌下按，同時敵又以右腿踢來，我迅提左膝以禦之繼摟之以掌，此時敵力被阻，急乘勢踏進敵之右脚後，即出右掌擊敵之胸，當收內外夾攻之效，撼動敵之中心，此爲拗步之用也。

7 手揮琵琶

釋名：此勢像形也，如左手前斜伸如托琵琶，右手推於左臂肘彎處似揮絃也，是以名之。

解義：此勢與提手勢有異曲同功之妙，提手爲右側攻守之法，手揮琵琶爲左側攻守之法，拳名雖異其功用則同，而其左右逢源之技巧，有似天衣無縫，洵上乘法也。

8　搬攔錘

釋名：搬攔者搬開敵人之手，攔阻其進擊之力，而後以錘擊之，此爲太極拳五錘之一。

解義：比如敵以右拳擊來，我以左掌下按，乘擊以頂心肘，（右肘）敵以左掌抵拒我肘，即以左掌下按，用迅雷不及掩耳之法轉動右臂肘，以指關節第一組輪角下劈敵之腦門如頭後仰則中人中或胸口等處，此擊若不成，而敵撤退右步，我即趁勢進步攔截擊以右拳，此勢一連三擊，勢成連珠，敵欲免此厄誠非易易也。

9　如封似閉

釋名：封閉者封鎖敵人之手不使有其進攻之機會也，如敵有堅强肉搏之勢，我則施以攔格之法將敵手攔開乘勢以雙掌推按之是爲之封閉故名之。

解義：比如敵以右拳擊來，或右肘橫逼我身，我即將兩手抽開護面，兩肘護肋，乘勢以掌攔格敵手，復乘勢向敵推按。

10　十字手

釋名：十字手者以兩手上下交搭成十字形故名之。

解義：此爲上禦下防之法，粘住敵手，或左或右或上或下，或內或外悉成長城堡壘，使敵無懈可擊我則乘隙蹈瑕，或分或合或左或右。

拳經云：「高來高顧，低打低應，進打進乘，退打退跟，緊緊相隨，升降未定，粘黏不脫，拳打立根，」可爲十字手之詮解也。

11 抱虎歸山

釋名：抱虎歸山者，假設敵人爲虎，抱住乘勢而摔之此爲形似而名之。

解義：此勢爲裹肘抱肋之姿勢，以靜待動之態度，俟敵衝擊而來，我則翻腕取敵之拳，使用採勁，敵勢成騎虎，一發難收，仍然直撞而入，我即施展採勁摔敵於塵埃此爲運用採挒之法而制敵也。

總勁云「挒勁作何解，旋轉若飛輪，投物於其上，脫然擲尋丈，君不見漩渦，落葉墜其上，倏爾便沉淪。」此即表明挒勁之摔擲也。

12 肘底看錘

釋名：此勢即太極拳五錘之二，肘底看錘者，爲現實之名，即以右掌旋轉反劈，至左肘下故名肘底看錘。

解義：此如敵由側面襲擊，我即迴身大劈，再順勢連環劈下，復向上衝擊敵之下頦，我復藏錘於肘底，以防反撲，待機進攻之法也。

總勁云「柔中寓剛強，急流勢難當。」此爲按勁之一法。

13 左右倒攆猴

釋名：倒攆猴者，以猴乃輕靈活潑之動物，性喜撲人，以手引之，俟其前撲時，即退步抽手，急撥他手以掌推按其頂或胸之意，如是左右循環推按，故名爲之左右倒攆猴。

解義：倒攆者以退爲進，攆者即驅逐也，猴者形容猴子之輕捷善撲，必以退爲進，方可應付此輕捷之猴，蓋所喻變化之妙，不以力勝而以巧取也，其形勢兩臂展開如車輪，旋轉如游龍，其形態吞吐浮沉，有飄飄欲仙之概，其法一按一壓左右連環使用，有不可捉摸之妙。

十三勢行功心解云「形如搏兔之鶻，神似捕鼠之貓，靜如山岳，動若江河。」可爲此勢之註解也。

14　斜飛勢

釋名：兩臂斜飛上下，展開如飛鳥故名之。

解義：比如敵由側襲擊而來，我以鷂子翻身勢，左掌按其右拳，復以右掌斜上托其右臂，同時墊以右腿，逼近敵身，再用肩膀之勁靠之，使敵勢離開中心而自倒。此勢在外家拳名曰「絞手挂面人難防，」在內家拳名曰「斜飛勢用肩。」是也。

15　海底針

釋名：海底針者，以其臂直插於底，形容海底取針也。

解義：比如敵用右拳擊我，我即以左掌摟開，以右拳擊其胸，如敵用左手緊握我右腕，我即將右臂往下直插，則敵握我之手自然鬆開，此爲以虛化實之。

16　肩通背

釋名：肩通背者，以肩之勁互通於背，如臂之使指也。

解義：比如敵以右拳擊來，我以掌上托，反扣敵之右腕，復乘機運用肩背之勁，以掌擊其脅，或掀或按或出右臂擠之。

附註：上述14，15，16三勢，均係以肩背肘手制敵者，總勁云「肘勁作何解，方法有五行，陰陽分上下，虛實須辨明，連環勢莫當，開花錘更兇，六勁融通後，運用始無窮。」又曰：「靠勁作何解，其法分肩背，一旦得機乘，轟然如倒搨，仔細思重心，失中便無功。」以此三勢引敵深入，保持中心，不失重心，明虛實，察陰陽，乘機而發，其勢莫當，此爲善用中心推動重心之法也。

17　劈身錘

釋名：劈身錘者閃轉身軀，反身劈蓋爲實用之名也，此爲太極拳五錘之三。

解義：比如敵由身後擊來，我即反身閃轉，以拳輪角劈扎其臂復以左拳擊其胸，如彼思逃我急以右拳擊其脅。

行功法云「敵入逼近來打我，閃開正中定橫中。」可爲劈身錘之解也。

18　左右雲手

釋名：雲手者以左右往來運用不斷，如雲之繞旋故名之。

解義：比如敵以左拳擊來，我以右手攏開，並粘住敵腕，復翻腕下按，仍復下沉，引肘向後，則其來勢均爲我雲手所攏開化散其勢，按手下沉以撼其本，再用挒法以傾其身。

行功法云「來勢兇猛挒手用」此雲手之用法也。

19　高探馬

釋名：高探馬者，爲探馬試騎之狀，蓋形容之詞也。

解義：以縮身墊步化敵，復右按而左攦，以粘敵使其欲罷不能，攻則無隙可乘

總勁云「不丟不頂，不搶先不落後。」可爲高探馬之說明也。

20 左右分脚

釋名：分脚者爲左右踢脚之名也。

解義：比如敵以右拳衝來，我兩手纏住敵腕，復以左手挑其臂，趁其不備，即起左脚踢其脅部，或以左拳擊來，我仍以兩手纏住敵腕以右手挑其臂，乘勢起右脚踢左脅。

總勁云「隨勁也，即緩急相隨，進退相依，捨己從人，量敵而進，不執不行。」是也。

21 左右蹬脚

釋名：蹬脚者以足跟蹬敵此爲實用之名也。

解義：蹬脚一類分爲左蹬，右蹬，轉身蹬。反身換步蹬，縮步蹬，跟步蹬總稱曰蹬脚，而名稱視其環境形勢而定，順其勢得其機，則功顯而用著，非拘泥之謂也。

蹬脚形勢必先蓄勢而後發，如劍拔弩張則一發不可遏也。

22 栽錘

釋名：栽錘者，由上而下，如栽植物然，像形名也。此爲太極拳五錘之四。

解義：比如敵由後側襲我，我出其不意，以左掌下按其腕用雷霆之力，迅急用右拳由後上下栽擊其腦，此栽錘之用法也。

23 白蛇吐信

釋名：像形似蛇反身吞噬狀故名之。

解義：比如敵人由後方襲來，我回身不及展布，短兵相接擊之以頂心肘，所謂常山之蛇擊尾則首應，是也。

24　左右伏虎勢

釋名：形似金剛伏虎勢，像形也。

解義：比如敵人以右拳擊來，我以攦法化其來勢，復以右脚套其左脚後，再提左腿抽退一大步，此時攦法一變爲採法，再變爲挒法，一勢三法，不但將敵勢化去，且使敵反受我制，而我仍作伏虎勢，示有餘勇可賈也。

25　雙風貫耳

釋名：以兩手齊出向敵之耳聽穴或太陽穴齊擊，如風之貫耳，像形也。

解義：以雙手下護右腿，復迴還而上擊，提膝以攻其腹，出雙拳以攻其雙耳，形若雙鼓齊鳴，勢若雷霆裂閃，此爲雙風貫耳之法也。

26　橫單鞭

釋名：橫單鞭異於他單鞭者以其橫跨中線，形勢不同攻用亦隨之而殊，故名橫單鞭。

解義：以掤攦擠按四種法輔以勾吊之手法，而成橫單鞭之一勢，即右手先勾摟而後吊挂，前者自衛，後者攻人，此爲輔助之手法也。左手先攦後掤，復再繼以擠按，此爲一環四析恰合虛實之理而制人，此單鞭之用法也。

27 野馬分鬃

釋名：形似野馬分鬃，像形名也。

解義：野馬分鬃勢分左右，互用肩胯為主，以肘膝為輔。

八字訣云：「逞勢進取貼身肘，肩胯膝肘奪當先，」野馬分鬃為運用肘靠之法，使敵無迴旋餘地而制之。

28 玉女穿梭

釋名：所謂玉女穿梭者，迴環四隅，如機織之穿梭狀，故名之。

解義：比如敵擊我頭部，我以左手上掤化去敵勢，急以右掌擊其腕；又如側背擊來；我則轉身以右手採住敵腕，進右步掤右手以左拳擊之。如斯循環輾轉應敵，似玉女之穿梭也。

29 單鞭下勢

釋名：此單鞭而兼下勢為實用之名也。

解義：比如我以擠按之勢攻敵而敵採之以採制我。而我變成下勢則敵之採已為我所化，而我便可趁勢而為矣，此下勢之運用也。

拳譜云：「十三勢莫輕視，命意源頭在腰際，變轉虛實須留意，氣過身軀不少滯，靜中觸動動猶靜，因敵變化是神奇。」又云：「氣貼於背後，斂入脊髓，靜動全身，意在蓄神，不在聚氣，在氣則滯，」此即形容下勢體用之妙。

30 金鷄獨立

釋名：像金鷄蹈脚獨立勢故名之。

解義：比如敵以右拳擊我胸部，我則以左手下按敵腕，以右擊手其下頦，乘其不備，提右膝擊其小腹，敵如欲遁，我右足急落地以足掌踩其足趾，復起左掌擊其面部，敵如格我左掌迅起左脚踢其腹，此勢手足並用，其　如行功　云：「以心行氣務令沉着，乃能斂入骨髓，務令順遂，乃能從心，精神提得起，則無遲重之虞。」又云：「頭頂若懸，氣換得靈，乃有圓活之妙，變換虛實，發勁須沉着鬆淨，專主一方，立身中正安舒，撐支八面，行氣如九曲珠，無微不到，運勁如百鍊鋼，何堅不摧。」工夫體會得到此中妙法，可謂無敵矣。

### 31　十字腿

釋名：以其形勢像十字故名之。

解義：此腿以手足齊出，連環運用，形成十字，比如敵由側背上方擊下，我即以左手反掌搭於額前，乘機起右腿踢敵之左脅，同時右掌齊出擊其喉部或胸部，以勢亦如外家拳之箭彈腿，有異曲同功之效也。

### 32　摟膝指檔錘

釋名：此勢以左手摟膝而右錘指檔而下像形也。

解義：比如敵以左拳擊我，則施以劈扎以擊其臂，復按之以左掌摟開敵拳，乘機進步，即將右拳下指，忽被敵執，我復即乘勢往下一插，而敵手自然鬆開，並順勢挨近敵身，以連環帶削法破之。此爲以實化虛法。

33　上步七星

釋名：此勢以拳，肘，肩，胯，膝，足，頭等七部，昂然暴露，形似北斗七星故名之。

解義：比如敵攻我胸部，我以雙叉拳迎之乘起右脚踢之，迎之於前乃誘之耳，所謂「放之則彌六合」可爲此勢之註解也。

34　退步跨虎

釋名：跨虎者，拳術每以兩脚前虛後實成丁字形，兩手上下分張，右揚左抑形似跨虎故名之。

解義：比如敵以拳來，我則退步以避之，乘勢以右拳粘住敵腕，出左掌以擊其腹，或起右脚以擊之，審機觀變善用虛實，則敵爲我制矣。

35　轉脚擺蓮

釋名：手足迴環飛舞，如風擺蓮葉狀像形也。

解義：此勢以左脚旋轉作掃蕩勢，復起右脚作擺蓮腿，（即外家拳之單飛腿）同時兩手迴環舞動助勢。

拳經云：「柔腰百折在無骨，撒手滿身都是手。」可以形容此勢之妙也。

36　挽弓射虎

釋名：此勢形似挽弓搭箭欲射之狀態，故名挽弓射虎。

解義：以攏勢化去來勢，復以發勁順其來勢而擊之。

拳經云：「………順其來勢力，輕便不丟頂……」可爲此勢之註解也。

37 合太極

釋名：三十七勢起以太極起勢起，終以合太極終，而始終均名太極，故終勢亦名曰合太極是以綜合三十七勢成一個整太極，無所謂某勢某勢，其實祇有一個太極，所有者何嘗有其有，所無者，何嘗無其無，有無者爲一假名乎？其眞理只是一個渾然之太極也。故名之曰合太極。

解義：兩手下按，氣沉於腹，凝神息慮，心靜意舒，始終一貫，收其心，斂其腹，復納氣於丹田，仍歸於太極，則獲全始全終之效也。

拳經云：「三尖相照，上照鼻尖，中照手尖，下照足尖，能顧元氣，不滑不滯，妙合自然，牢牢心記。」此爲合太極正確之動作也。

## 太極拳八十一勢式名稱

譜曰：

1 太極起勢 2 攬鵲尾 3 單 4 提 5 白鶴 6 摟膝 7 揮 8 左 9 拗琵 10 琶進攔錘 11 如封 12 十字 13 抱虎歸

14 斜步攬鵲 15 底看錘 16 左右倒攆猴 17 斜飛 18 提 19 鶴 20 摟膝 21 底 22 通背 23 轉身 24 上步搬攔錘

太極正宗源流　太極拳譜　四八

25 26 27 28 29 鵲單鑁手鞭高馬

30 31 32 33 分脚轉左步栽錘

34 35 36 37 38 39 40 翻上蹬虎回雙脚

41 42 43 44 45 轉身蹬上閉手歸

46 47 48 49 50 鵲尾橫分鬃尾單

51 52 53 54 55 玉女上步單手鞭

56 57 58 59 60 鷄立猴飛提鶴翅

61 62 63 摟膝拗步海底肩

64 65 66 67 68 69 攔錘進鞭雲單馬

70 71 72 73 十字福錘上單鞭

74 75 76 77 七星跨虎連弓射

78 79 80 81 錘封手合極可觀

注一：字旁注阿剌字者，爲式名之次第，依次第便識連貫八十一勢式名（見八十一勢訂正表

注二：太極拳全套姿式數量有八十一勢之多，而姿式中重複者又佔二分之一有奇，若依次演習頗難記憶，不免有中斷之憾，影響學習興趣匪尠，茲承王君錫光作成韻言二十句，將八十一勢式名歸納於中，便於朗誦有助於記憶，附此數語以謝王君志青識卅四，七，廿六。

吴志青先生編著

# 國術論叢

第一輯

劉晉年敬題

## 褚輔成先生題

民國三十三年七月

外練筋骨
肉內練精
氣神大可
強吾國小
可強吾身

## 體育第一

〔體育第一〕係。蔣委員長最近對德智體羣・體育之評價。吳志青先生提倡體育有年。近且著有『國術論叢』以闡明太極拳之理論。因書此以贈之。

陶百川昆明旅次　卅二，七，卅。

# 自序

本編之問世非筆者始料所及，實爲意想不到之收穫，去歲春季，筆者爲欲發揚太極拳之眞義擬請名科專門學者及對太極拳感興趣者舉行、座談會希望由這座談中得着一點現代的理論以裨益太極拳的實際工作，並希望由各專家所發揮的宏言讜論中發現太極拳的中心理論，這是著者最初的理想，後來根據這個理想也曾作過很大的努力，但終未實現，雖然如此，但在去年之終著者卻於無意中得到聯大各教授紛紛賜以宏文，其內容之充實、立論的精湛，處處表現出一字一句都是從體驗中得來的名言讜論，對太極拳的理論體系奠立了健全充實的基礎，遠非座談會所能得到的豐碩收穫，如馮友蘭先生論國術一文中有云「第一「我們可以把國術看成一種民族運動技術，各民族都有他們所喜歡底運動；…………第二，我們可以把國術看成一種民族的跳舞藝術，從前人本來有此看法，例如劉邦項羽鴻門之宴，樊噲項莊都舞劍…………」從這兩個觀點去看國術，我認爲可以提倡底，而且應該提倡底。從這個觀點看，是提倡平民大衆的運動方術，是提倡平民大家的跳舞藝術…………」潘光旦先生文中有云「不過有一二點感想提出。吳先生之「詮眞」裏說：「各國有各國之國民性及流行之運動方法…………無不以合乎其本國民族性及其國民體魄；要求爲原則，我國之國術即適合於我國國民性及國民體魄之鍛鍊方法也」。我以爲這話在原則上是很對的。我以前有機會說到這一層「西洋體育需要西洋民族的體格來配合，換言之，近代西洋式的體育是因西洋民族體格的需要而演變出來的。再換言之，要實踐西洋式的體育，訓練，特別是西洋式的人與團體運動，是必須有些特殊的先天的條件的。在中國民族裏，具備這種條件的分子怕不多。」鄭天挺先生文中云：「其言立，則身必直，目必正，肩欲平舒背欲拔，此古時學射之精蘊也，其言跽，則膝必齊，足必勁，腰無偏僂，胸無傾欹，此又古時据鞍之精蘊也。嘗疑今傳技擊皆古騎射之遺。……」楊西孟先生感想文中有云「……蓋太極拳術，不但全身各部自然調節之柔和運動，且心神亦隨之運行變化，有行雲流水自得之意，其着着推動之力，皆發自中心，故能柔而不弱，舒而不散，環而不纖曬，凝而不拘滯；方圓虛實，變化無痕，皆得自然之妙……」馬士俊先生文中有云「……太極拳的一個中心問題是保持身體平衡。平衡二字太廣泛，我們最好用「旋轉運動量」這個術語。人體的運動量小則位置穩定，如過大則身體傾倒。旋轉運動量之增減，則爲「旋轉力矩」所決定。所以太極拳在守時總準備着抵抗各方外來旋轉力矩，在攻時則藉種種姿勢使身體旋轉運動量不要增加過大，以免爲敵所乘。太極拳之須利用力學原理，正如建房子造飛機須利用力學原理一樣。」韓裕文先生文中有云：「……嘗思太極拳之妙用有五：一則中庸平易，人人所能，而無性別年齡之限；二則從一動作均須貫注全體，而無顧此失彼之弊；三則以心命體，動中有靜，故須深根寧靜，而有養心之效；四則自首至尾，連綿不斷，而無息作忽輟之弊；五則用勁如抽絲，呼吸順自然，無矯枉過正，暴烈急劇之弊。凡此皆有中國文化之根本精神。」此外如查良釗華羅庚胡樸安張之江王用賓諸先生亦均有精闢獨到之論斷，誠可開國術界未來之先河，此爲筆者晝夜馨香禱祝，而不可得者，今乃不期然而得之，感奮之餘，爰將各專家先進所賜論文輯爲一編公諸社會，以爲有志研究國術者之一助，倘能本此基礎闡揚而光大之，使國術革新運動別開生面，斯則筆者所不禁衷心期望者也是爲序。

中華民國三十四年六月歙縣吳志青序於昆明

# 國術論叢第一輯

## 論國術

馮友蘭

人雖自稱爲理性動物，但眞正思想淸楚底人，似乎並不很多，假使你說：打仗非有精銳的武器不可，馬上就會有人送你一個唯武器論者的頭銜，他們會舉出許多有精銳武器底軍隊打敗仗的例來駁你。其實你所說底是非有武器不能打勝仗，並不是說有精銳底武器必能打勝仗。這兩句話完全不同，假使你說打仗非有嚴密底組織不行，馬上就會有人送你一個唯組織論者的頭銜，他們會舉出許多有嚴密組織底軍隊而仍不能打勝仗的例來駁你。其實你所說底是打仗非有嚴密底組織不可，并不是說只有嚴密底組織就一定能打勝仗。這兩句話亦是完全不同底。

對於提倡國術底人，人們大概也以爲他必是主張大刀隊之流，以爲他一定是主張只要用大刀等術，就可以抵制飛機大炮：經過六七年底戰爭，飛機大砲的威力，大概沒有人不知道了，喜峯口，山海關，戰爭時代，報上的稱揚大刀隊底報告，現在也絕跡了，沒有飛機大砲，任憑你的兵個個都有飛簷走壁的本領，也是不能打勝仗，沒有再懷疑這一點了，但是國術還是可以提倡的，不過要從另一觀點去看它。

第一，我們可以把國術看成一種民族運動技術。各民族都有他們所喜歡底運動；例如英國人的哥爾夫球，足球，美國人的足球等。中國的技擊，也是中國人所喜歡的一種運動，近來中國人對於足球等運動，也有很大底興趣，每逢有甚麼比賽。觀者人山人海，但這還是限於受過一點西化底影響底人，一般平民，不見得如此，前年成都花會，據說國術比賽，最受人歡迎，得到高獎底人，家裏門口貼着報條，其榮譽比得甚麼銀盾有過之莫不及。

第二，我們可以把國術看成一種民族底跳舞藝術；從前人本來有如此看法，例如劉邦項羽鴻門之宴，樊噲項莊都舞劍，這雖然都是不懷好意，但總是宴會中有這一種規矩，前人書中嘗說「酒酣拔劍起舞」，這都是以舞劍爲一種表現情感的方法，又如杜甫所歌頌底公孫大娘舞劍器，張旭看見她舞劍而草書大進，這些都是一種跳舞藝術。現在農民每逢節會，有打獅子一類的娛樂，以人飾爲獅子與人對打，這種娛樂實在比西班牙人鬥牛高明得多，從這一方面看，以前所謂花拳，大概是這一類的跳舞藝術。

從這兩個觀點去看國術，我認爲是可以提倡底；而且是應該提倡底。從這個觀點看，提倡國術，是提倡平民大衆的運動方術，是提倡平民大衆的跳舞藝術。

從這個觀點看，我以爲提倡國術底人，倒不必將現代的生理衛生爲理論，附會到國術上去，猶爲踢足球只講規矩，並不必講每一舉動合乎生理衛生的原理。至於舊日的運氣鍊氣等一套，更不可講，這樣才可以使目標清楚，免除誤會，人本不是專爲衛生而生活的。從上面說底觀點看，提倡國術是所以充實生活，並不必是專爲衛生。

## 漫談拳術與體育

潘光旦

吳志青先生送了我一本他所著的「太極正宗和太極正宗詮眞，並且希望我說一些感想。吳先生是一位國術家。太極拳是國術中重要拳術的一種，吳先生對我在這題目上發表意見，眞可以說是「問道於盲」了，而與其說問道於盲，不如說問道於跛，雖不典切，於事實更較恰當。盲與跛一樣的步履艱難，因而古代有盲跛相助的寓言，所以就行路說，問盲問跛，其爲不得要領，也是一樣的；二者正不妨通用。不過就拳術說，盲者未嘗不可以學習，而體驗到其中的妙用，而跛者却根本沒有資格，何況當前的跛又還不止尋常所了解的跛呢？無論如何，在此種場面裏，說問道於跛比問道於盲要更較貼切。

吳先生這樣的不擇人而問，可能是因爲他聯相到了太史公的「孫子臏脚，兵法修列」兩句話，不過是吳先生錯了。一則我雖愛尙友古人，我何敢望孫子的項背；再則無論此項戰略家如何崇拜孫子，把他的兵法讀得爛熟，動不動就要徵引幾句，我却至今還沒有好好的讀過；三則吳先生應該記得，孫子修列兵法，雖在臏脚之後，其運用兵法，則在臏脚之先，用得來，才寫得出，用得穩，才寫得好，又怎樣可以和我相比呢？我不妨告訴吳先生，我以前和這題目唯一的因緣是叫名學過八段錦，但究竟是怎樣一個八段，如今腦子裏連影子都沒有。

不過有一兩點感想我不妨提出。吳先生在「詮眞」裏說，「各國有各國之國民特性及流行之運動方法，故東西各國編訂軍式操典及各項運動規則，無不合乎其本國之國民性及其國民體育之要求爲原則。我國之國術即適合於我國。民性及國民體魄之鍛鍊體格之方法也。」我以爲這話在原則上是很對的。我以前也有幾會說到過這一層，「西洋的體育需要西洋民族「體格來配合；換言之，近代西洋式的體育是因西洋民族體格的需要而演變出來的。再換言之，要實際西洋式的體育訓練，特別是西洋式的個人與團體運動，是必須有些特殊的先天的條件的。在中國民族裏，其備這種條件的分子怕不多。有廣東與東三省等處，因爲歷代移民的關係，這種分子比較的不太少，在內地就很希罕了。此外，大多數的民族分子，於日常因生活需要而從事的體力活動而外，大都根本不感覺到甚麼有規定的運動的需要。以前，特別是在北方，有一部分人喜歡弄弄拳棒，做些所謂軟功的運動，那顯然的又是一路，所配合的別是一種體格。因爲有這種情形，所以歷年提倡西洋式的體育和運動的成績，實際上是極有限的。許多原先當過西洋式的運動家的人，實際上的健康，不一定比別人好；他們離開學校以後，往往很容易把運動的習慣放棄，雖說中國的環境不同。設備太差，但若體格上眞有需要，眞相配合，他們便該是改造環境與增加設備的一些人。如事實既不如此，可見靑年時代的一些成績，還是屬於一時興到的結果，一些浮光掠影的活動。」

新式的體育家很不贊成我這幾句話，但截至目前爲止，我還沒有覺得有修正或撤銷的必要。讀者應該已經了解，我在這裏對於中西體育方式的優劣，並沒有下甚麼判斷。也並沒有說到，西洋新的體育一定沒有前途；目前體格上適用西式體育的人雖少，安知將來不會加多？我只說，就目前大多數民族分子的體格言之，似乎是不大配合罷了。

據說從前李鴻章在廣東有一個笑話。他看見外國人比球，好像是網球，打的人氣喘呼呼，看的人眉飛色舞，他回頭問他的隨員說，「外國人在這裏賣藝麼？要不是賣藝，爲什麼這樣的賣氣力？」這笑話有無事實根據，我不得而知，是十足表示一般中國人對於西洋運動的很有意義的一部分的反應，就是，氣力不是要尋常練習與使用的，而是要賣的，即體育本身不是目的，連鍛鍊身體，活動筋骨，表白自我，也不成其爲目的，而是別有目的，如同社會的風頭主義或經濟的糊口主義之類。這當然是可笑，但我相信，卽在數十年後的今日，作李鴻章看的人還不在少數。

上文只是社會心理和西式體育格格不入的一些觀察。這心理是可因教育而改變的，可能的已經改變不少。也可能的有一些民族性的根據，要澈底與普遍的改變是不容易的。不過更關重要的終究是一般中國人的體格。用剛柔的話來說，西洋民族的體格偏向剛的一端，而中國民族則偏向柔的一端。換一種表面上好像是更科學化而事實上是一樣的說法是，西洋體格積極的位育性強，而中國體格則消極的位育性大。

我一向喜歡用一種實物來比喻這種柔性的體格，就是牛皮糖，以至於南京名產的水牛皮糖，要看他的程度而定。而和此種體格相配合的性情，我一向又喜歡比做溫燉湯。柔性的體格與性情，如果需要鍛鍊與培養，比較更相宜的顯然是中國固有的柔性的拳術，而不是西洋比較剛性的各式運動了。柔性的體格與柔性的體育方式之間，顯然有它們的因果關係，但大抵體格是因，體育方式是果，而不是一個互爲因果之局，因爲，就在已往。柔術一類的體育方式很不普遍，絕大多數的人是不講求任何方式的體育的。至於剛柔兩性孰優孰劣，我在這裏也並沒有作比較，下判斷：如果大家認爲最好的一種體格應該是剛柔並用，寬猛相進的，而和它配合的體育方法也應該如此，則今後中國體育發展的方向，便不應該是一味提倡國術或一味提倡西式體育，而是兩者之間的截長補短。如果提倡有方，前途可能變出一些兼中西之長的體育方式來，亦未可知。

我雖不懂得拳術，但把「太極正宗的理論閱讀一過之後，彷彿也能欣賞到其中的一小部分。一是內外之分，也可以說是全部與局部之分。這部分的理論說，「太極拳之鍊法，以軀幹腸腹爲主，推動四肢，演成架式，由無形進於有形。按之外家拳，則先以四肢爲主，推動上下相應之運動，係由有形進於無形。此乃外家拳與內家拳之區別」。看來西洋的各式運動，恐怕都是近乎外家的一路，至於是不是更由外入內，由有形進於無形，我就不得而知了。不過，我們一面觀察人家打太極拳，一面又觀察近代運動場上的各式活動，時常有一個感覺，就是，拳術體育運用全身的，而西式體育，除了柔軟體操一類的方式而外，似乎僅偏的練習身體的每一部分，甚或祇是每一部分的肌肉韌帶而止。此種局部練習的影響與功効大概是不會自外入內的。

這就引進到耐人思考的又一點理論，就是力與勁的分別，這部分的理論說，「各種運動方法，有僅爲人體局部之動作，亦有爲人體全部之動作；局部者即單力之表現，全部者爲合力之表現。太極拳即爲後一種，其每一動作皆由曲線，弧形，波浪及螺旋形等四種形態協合而成，亦即心身內外各機構所有力量一致集中於腹部。運動此項合力，拳術家名之曰勁。蓄勁之力量，無形無跡，全以心思意識爲主宰。人於心緒緊張，心理發生非常形態之時，每有超越尋常之力量；太極拳即能鍛鍊此種無意識之力，使其成爲有意識之勁，即使此種潛藏之力量得以受理智之馴服，亦即使思想神經控制運動神經是也。」此段理論，我雖無法經驗，覺得很有幾分意義，凡是學習太極拳的人是否眞能把無意識的潛力化爲有意識的動態或勁，我不得而知，不過，此種潛力往往極大，有非尋常意料所及，是我們所熟知的。鄰家失火，孝子會把父親的靈柩獨自搶救出來，尼庵失火，一個弱小的尼姑會把幾百斤的一尊玉佛抱出庵外，而事後要把棺材佛像再搬回去，卻非幾人或幾十人的力量不辦了。這是以前當眞有過的故事。以理推之，一種良好的體育方法應當可以教這種潛藏而無意識的力量，在有意想的狀態之下表見出來。

最後我還要提到一點就是西洋的體育近來也有一些新的發展而此種發展所採取的途徑可能和上文討論的內容相當接近，我說可能，因爲我還沒有能直接讀到關於這些新發明的著作。而祇是間接的看到一些簡單的介紹，美國體育學家亞力山大（F-M-Alexander）先後發表過三本書，叫做，「人的至上的遺傳」「創造的自覺的控制」和「自我的運用」，專門申說他所發明的體育理論體系和它的實踐的方法與技術，哲學家杜威很器重他，特地替他作序，每本都有一篇。英國文學家赫胥黎也認爲他的理論與方法極有價值，故在他的教育的討論裏特別介紹到他，作爲全文的煞尾。（說詳拙譯「赫胥黎論教育」）上文說到我們對於體育，如果提倡有方，前途可能演變出一些兼具中西之長的體育方式來，此種方式勢必更較通達，並能以全身而不以局部的肢體爲對象，更趨向於剛柔相濟，外內一致，和勁力并用的一種局面——由此看來。是很有幾分希望的。

吳先生問道於跛，這一番的漫談可能的連立腳點都有問題，這論站得住站不住了，不過，這樣算是答覆了吳先生的一番雅意。

## 技擊與藝術

鄭天挺

唐張旭書法奇妙冠一時，嘗自言，始吾唐公主與擔夫爭路而得筆法之意，後見公孫氏舞劍器而得其神。書法與爭路舞劍器邈不相涉，而張氏因之以致其用。蓋爭路必有挨閃突避，旋折進退，故聞之而悟筆法亦可如爭路之有閃避旋折之意。舞劍器揮霍騰躍，泯昂莫測，故見之而參其神，遂使書法有若飛舞不復跼滯。古者人嫻騎射，作書者筆力遒勁，稍參以馳擊之要，蟠舒之勢，遂如龍拏虎據，非復尋常。

自文武分塗，騎射不復爲士大夫所重、而書法筆意亦因之而趨柔弱。馳擊百技散在民間，田父野老師弟相承，肆習補苴，賴以不墜，今傳太極拳法亦其一，其不幸而亡佚者更不知其數。

吳志青先生精研太極拳法，數十年如一日，余嘗請觀其術，見其進展疾徐各有軌則。又嘗親見其教學，一式不苟，循循無倦。更進而讀其所著太極正宗，提綱挈要，推闡入微。其言立，則身必直，目必正，肩欲平舒，背欲挺拔，此古時學射之精蘊也。其言踞，則膝必齊。足必勁，腰無傴僂，胸無傾欹，此又古時據鞍之精蘊也。嘗疑今傳技擊皆古騎射之遺。巖穴之士勤勤守不敢荒，禮失求諸野，於斯尤信。至於其不矜氣，不尚力，尤近於養生之道，古人所謂亦以除疾兼利踐足者庶

幾近是。宜乎吳先生年將六十，而望之若四十許也。

馳擊百技既與文士隔絕，善技者又未必能文，於是其說漸晦。間有明技且能文者，其述藝之文，往往託之玄玅，以矜其奧，比附陰陽五行，以狀其生生無窮之規，其詞益多，其術益晦，益不爲世人所重，而學者尤屛棄不道。古人因爭路舞劍器而悟筆法之說，遂不能索解。太極拳法，傳世已久，近年始盛行者，其故亦在此，而吳志青先生及其同志諸人之能破除舊日窠臼，以平正之筆，傳其竅要，蓋其首功焉。竊愛好之者果能稽其後，祛其惑，就其廣化之跡推尋其本身，明其爲先民所遺健身衞生之術，進而驗之以致其效，更參其開闔疾除之意於書法，於文章，於其他藝術，或更有所發揚光大也。

# 我對太極拳的認識

査良釗

太極拳是一種健身運動。太極拳是一種鍛鍊身心的武術。因爲它是一種健身運動，所以並不像有些人所想像的那樣的神祕，乃是可以學而能的一種技術。因爲它是一種鍛鍊身心的武術，所以學習太極拳不僅可以得到肢體的操練，尙且可以獲得心靈的修養。

要了解太極拳的功能，如同學習游泳一樣，祇有從練習與研究中體認。友人吳君志靑愛好國術，研究太極拳有年，精益求精，故心得獨多。讀到他所著「太極正宗」一書，和看到他學而不厭教而不倦的精神，不惟可以窺知太極拳爲術之精，且可以發見著者用功之湛深。

若要一個對於游泳僅僅感到興趣的人來描述游泳的眞正樂趣或游泳術的技巧微妙，這是一件很難的工作，因爲他個人對於游泳技術並未澈底了解，對於游泳功夫也未練習到家。近幾年來有人要我說幾句話介紹太極拳，我總發生這樣感想。雖然如此，但我個人對於太極拳却始終具有相當興趣。現在簡單報告一下這個興趣的來源以就教讀者諸君。

記得是遠在三十年以前，我第一次聽到「太極拳」這個名詞。那時正是民國四年，倭寇向我國政府提出二十一條要求的時候。在天津南開中學，有一部份從事救亡運動的青年認爲「救國必先自强，自强首在强身」。於是在學校體育活動之外，成立了一個「廣武學會」，延師教授國術。所學爲「形意拳」。數十同學，朝夕鍛鍊，三月之中，體力各有顯著進步。當時僅聞「太極拳」之名稱與其爲術之精微：因教導無人，徒勞想望。

十餘年後，北伐軍興。在開封遇參加國民革命工作之友人朱君。告以多年來在北平嚴冬常犯頭痛與感冒所經驗之痛苦至豫已完全解放。聞訊爲之欣喜。細詢療養經過。由於半年來學習「太極拳」之功效。河南陳家溝爲近代太極拳傳習之發源地。鄉中人士習太極拳者甚衆。民國十八年春余長河南大學時，曾邀請陳家溝精於太極拳者某君至校教練。從學員生有數十人，惜因教法不適，學者興趣銳減，未能卒業收效不宏。

「九一八」事變發生後，國難日趨嚴重。在上海時與友人參觀陳微明君所創辦之致柔拳社，見其提倡太極拳，注重教法，頗思從學，因事未能如願，二十三年至北平主持藝文中學，與中山公園爲鄰。其中有行健會之組織，會友延楊澄甫先生之門徒教授太極拳。余於二十四年春加入學習。數月之間，頗感獲益，但其後因忙於校務，練習中斷，幾全遺忘。

「七七」抗戰軍興，遍遊南北多省，時聞友人談及太極拳對於身心修養之益處。二十七年冬來昆明後，聞吳志靑君亦在滇，欲訪談無緣。三十一年始得相識，見其對於太極拳教學研究有素，功夫恆深，令人敬佩。三年以來西南聯大同事同學從之研習者日衆。余個人對於太極拳之興趣遂亦繼長增高。惟因缺乏恆性練習，迄少進步可言。

太極拳是一種健身運動，太極拳是一種鍛鍊身心的武術。太極拳的功能，須從練習與研究中體認，上文曾以游泳比擬。太極拳的技術功夫亦可與書法相較。練習書法，固人人可能執筆寫字，並保持於書法之相當興趣；但對於書法技術上之造就則恆視個人用功勤惰與名師教導方法以爲定。

## 論以新方法整理國故

華羅庚

世有泥古者，善穿鑿附會，凡百新發明皆謂我古已有之，復有迷新者，欲擬舊事物，用一概抹煞之態度，認爲我固有者不值一錢，實則心有所偏蔽，皆非治學之道也。竊以爲利用新眼光，衡量古事物，不先存用心，庶幾眞可得。

吳志靑先生研究太極備極深妙，非愚魯如余者所能了解，但竊其用心實與「以新方法整理國故」之觀點相吻合，故樂誌數語如上。

## 練太極拳感想

楊西孟

余年來因寫讀久坐，漸感腰酸力弱，曾練習普通柔軟運動，雖略有效果，然覺其機械乏味，殊少興趣。今夏得從志靑先生習太極拳，爲時不及三月；而獲益實多。蓋太極拳術，不但爲全身各部自然調節之柔和運動，而且心神亦隨之運行變化，有行雲流水自得之意，其着着推動之力，皆發自中心，故能柔而不弱，舒而不散，環而不纖靡，凝而不拘滯；方圓虛實，變化無痕，皆得自然之妙。此誠修養身心之至術，非尋常機械式之運動所能比擬也。

志靑先生精研斯道，垂四十年，其爲人熱腸俠骨，誨人不倦，所著太極正宗一書，闡幽發微，蓋將以斯道普傳於世，其志量之宏遠固非過去固陋之拳技家所能企及也。楊西孟敬題。

# 太極拳與力學

馬士俊

太極拳是中國國粹的一部分，用現代科學的眼光去看，其價值尤爲顯著。現在我想談一下從力學的觀點對於太極拳的一種看法。

宇宙萬事萬物，小至原子電子，大至日月星宿，無不受力學定律的支配，太極拳是一種人體的系統的運動，自然也不是例外。太極拳所教人的是敏捷的動作，穩定的姿勢，自然的運轉，精妙的攻守，其中所包括的時，空，能，力諸要素，也就是力學中的基本概念。所以我想用力學的方法去研究太極拳，不僅可以增進我們對於太極拳的了解，或者還可以把我們固有的國術發揚光大。

這種研究需長時期的工作，不是一朝一夕可以成功，也不是三言兩語所能說盡。現在姑且提出一點大略討論一下。太極拳的一個中心問題就是保持身體的平衡。平衡二字太廣泛，我們最好用「旋轉運動」這個術語。人體的旋轉運動量小則位置穩定，如過大則身體傾倒。旋轉運動量之增減，則爲「旋轉力矩」所決定。所以太極拳在守時總準備着抵抗各方外來旋轉力矩，在攻時則藉種種的姿勢使身體的旋轉運動量不要增加過大，以免爲敵所乘。太極拳之須利用力學原理，正如建房子造飛機須利用力學原理一樣。

志青先生精研太極拳術，熱心宣揚，教授後學，尤指導有方，講授時雖不常引用力學原理，而力學原理自在其中，這是使我最爲欽佩的。

民國三十三年十二月爲送志青先生從軍作于昆明西南聯大

# 太極拳之妙用

韓裕文

大凡讀書之人，用心時多，用力時少，伏案時多，運動時少；是故身體多羸弱，而致有「文弱書生之譏。及身體衰弱之後，又復影響其精神，蓋心身本為一體之兩面。心者身之主，身者心之具。身心健康互為因果。西諺有云：「健康之精神寓於健康之身體」，已為國人所熟知。而善養身必先養心，尤當注意。大學曰：「心廣體胖」孟子曰：「養心莫善於寡欲。」欲寡而心廣，心廣則體胖矣。未有私欲滿懷而可以身體舒泰者。老子曰：「虛其心，實其腹。弱其志，強其骨」。「虛心」「弱志」亦謂滌除雜念，收斂精神，不令此心向外馳騖，終於歸真返樸云耳。此皆養心之要道也。野蠻人身多健康，其情欲寡淺而身體勞動，是為主要原因。苟一心於寡欲而不勞動其身體，亦復不可。蓋身心之健康，俱賴有適宜之運用，一用則須全用，一廢全體俱廢。況正當之勞動，亦寡欲之一道乎？若就社會事業而論，勞心與勞力似不可不分工。但就養生言則二者當知所調劑。此讀書人之所以尤須注意運動也。

吾生而體弱，且自幼即得胃病，屢治不愈。自來昆明，又以氣候變化，不能適應，時感風寒。約自去年夏間乃與師友數人同隨志青先生學太極拳。不兩月而學畢。於是日日清晨自習一次。每習至中段輒覺背上溫度漸增，腹中濁氣外溢。至於終了，乃微汗冒露，而全體輕鬆，精神煥發。習之日久，而風寒不內侵，胃病不復犯矣。豈不快哉！嘗思太極拳之妙用有五：一則中庸平易，人人所能，而無性別年齡之限；二則每一動作，均須貫注全體，而無顧此失彼之弊；三則以心命體，動中有靜，故須深根寧極，而有養心之效；四則自首至尾，連綿不斷，而無忽作忽輟之弊；五則用勁如抽絲，呼吸順自然，而無矯枉過正，暴烈急劇之弊。凡此皆寓有中國文化之根本精神，故略述之以應吳先生之雅命。

民國三十四年一月於昆明龍花巷

# The Absolute Boxing Exercise

## By Chien Hsueh-hsi

The Absolute boxing exercise consists of eighty-one poses. But the point to be noted of it above all is that the exercise is not a series of poses but one uninterrupted movement through them on none of which is any pause allowed, though the whole movement should be unhurried and slow. Bodily exercise as it is the mind is equally exercised thereby. for in the exercise, all strain or effort of the body is to be avoided and the mind, absorbed in every movement.

Ancient masters of this exercise have discriminated between "Li" (力) and "Ching" (勁). The former means the strength of any part of the body which is subject to the conscious mind and always quite limited. The latter is the concerted power of the whole man which is latent in the unconscious and is almost unlimited. It is the latter that this exercise aims to cultivate. And this explains how experts in this exercise are capable of feats hardly to be expected of ordinary strength. It is the concentration of the mind on every movement that serves to tap the power of the unconscious in the long run. So effort of mind rather than effort of body is to be employed in this exercise.

Of the eighty-one poses only thirty-seven are distinct or unique. The rest are just variations of the latter. The names of the thirty-seven poses are as follows:

1. The Beginning Pose

2. The All-embrasive Pose
3. The Single-handed Attack Pose
4. The Knee-brushing Pose
5. The Lute-playing Pose
6. The Uplifting Pose
7. The The Crane-wing Pose
8. The Ward-and-hit Pose
9. The Up-shutting Pose
10. The Hand-crossing Pose
11. The Hug-and-hurl Pose
12. The Under-elbow Hit Pose
13. The Monkey-coping Pose
14. The Slanting Flight Pose
15. Sea-plumbing Pose
16. The Shoulder-and-back Pose
17. The Chopping Pose
18. The Trailing-cloud-hand Pose
19. The Probing Pose
20. The Leg-openning Pose
21. The Heel-kicking Pose
22. The Blow-planting Pose
23. The Snake-twist Pose
24. The Tiger-taming Pose
25. The Ear-assailing Pose
26. The The Lateral Single-handed Attack Pose
27. The Mane-separating Pose
28. The Shuttle-shooting Pose
29. The Single-handed Stooping Pose
30. The Standing-cock Pose
31. The Leg-crossing Pose
32. The Knee-brushing Hit Pose
33. The Seven star-step Pose
34. The Backing Tiger-riding Pose
35. The Dancing-lotus Pose
36. The Tiger-shooting Pose
37. The Ending Pose

# 論太極拳

（英文漢譯）

錢學熙

太極拳共有八十一式，其重要之點爲此種運動並非一套之姿勢，實爲從頭至尾毫無間斷之運動，雖然整個之運動必需從容不迫，但在任何一式均不許有停頓，太極拳雖係身體的運動，然亦須同時運用精神，當操練之際，一切身體的緊張及努力皆當避免，而應將全部精神貫注於每一動作之中故也。

吾國古代太極拳先進曾將「力」與「勁」加以區別，所謂「力」乃指身體任何一部份受意識支配而頗爲有限之力量，所謂「勁」乃全身之合力，此屬於無意識而殊無定量，太極拳所欲培養之力即爲此種「勁」；此足以說明何以精於此術者其技擊能力實非一般通常力量所能企及，將心力集中於每一動作之上，最終必能展開無意識中之力量，是以太極拳運動中所當運用者乃心力而非體力。

在太極拳八十一式中，僅有三十七式爲特殊的，其餘不過爲三十七式之變化而已。三十七式之名稱見本書「三十七式名稱釋義」

（附註）錢學熙先生爲西南聯大外語系講師對於太極拳彌感興趣，爲便利印人許君之教學起見，特以英文撰成此文，本書付梓之時原擬僅發表錢君英文原作，顧念本書讀者未必人人皆諳英語，故將原文譯爲中文於附刊後以供參攷。

## THE ABSOLUTE BOXING EXERCISES

By T. K. Shibrurkar

I am led to believe that the inventor of this system of boxing had given full consideration to the circumstances in which men of the present age are obliged to live. The exercises are so well devised that the daily practice of them, which does not require more than quarter of an hour and can be done in any open space, besides giving him the necessary physical exercise, provides him with an adequate technique of self-defence. No kind of instruments or equipment is needed. One can conveniently master the whole set of exercises within a couple of months. Farther, one more remarkable feature is that even men of 50 or 60 can, without any strain, learn and practise them. The exercises leave nothing to be desired except perhaps a capable teacher and Mr. Wu (吳志清) answers this need satisfactorily. Though a man of about 60 years of age, youthful vigour is still in him and to practise under his care and presence has the special advantage of imbibing enthusiasm and vivacity from him. I had the good fortune to learn from Mr. Wu this system of Chinese Boxing and I must profess that I have nothing but admiration and gratitude both to Mr. Wu and to this system of boxing.

## 論太極拳（英文漢譯）

許魯嘉

余相信太極拳之創造者對於當今人類被迫而求生存之環境必會予以充分之考慮，此種運動設計至爲巧妙，每日練習需時不過一刻，且能在任何空曠之地行之，練習之結果，除予身體以必須之鍛鍊外，尙可獲得適當的自衛技能，練習太極拳無需任何器械或設備，全套運動僅需兩月即練習純熟，更有進者，雖年達五旬或六旬之人亦可毫不費力而學會，所需要者厥爲一能幹之教師而已，吳志清先生最能滿足此體需要，吳君雖已年逾六旬，但青年活力仍隱然存在，在吳君親身指導之下研習斯術，可由彼獲得熱忱與活力，余三生有幸深慶得吳君之教研習中國國術，余更須自承對吳君及太極拳唯有表示崇敬與感謝之意而已。

（附註）T. K. Shibrur Kar 君爲印度哲學碩士來滇後曾與志青共同研究太極拳，未幾而學成，因本其研習心得撰爲斯文，並自矢於返印後將此太極拳傳授印士以期流傳普遍，余維中印均爲東方文化古國，今太極拳得藉許魯嘉君之力而流傳印度，中印文化之合作行見日趨密切，爰將許君原作譯爲中文附於原文之後，以供社會人士之參考。

## 太極劍序

馮友蘭

藝術起源實用，逮後則脫實用而獨立，我國古代人士，琴劍不去身，琴爲純藝術，劍雖爲防身制敵之具，然舞劍亦一種藝術也，杜甫觀公孫大娘弟子舞器謂其「㸌如羿射九日落，矯如羣帝驂龍翔，來如雷霆收震怒，罷如江海凝清光。」又曰「往者吳人張旭善草書帖數常於鄴縣見公孫大娘舞西河劍器，自此草書長進，豪蕩感激，」此種劍舞，蓋已成爲純藝術矣，今者火器日精！刀劍拳脚之術不能有原來之實用，然吾國之舞蹈，藝術胥在於是，宜從此方面研究發展，由武備化爲文事，是則今日之務也。吳志青先生熱心國術數十年如一日，好學不厭，誨人不倦，殆以此爲其精神所寄託，終身安心立命之地矣。已著太極正宗一書行世，又將發表太極劍一書，余覺國人對於國術在現代之地位尚未有正確之認識，又佩志青先生之誠，故樂爲之序。

## 毅生先生序增訂版太極正宗序

鄭天挺

三國志稱，華佗嘗言，吾有一術，名五禽戲，一曰虎，二曰鹿，三曰熊，四曰猨，五曰鳥，亦以除疾，兼利蹏足，以當導引。禽者鳥獸之總稱，蓋狀仰飛俯走之勢，爲舞躍以養生。世傳太極拳法，柔而不剛，舒而不猛，徐而不疾，環而不折，抑而不離，緜而不輟，有近於五禽戲。志青先生精研斯道，垂四十年，所著太極正宗，闡幽顯蘊，深有得於華氏之遺意也。

## 公樸先生題增訂版太極正宗

李公樸

太極拳，太極拳，合乎科學，取法自然，非神仙奧妙，乃民族經驗，集古今拳法的大成，是舞蹈藝術的發展。強健身心，鄙棄暴力，運用自如，自衛第一，斗方之地可施展，週身運動無偏畸，還是中國的體育形式，老弱咸宜的鍛鍊筋骨，志青先生，教學不倦，科學說明，堪稱空前，研習三十年，著述百萬言，發揮民族藝術，傳播太極眞銓。

## 微明先生序原版太極正宗

陳微明

余南來創辦致柔社於上海，提倡太極拳，彼時南方知太極拳之名尚少，今已十年無人不知太極拳者，然而變怪百出，以僞亂眞，一知半解者流，著書以問世者衆矣。余從楊澄甫先生學習十年始敢下筆成太極拳一書，仍用澄甫先生之圖式，不敢稍變其舊，授徒尤兢兢焉。吳君志青亦有感於太極拳之濫雜，學者莫知所從，爰有太極正宗之作，倘以余所著爲非欺人者，余所著書不過謹述師教，非敢自出新意，當爲世人所共知，學者能以澄甫先生之姿勢爲標準，方不致走入歧途，此吳君之意也。

## 樸安先生序原版太極正宗

胡樸安

太極拳是一種聯綿不斷的動作，不僅形式不斷，而且意思不斷、此種動作，非細心體認，決不容易領會，所以練太極拳者，非得名師指導，卽無由知太極拳眞意，或則苦心練習經若干年後，始稍稍自悟一二，吳君志靑習太極拳已經若干年，而又得太極名師楊澄甫先生之指導，於太極拳聯綿不斷之意思，皆能悟之中，形於外，宜之言語，著之文字，使不容易領會之太極拳，人人可以領會也。

## 太甤先生序余著査拳

山右王用賓

古之言禮樂尙已，禮以射爲重，樂以舞爲重，射者必志正體直，神定思閒，然後命中，可以觀德，可以上功，其後騎射之術，流爲兵家，安邊禦侮，代有聞人，至近世火器發明而寖衰，舞有干舞，羽舞，旄舞，祓舞之別。投步赴節，垂手側弁，亦將以明德象功也。其後雅樂不作，鄭聲雜奏，而驚鴻飛燕之舞姿，猶傳於樂府，余觀於此，而知古人於雍容揖讓之間，不忘武事，小心翼翼，良士瞿瞿，陶情淑性之節文，不離乎易筋洗髓之法則，此殆拳術之權輿也。今世拳術派別，不外內外二家，外家稱少林，祖高僧達摩，以前無聞焉。內家稱太極，祖丹士張三丰，三丰以前無聞焉。二子者，近則宋，遠則梁，洵如寗波府志所載，得自神授耶？抑拳法亦與佛法同來自天竺耶。何以孟子所引北宮黝，孟施舍之養勇，一則不虞撓，不目逃，刺萬乘之君若刺褐夫。一則不能必勝而能無懼耶？又何以漢書藝文志，有手搏六篇，列入兵家，而司馬遷傳，有張空拳冒白刃語，皇甫嵩傳，又有雖兒童可使奮拳以致力語耶？北宮黝之勇近外家，孟施舍之勇近內家，惜養勇之術無傳焉，手搏六篇，亦屢逸書，顧名思義，搏似擊取，是達摩三丰之前，吾國確有拳術專家與專書矣，彼二子不過精於斯道，後人不能溯師承所自，遂奉爲不祧之祖耳，夫以神明華冑之裔，文物禮制，郁郁彬彬，而獨無行健自強之術，以養吾勇而作吾氣，則華夏早淪於夷虜，民族早歸於凋喪矣，是故射爲君子所必爭，舞爲周禮所備載，發揚蹈厲，有勇知方，古本無重文輕武之弊也。慨自後世學術傳授，恆出秘密，不經著述，昭示衆人，於拳技尤甚，以不公開討論之故，自不如近代科學有原則定律，足供尋繹日進不已，往往得自天才，傳以口訣，精微奧妙，與人俱亡，其糟粕之矢石刀馬，徒爲莽夫博取功名之資，甚致短打長把，舞台伶工，猶模仿一二表演英烈，此外則拳師鏢客，私相授受而已，致士大夫、輒羞爲之，陳亮序酌古論曰，文武之道一也。後世始歧爲二，文士專鉛槧，武士事劍楯，彼此相笑，求以相勝，各有所長，時有所用，豈二者卒不可合耶？余少喜外家拳，長治文史，漸不屑爲，及游東瀛，親彼國人對於柔道，劍術之勤研不懈，乃恍然其強國之故，鍛鍊國家，固應自鍛鍊國民始，且其鍛鍊之術，多由吾國襲取而得，彼邈拜歐化之流，並以西式體操爲已滿足，而遺棄吾國固有武術者，不已更足誚乎？今國民政府爲發揚吾族固有之文明，首開國術館於新都，並遍設分館於全國，請張子薑先生掌其事，聚海內名家講求國術，期年風氣丕變，街談巷議，不出拳脚，文人韻士，亦寖知讀拳譜習步法矣，該館編審處處長吳志青先生，更就平日實際教授所得，編爲國術教範，附以圖解，撮其用法，定位行拳，瞭如指掌，將以第一編刊行問世，而徵余序之，余於此術荒疎實甚，第知此爲强種强國之布帛菽粟，固未可須臾離者也。謂宜以公開研究，變革祕傳，以科學方法，推演拳技，尤宜使智體俱進，文武一道，教範工作，庶幾大輅之椎輪也歟。

## 子薑先生弁佘著國術教範

張之江

居恒見國人稱日人爲矮奴，以其身軀之短小猥瑣名之以示輕蔑耳，然日本自維新以還，致力柔術，提倡體育，昔之短小者今已頎而長矣，反觀吾國以國人之體格與日人較，恐將自慚弗如，徵之每歲國人投考日本士官學校，以檢驗體格而致落選者十七八，他國以東亞病夫譏我者，今尚不能稍湔此恥，國內學校雖間有摹擬西士體育，如田徑球類，乃衡之全民，適形成其爲少數人之貴族體育，而吾國固有鍛鍊體魄之武術，反漸次頹廢，將成絕響，吾人偶思及國民體育之現象，撫今憶昔，未嘗不愁然憂之，夫我國術上溯秦漢，下迄明清，雖乏詳載專書，而其價值蓋已久彰，普通拳術，雖婦人孺子老叟病夫，苟能稍嫺，卽可化衰弱爲壯健，易萎靡而英武，惟以歷來武術家之祕密自封，各宗派之鬥爭分裂，重以迷離之神道思想，重文輕武之社會觀念，種種摧蝕，遂致久積略備之武術，逐漸退化，幾垂於絕，或曰，昔日之武術僅備戰陣之用，今則科學進步，火器昌明，雖十年煉臂，十年煉目將焉所用，轉質之歐洲治軍者乃云，鐵彈之堅不如肉彈，更察輓近世界之各大戰，其最後勝利亦皆賴白兵肉搏，而獲得衝鋒，之江亦常待罪行間，深悉突擊遠戰固需火器，近接則嫺刺擊者常操勝算，國術在軍事上之效用於斯，益徵本館編國術教範查拳一書事蕆序此誌感，研究而練習之，尚期諸吾偉大之國民，敢爲弁言。

# 漫談太極拳與抗戰建國

貫恕

現在有一件事，論它的本身，雖與抗戰建國無直接關係，但却爲抗戰大業所不可缺者，這件事就是太極拳。逐寇禦侮，是抗戰的事，抗戰力量固有恃於武器之精良，然使用武器者爲士兵，士兵而無堅強的體魄，靈活的身手，雖武器精銳，也無用處，所以軍隊中要有太極拳，以鍛練其身體；製造機器及生活工具，是建國的事業，增進生產，固有恃於精良的機械，然任何機械，都要賴人力之運用，不論農工商學，如無健全的身體，優良的技能，實不足以言生產建設，故生產建設要以太極拳爲基本的訓練，職是之故，我們雖不能以太極拳直接去殺敵人，但能以此技擊方法，用大刀手彈及其他作戰工具，致敵人於死命：我們雖不能以太極拳直接生產，但能以太極拳中之靈活技術及耐勞精神，用之於生產事業，以增進其效率。

現在抗戰已到最後階段，最後勝利，定於明年，我們爲保持最後五分鐘之熱度，對於抗戰力量勢必作不斷之補充，雖培養抗戰力量，係着重於現役軍隊的訓練，但對以下數點，苟能同時加速進行，則有裨於抗戰的前途者必非淺鮮：

一，正規軍隊及後備役壯丁，一律增加太極拳之訓練，協助戰能與精神之培養。

二，免役與緩役壯丁及各界人士，一律施以太極拳之訓練，樹立軍事訓練的基礎，增加工作效率，發揮尙武精神，以便施以正式軍事訓練，而成爲抗戰建國過程中的健全份子。

三，對於兒童，也宜一律施以太極拳的訓練，以促進其身體及內部器官之充分發育，培養健全的體格，使成爲理想中的健全國民。

我國當前之危機，已迫在眉睫，致力於太極拳的推行，作軍事訓練的基礎，使一旦需要，能於短期訓練後，執干戈以衞社稷，實爲切要之圖。國內不乏明達的人士，如能大聲疾呼，以喚起全國的注意，共行起力，則國家前途必有無限希望，若再以此呼聲，爲「時髦」而發，或爲解決從事太極拳者之生活而發，稍存偏見，略有懷疑，則必遺誤國家。

況太極拳之訓練，不僅在助成軍事訓練，增强抗戰力量，而建國的偉業，也應以此爲基本。蓋健全的身體，爲一切事業成功之母。我國在抗戰中進行建國工作，其艱難困苦，必千百倍於平時，苟非超人的健康身體，決不能勝任愉快，而健康的身體，則必須從日常生活中鍛鍊以成，而太極拳就是日常生活中鍛鍊身體的科學方法。

太極拳之訓練，不但與抗戰建國有密切關係，而且是最切合國情的運動，因爲我國是一個貧窮的國家，球類等運動，需有相當的設備，它只能供富有者的享受，而太極拳只要有手有脚便可，伸屈開合很由動且自，運時不費時間，而運動後不妨害工作，故個人學之，個人健壯，軍隊倡之，可成精旅，工作人員習之，能增進生產效率，故太極拳實在是最優良的運動方法。

抗戰建國，已到了最後緊要關頭，凡我國民無論從事什麼工作，應以如何增强抗戰建國力量爲最高目的，太極拳與抗戰建國之關係，既如此密切，是以很希望國人共起提倡，以一洗「東亞病夫」之恥辱，而達到「抗戰必勝，建國必成」之目的。（完）

三十三年十二月二日

# 太極拳與強身及學佛之關係

黑三

余體格素弱，亦復魯鈍，幼且失學，始而知悔，每練習運動，則腦昏眼花，四肢益倦，而脾虛泄瀉，皮膚瘡癢，互相代謝，醫藥鮮効，忽避寇南來，瘡濕較重，上述病症忽然加劇，雖云宿世孽障，藉稍滿償，然身體痛苦，亦障修持，適居停周潤蒼先生，延聘吳志青先生，以太極拳教青年同人，余於此道，嚮慕青年，特鮮緣會，今已年逾五旬，筋力恐非所許，復以素欠敏感，難得精奧，雖學何裨，繼而思之，既較同人馬齒差長，如不身先倡之，或有觀望不前，重負居停與明師期望之雅，遂勉力演習，初則四肢無力，動不隨和，因加勤奮，人十己百，以期就範，將及兼旬，瘡濕漸減，匝月以後，竟告痊愈，下腿久感枯槁，適值滑潤，穀食入腹，日易消化，皆前此所未有也。至減少腦昏眼花，而舉步輕快，尤其餘事，不但此也，吳先生熱衷社會事業始終靡間，加以多年學佛，尤具悲願之懷，時思洗滌東亞病夫之恥，乃秉孔子自行束修以上，未嘗無誨之意，有求必應，更以學不厭精，辛勤探討，集所師承之精華，及數十年心得之秘法，綜合中外科哲各學，冶為一爐，出刊以來，而公開之，自學術愈高愈能領略精微，余學識簡陋，不能形容萬一，第聆先生教授，要以身心為一，動作連續，意不間斷，四肢伸長有致，以腹運之，蓋自口鼻深引，以成翕張之勢，身口意合而為一，且極端之於自然，以達唯一不二，而符於三密之旨，所謂道儒佛之義理，殆在乎是，為進而研求學佛，與夫實際學佛者，尤精通其妙用，吾嘗遊黑潭，遇一道人，叩問修道之法，乃云靜功（坐），動功（拳），互為助緣，及奉洞（洞行）上師傳法，亦輔以動功，健體延年，以利專修，又親聆戒老（戒塵）法師道及，西藏喇嘛，多研氣功，強健身體，練到精深處，即極奧莫測矣，因悟及少林所創之武術，豈非以修心者，必須練身，練氣，體健精增，意志專一，以趨無上之法，屏除障礙，延綿歲月，而獲即身成就，洵有深意存焉，爰將參加太極拳之鍛鍊微少時期，貢獻種種利益，尤與學佛之道息息相關，且將有關見聞一併紀之以誌不忘。並以就正同道云爾。甲申孟夏記於昆明。

## 戰時學校提倡武術獻議

謝漢俊

在這機械文明日趨進步的今日，我們來建議提倡武術，尤其向學校建議提倡武術，一定有人會以爲，這太不够「時髦」了。其實我覺得，即使在這高度的機械文明的今日，武術之提倡，仍有極大價值，特別是在戰爭期中，萬物爲艱的時候。

攷武術原是我國數千年來人民鍛鍊體格的方法。自滿末新式學校興起，西洋體育傳入，才漸漸的爲人所忽視。這現象，我認爲是很不好的。

關於西洋體育的功能，及其在我國推行的成績，因限於篇幅，我們不擬在這裏多加論列。於此，我們只想指出，由於戰時物價不斷上漲，體育設備日感困難，西洋體育的推行，已很受到障礙了，譬如各種球類價格之貴昂，購買之不易，以及其他運動器械之缺乏，都是很明顯的例子，但如我們在這時提倡武術，以武術來做鍛鍊學生體格的工具，則恰可補救這個缺點。因爲武術是無需很多的設備的，它不像西洋體育一樣，打球要有各種的球類球場，器械體操要有各種的器械設備，它只需一塊廣大的平地，一位有教學經驗的教師，便可實施操作。如果習的是刀棍技術，所需設備，亦甚簡單，不過刀劍戈矛及棍手便足，其所耗費用，遠比西洋體育來得低廉，這是我們在戰時特別向學校建議提倡武術的理由之一。

或許有人會說，西洋的徒手器操亦無需很多設備，戰時體育用具價格上漲，儘可多做徒手操，何必提倡武術？我們以為，西洋的徒手體操，雖然所需設備簡單，一與中國武術無異。但就訓練的效果言，西洋的徒手體操，似不如中國武術。因西洋的徒手體操不過是施行劇烈運動前的一種舒屈運動而已。此舒屈運動的作用，除暢通血液之流行，與活潑筋肉之動作外，對肌肉之發達，與氣力之增進，沒有很大的效果（自然，并非是絕對沒有效果）。中國武術則不然，如果訓練得法，教習得宜，它不但可以鍛鍊強健的體魄，而且可以鍛鍊且大的氣力。我們觀諸以前對武術有高深造就的人之壯健的體魄與強大的氣力，便是很顯著的例證。至於中國武術之有自衛衛人的功能，而合乎實際應用的主旨，尤非西洋的徒手操所能及。這是我們在戰時特別向學校建議提倡武術的理由之二。

但這祇是提倡的理由而已。至於真的實行之後，如要有良好效果，則須待諸教學雙方的努力。在以前，對於中國武術，未始沒有人提倡過，但是效果不佳，成績極微。其所以如此，當然不是武術本身的問題，主要是在教者與學者未能盡其最大的努力。譬如，戰前我們也會看見不少的學校在提倡武術，然因學者無心，教者草率，於是成績不彰。故我們希望，今後對於武術之提倡，必須切實做到如下兩點：（一）學者方面，要認真的學。必須以研究國粹的精神，放下堅苦卓絕的決心，仔細的研討，探求，學習，方可以收到良好的效果。以前的盲目敷衍的學習態度，以學習武術為一種應付學校上課的心理，是要不得的，必須將之徹底革除。（二）教者方面，要認真的教。其必須以發揚國粹的精神，採取嚴格的教練方式，輔導學生，鍛鍊學生，并於教練之時多多說明武術之主旨及功能，使人人感覺學習武術乃系上運動，非但有益個人身心，而且有助國家民族。這樣，學習的風氣既成，繼續又復有方，成績自然大顯，這是我們提倡武術時所宜深切注意的。

於此，我們得聲明，武術之提倡，並不是說要把西洋體育完全擯出吾門之外。西洋體育是有其自身的功能與價值的。如學校環境及經濟能力許可，我們仍以為西洋體育與中國武術應一樣提倡，不宜有所偏倚。但要注意，我們切不可因為西洋體育的提倡，而忽略掉我們幾千年來所特有的武術，正如學校初興，西洋體育初入時的情形一樣。

武術在今日我國，幾已完全被人忘記掉了。筆者之寫這篇短文，目的就在拋磚引玉，希望它會引起國人對這問題加以注意與研討。

# 綴六路短拳圖說

本編為歷年教授武術所得之經驗，加以詳細研究，務求切合實用，其關於生理心理教育之種種作用方法，均經縝密參證，而為一種改進新式之運動，施於女子，尤覺多所裨益，蓋自担任婦女青年會體育師範學校武術科教授，已四年有奇，嘗悉心研究切合女子之武術，本其心得，彙成此編，自非剿襲雷同空談可比也，然而西人每藐視吾國武術為一種花法（即一種裝飾動作）之運動，謂講體育則不合生理，講實用則為一種湊合而成之假式擊打術，非若歐美之武術，均係對擊而無單練，其攻擊防禦之法，至為周密巧妙云，彼從表面觀察，遂有輕視之心，實則此種眼光，蓋未深悉我國武術之內容者也。夫我國武術之練習程序，由簡而繁，由單而雙，由淺而深，西人之所習，乃其過諸單者淺者也，此編經西人識許兩女士，親身練習研究，而後推許爲我國最良之運動術，因囑余編製圖說，定爲課本，俾資傳習，高許兩女士者，均任師校生理學舞蹈球戲之教授也，書成爰將編輯始末宣於簡端民國九年十二月歙縣吳志青敘於上海女青年會體育師範學校。

## 序國術教範查拳

序於中央國術館民國十八年四月歙縣吳志青

世界原無新物，特本諸原質，各盡其發明製造之能事而已。世界無新理，特本諸自然，各竭其尋繹推演之心力而已，一代之技能，有一代之應用，一國之技能有一國之特性，古代之技能，或不適用於今世，歐美之技術，亦未盡適於中國，其環境不同，思想各異故也。革命以還，百廢俱興，將次頹廢之國術，亦得復興，本館（中央國館）乘時而起，張公子薑主持其間，慘淡經營，以期達强種救國之目的，草創迄今，成績斐然，各省市縣分支各館，爭先成立者，已達三分之一强，但欲作普遍之運動，非藉文字之宣傳不爲功，依照吾國民族之特性，及歷史與環境之背景，苟欲達到强種救國之途，將藉重西洋之體操乎？抑恢復固有之國術乎？詳加究察，不問可知，雖然處此科學昌明之二十世紀，非講實用，不能圖存，國術之所以日見式微者，即在缺乏尋繹推演之心，墨守成法，不知改進故耳。幸明達之士，有鑒於斯，竭力提倡，各家各派，風起雲湧，各展所長，力求改進，一派以考據名於世，一派以玄理炫於時一派以科學相號召，一派以折衷爲提倡，而詳察考據之新著，殊不多覯，間有圖說，尚缺理論，玄理派以孫祿堂先生之太極拳學等書爲最近之表現科學派以章乃器先生所著之內功拳的科學基礎一書詳述理論，及拙著中國新體操（再版改稱科學化的國術）爲：理並論之創作，折衷派以馬子貞先生所著之中華新武術爲調劑各派之著述。以上僅舉其略，以供國術同志之研究，唯按之科學原理，陳義太高者，不切於事實，使人目眩神移，頗難循序而進，而不顧心身之需要，近於矯作之運動，尤爲現代教育所不取也。是以承館長張公之命，編輯此書，每式附以用法，圖說，式定名詞，法釋應用，圖明動作，說解意義，順次推進，以圖適應世界之潮流，作研究之借鏡，鍛我體魄，強我國魂，志青雖不才，是爲厚望！

## 自序少林正宗練步拳

溯夫少林拳創始，爲達摩禪師之十八手（即十八羅漢手是也）達摩既化，其徒曇宗等，佐唐太宗平王世充有功者十三人，皆能習此十八手，運用精巧，變化無窮，嗣後宋太祖趙匡胤，研習最深，堪稱此中能者，精卅六長拳，六步猴拳，囮拳等，定鼎以後，授其書於嵩山少林寺，後世傳太祖之拳者，稱爲太祖門，及金元之時，有白玉峯者，剃度入山，實得少林之衣鉢，以傳覺遠上人，變化增益，十八手爲七拳十二手，化散爲整，錯綜參互，盡其體用，復從七十二手，增爲一百七十二手，遂有五拳之流，五者，龍，虎，豹，蛇，鶴，所以練神骨力氣精者也。蓋漢時華陀氏之五禽戲，曰虎，鹿，熊，猿，鳥，白氏師承其意，改爲龍虎豹蛇鶴焉，而與白氏同時之李叟，所傳大小洪拳，陝洛川楚，至今多宗之。

若本編之練步拳，即少林拳之一，龍拳是也，取其神化無窮，在今科學時代已成過去之名詞，今復更名爲練步拳，亦練神練骨之意也，此拳傳自川人武士會會長劉崇峻君，蓋劉君久歷秦隴河洛，探訪名師益友，專研究少林五拳，及岳門短打，經三十年旁搜博採，確認爲龍拳無疑，去春同事中央國術館，公餘之暇，以龍拳示余，並述其顚末，余歎未曾前聞，見習一過，覺與他拳相異，且剛柔相濟，無太過無不及，恰似黃庭初寫，始信龍拳之神妙也，退而默念此路拳式，簡而明，精而約，不若其他之拳蕪冗長，實可稱爲少林上乘之拳也。

今春休暇滬上，檢閱舊篋，得劉君口述大意，及岳門嫡派之聯成拳，加以整理，分別段闔，以期就正於劉君，早付剞劂，公諸同好，使少林之眞諦，不爲私人所祕，庶以廣流傳於永遠云爾。吳志青海上尙武樓。

# 自序國術理論概要

縱觀古今，橫覽世界，凡得稱爲技術者，莫不有其相當之背景與需要，及其不可磨滅之眞理在。

吾國武術，在過去時代，曾有光榮之歷史，表現偉大之民族性，如史乘之所紀錄，民間之所傳聞，稗官小說家之所描寫，雖當百代之下，猶可想見當時英姿颯爽之神態，令人肅然景慕，奮然興起也。惜乎降及後世，重文輕武之習，深入於人心，縉紳先生，恆以習拳好勇，非士大夫所應爲，而握拳露臂，勇氣滂渤，尤非自命手無縛雞力之文人學士所應持之風雅態度，吾國固有之武術，遂日漸消沉，洎乎歐風東漸，新學昌明，一般體育家，又以爲來自西方之田徑賽球類等動運，視吾國固有之武術，更如土飯塵羹，不屑一顧，而前之日漸消沉者，至是益無復振興之望矣。其尚流傳者，僅所謂江湖賣藝之徒，闖市通衢，作可憎之表現，藉以餬其口。其上焉者，乃山林隱逸之士，祕密自封，不肯炫示於人，普通社會，雖亦不乏有志之士，然無精善專書供其參考，惟拳師傳授是依，非違反科學原則，則炫其玄怪離奇之談，或假託神異，逞其俚俗悖謬之論，欲求有當於眞正武術，蓋戛戛乎其難矣！志青不自揣度，集合同志撰國術概要一書，欲以一得之愚，作野人之獻，惟自媿不文，修詞無術，私衷深以爲憾！雖然使因此膚淺粗鄙之文字，引起閱者之注意，則武術前途未必無發揚光大之一日。是則志青撰述是書之本旨，亦最後之希望也。故自揭而出之以就正於海內同志之前。

歙縣吳志青序於海上尚武樓

# 太極劍

## 卷頭語

此劍爲已故國民政府委員中央國術館副館長李景林（芳宸）將軍之獨特劍法，李師嘗云，「此劍得自異人傳授，計共六路，由第一路至第五路爲對劍法，其第六路爲獨練之法，式式奧妙，異於常劍，惜六年遺忘，絕技竟成廣陵散，誠國術界之憾事也」。

志青奔走南北，所遇習劍者大都單練者爲多，且專重功深，致力於實用者頗不多覯，本書太極劍法則不然，可分可合，分則上中下手各成一套，仍可單練，合則對擊對練，處處切合實用，且每一式皆變化莫測，每一動作出入均予極分之靈中求致用，奇正相生，方見奇妙，皆此劍所之特色也。

志青與江右馬紹周君同寓于西南運輸處，同循西南俱樂部之請，兼習太極拳，晨昏有暇，輒偕同從事太極劍之研練，蓋余等不僅由于劍法之妙，同時抗戰軍興，鼙鼓聲起，對李師之云亡，重有所感，因編此書亦所以使李師之精神永垂不朽耳，馬君爲李師之再傳弟子，其師爲故江蘇省國術館教官李慶蘭君之高足也云爾。

因李師之逝，慶蘭君亦慷慨相從於地下，國術界亦以此而蒙受重大損失，馬君感慨同深，用是共同發憤，輯成是書，爲師友留遺澤，繼妙法於不墜，其他不敢計也。

本書每勢每動之名稱，雖多杜撰，然亦不敢稍背李師指授時之本旨，故或象形，或紀實，或含奧義，或寓深心，總以通俗易曉爲則。

本書爲余與馬君自繪姿勢圖式，生動實用，兼而有之，來蹤去蹟，進退方位，一目瞭然，然圖式各自分立，斷以虛線，仍與前後各圖銜接，絕無脫節與斷離，每一路更附路線總圖，綱系分明，有條不紊，姿勢圖下並加附步法與路線分圖，學者可按圖學習，無師亦可自通，每式各自成圖，上圖下說互相對照，庶免翻尋之煩。

本書得助於馬筱良杜恩綬及謝蘭俊諸君之力不少，或爲校讎，或爲繪畫，用意良深，集衆人之心力成此著述，雖不敢稱盡善盡美，第對入歟者或不無爲國術界之一助耳。

## 太極劍十三勢釋義

太極劍與太極拳有異曲同工之妙，拳有十三勢，劍亦有十三勢，拳之十三勢，爲進退顧盼定掤攦擠按採挒肘靠，劍之十三勢，爲抽帶提格擊刺點崩攪壓劈截洗，十三勢者拳劍唯一之精蘊，爲練習不二法門，研習純熟，則得心應手，隨意變化矣。惟雖統稱十三勢，然尚有細節如劈勢之用，有劈斫剁之分是也，今將十三勢劍法，作左述之釋義。

抽劍：抽者劍已擊出，照原勢順勢收回，並無攻擊敵意，此謂抽，如第十七勢之挽弓射虎是也。

帶劍：帶者順勢乘便之意，如劍已擊出乘便抽回而劍鋒自上而下，或左或右，順便以取敵人，即謂之帶，如第六勢橫吹玉笛，如第三十七勢之大鵬展翅是也。

撩劍：撩者出劍由下往上，或左，或右，或平撩或翻腕爲反撩，正腕爲正撩，撩帶抽三者形勢相差無多，惟抽爲撤回作勢無傷敵意，帶則有乘隙順便取敵之意，撩者小心翼翼作側擊正擊之爭先鋒也。如第二十四勢敬德倒拉鞭爲反撩，又如二十九勢之宜聽琴爲正撩是也。

提劍：提者劍已擊出而手腕或他處遭人襲擊，急引上提以劍身防禦敵劍，得機反攻之謂。如第十勢之二龍戲珠是也。

格劍：格者敵劍刺來不及還擊，祗得以劍身格住敵人劍身之謂，此着在劍法爲下着，因祗能招架不能同時予敵人以打擊也。如第二十八勢之白猿獻菓即格劍是也。

刺劍：刺者以劍尖直刺敵方，凡劍時平刺，或側身斜刺，或反身倒刺，刺劍之法門運用極多，如第四勢之蛟龍出洞爲正面直刺，又第十八勢之蒼鷹探爪則爲側刺是也。

點劍：點者以劍尖由上而下疾擊敵腕是謂之點，如第三勢之太公垂釣是也。

彈劍：彈者以劍尖由下而上以擊敵方腕底，如第九勢之鯉魚戲水是也。

攪劍：攪者絞也纏也，以劍或絞或纏住敵劍，並乘暇蹈隙以劍尖擊敵手腕之謂，如第四十四勢流星趕月爲絞劍長蛇還窩爲纏劍，絞劍以手腕內繞是爲正攪，纏劍以手外繞是也。

壓劍：壓者敵劍擊來，已劍未得機會不及還手即以劍身壓住敵劍使敵不得還之謂，有正壓反壓之分，如第十三勢之鷂子翻身爲正壓，如第十二勢鍾期聽琴爲反壓是也。

劈劍：劈者由上而下謂之劈，有正劈反劈之別，劈劍以劍身前三分之一處謂之劈，用劍身中三分之一處謂之砍，用劍身後三分之一謂之剁，總稱曰劈，如第十一勢之童子拜佛，如第二十一勢之獨劈華山，皆爲正劈，又有反劈則爲反腕，或前或後劈是也。

截劍：截者如敵劍擊來，我則由側面迎接敵方腕臂僅運用劍前三分之一處截擊敵腕如第五十六勢之夜叉探海是也。

洗劍：洗者乘敵不備，用劍身中三分之一處劍鋒向上（手心向上）由下而上斜削敵方身體，如第十五勢之大鵬展翅是也。

附言：此劍圖式說明均已脫稿，因圖太多印刷不易，祇好待諸勝利後再行付梓希讀者鑒諒爲幸

謹將對劍八十一勢名稱列后，稱甲方爲上手稱乙方爲下手。

民國三十四年　月作者又誌

## 甲方

### 起劍勢

1 立正持劍　2 雲手持劍　3 揮手持劍　4 蹲身把劍

## 第一路舞劍勢

5 白蛇吐信　6 鳳凰振羽　7 太公垂釣　8 夜叉探海　9 二龍交游　10 橫吹玉笛　11 仙人指路
12 金鷄展翅　13 鯉魚戲水　14 二龍戲珠　15 童子拜佛　16 鍾期聽琴　17 鷂子翻身　18 游龍擺尾
19 臥虎回頭　20 橫吹玉笛　21 挽弓射虎　22 蒼鷹探爪　23 橫吹玉笛　24 孟德獻刀

## 第二路舞劍勢

25 秉燭觀書　26 二龍戲珠　27 牛犂耕地　28 敬德倒拉鞭　29 鯉魚戲水　30 鯉魚戲水　31 二龍戲珠
32 童子拜佛　33 白猿獻菓　34 二童聽琴　35 打虎勢　36 秋風掃葉　37 孟德獻刀

## 第三路舞劍勢

38 打虎勢　39 順水推舟　40 鍾期聽琴　41 橫吹玉笛　42 荊軻獻圖　43 金鷄展翅　44 鯉魚戲水
45 二龍戲珠　46 麻姑獻壽　47 挽弓射虎　48 蒼鷹探爪　49 母鷄覆雛　50 孟德獻刀

## 第四路舞劍勢

51 大鵬展翅　52 燕子啣泥　53 推舟勢　54 燕子築巢　55 推舟勢　56 長蛇纏樹　57 順水推舟
58 大鵬展翅　59 鷂子翻身　60 秋風掃葉　61 大鵬展翅　62 孟德獻刀

## 第五路舞劍勢

63 臥虎勢
64 蛟龍出洞
65 母鷄覆雛
66 二龍交游
67 橫吹玉笛
68 蛟龍出洞
69 懷中抱月
70 逆風送蝶
71 逆風送蝶
72 二龍戲珠
73 臥虎勢
74 白蛇吐信
75 二龍戲珠
76 童子拜佛
77 蛟龍探爪
78 鯉魚戲水
79 太極轉輪
80 孟德獻刀
81 收劍勢

# 乙方

## 起劍勢

1 立正持劍
2 雲手持劍
3 揮手持劍
4 蹲身把劍

## 第一路舞劍勢

5 白蛇吐信
6 鳳凰振羽
7 燕子掠雲
8 蛟龍出洞
9 二龍交游
10 仙人指路
11 橫吹玉笛
12 白鶴尋蛇
13 猛鷙出窠
14 二龍戲珠
15 童子拜佛
16 蛟龍出洞
17 鷂子翻身
81 游龍擺尾
19 大鵬展翅
20 漢高拔劍
21 蒼鷹攫兔
22 蛟龍出水
23 橫吹玉笛
24 孟德獻刀

## 第二路舞劍勢

25 獨劈華山
26 二龍戲珠
27 牛犂耕地
28 敬德倒拉鞭
29 錦鷄啄米
30 蛟龍出洞
31 二龍戲珠

32 童子拜佛　33 大鵬展翅　34 二童聽琴　35 秋風掃葉　36 打虎勢　37 孟德獻刀

## 第三路舞劍勢

38 獨劈華山　39 鍾期聽琴　40 順水推舟　41 鍾期聽琴　42 橫吹玉笛　43 白鶴尋蛇　44 猛鷙出窠

45 二龍戲珠　46 麻姑獻壽　47 挽弓射虎　48 蛟龍出洞　49 母鷄覆雛　50 孟德獻刀

## 第四路舞劍勢

51 犀牛望月　52 燕子啣泥　53 推舟勢　54 燕子棄巢　55 推舟勢　56 流星趕月　57 逆氣送槳

48 蛟龍出洞　59 鷂子翻身　60 白猿獻菓　61 鯉魚戲水　62 孟德獻刀

## 第五路舞劍勢

63 臥虎勢　64 鯉魚戲水　65 母鷄覆雛　66 二龍交游　67 鴛鴦劍　68 夜叉探海　69 懷中抱月

70 白蛇吐信　71 魁星點斗　72 二龍戲珠　73 臥虎勢　74 鷂子翻　75 二龍戲珠　76 童子拜佛

77 蛟龍探爪　78 水中撈月　79 太極轉輪　80 孟德獻刀　81 收劍勢

（完）

吳志青先生著

# 國術理論體系

李根源署

# 道以養生不以攻人

漢民集曹全碑題

志甯吾兄如晤奉到

惠書并國術教範四冊敬佩於查拳之後又編定七星劍砲拳源源不絕出所學以問當世使國人之嗜好拳技者不必涉名山訪異人按圖而躐可索焉自强不息以建强國之基功不在禹也弟所撰序文游夏妄贊恐無一辭猶得到齊處品題二字何敢當只期期以爲此拳脚之麟乃修身養氣健種固國之大道也遽蒙獎飾溢分轉覺愧怍不安奈何幸將賜我宏著轉送胡院長閱之大爲嘉許立書「道以養生不以攻人」八字題詞原器奉上砲拳內容如何請先摘示要旨弟無暇當求焦委員長序之也順頌　健安

弟王用賓拜啓十九年三月三日

# 陸子安先生序

吳志青先生所著太極正宗銓眞及國術理論概要行將再梓，屬余爲序，余受而讀之，覺此二書實爲強國強種之基，余兼財政人員訓練所所長時，所中延吳先生教諸生以國術，三月小成，參觀之餘，深致佩慰，今又獲讀其書，其系統之整飭，議論之嚴正，剖析之精密，中國最古而最珍秘之國術，得以科學方法介紹於世界人士之前，其功洵不可沒也。顧或者謂近日武器日精，七尺之軀豈可與鋼鐵抗，不知強健之軍隊，基於強健之民族，強健之民族，基於強健之體魄，舉凡軍隊中基本訓練，如無強健之體魄，卽難收完滿之效果，進而論之，則軍隊決戰定於最後之五分鐘，而最後五分鐘，卽爲血肉相搏，故抗戰以來，我軍在各戰場收功於大刀隊者不少，尤以崑崙關之收復其效更著，則謂國術爲無用者可以廢然自反矣，然吳先生此書，既以尙武爲主，何以又標舉仁愛爲國術之起源，和平爲國術之目的，忍耐爲國術之信條乎？曰，此卽本書之特點，亦卽國術之特點也！孟子有言曾子謂子襄曰，子好勇乎？吾嘗聞大勇於夫子矣，自反而不縮，雖褐寬博吾不惴焉，自反而縮，雖千萬人吾往矣，趙岐注云自省有不義之心，雖一夫不當輕，自反有義，雖千萬人我直往突之，言義之強也。又曰持其志勿暴其氣，趙岐注云，勿妄以喜怒加人也。足徵國術之精神在養吾浩然之氣，鄙夫見辱，拔劍而起，斯豈足爲勇乎？必也集義所生至大至剛斯之謂大勇，發揮此大勇之精神，卽爲中華民族不侮鰥寡，不畏強禦之精神，亦卽爲主持正義不屈不撓之精神也。吳君之志遠矣。僅就所見，而爲之序如此。

巧家陸崇仁敬序於雲南省民政廳官廨

中華民國三十二年八月廿五日

# 張子薑先生序

我中華民族立國於東亞已五千年矣，其民族之偉大，與歷史之悠久，世罕其匹，文化武功，燦然美備，考其致此之原因，豈偶然哉！蓋亦自有其獨立生存之道耳，其道維何！曰民族自衛力與民族自信心及民族固有道德四者相互維繫之功，惟其有自衛力也，故外侮之來，輒能抵禦，必至永絕後患而後已，稽諸史乘，若胡、羌、鐵、狄、匈屢爲患，均賴我武維揚，[illegible]，次第削平，而發揚我之威德，發榮滋長，以有今日。惟其有自信心也，故雖屢爲異族所滅亡，然因人人咸抱有明太祖所謂：「中國居內以制夷狄，夷狄居外以奉中國」之信念，舉國上下，不斷努力民族解放與復興運動，深信我文化不可滅，[illegible]，雖遭失敗，而其結果，不獨未被異族所消滅，且卒能使異族反被我同化。惟其有固有道德也，故人人皆具有明禮義，知廉恥，與殺身成仁，捨生取義之精神，遇外患之來，皆不惜犧牲，奮然興起，而構成歷史上悲壯激烈，可歌可泣之種種事跡，而吾輩繼之，欲完成抗戰復興之使命，其先決條件，必須人人具有民族自衛力與民族自信心及恢復民族固有道德，以履行實踐之而後可。國術者我中華民族之自衛力量固有之武術也。方今之提倡國術，欲期其普及推行者，培養師資，固爲重要，而整理國術，研討其術原理，便於教學，尤爲當今之急務也。吳君志青學術兼優，近以所纂訂國術理論體要一稿見示，並以行將付梓，囑爲之序，余受而讀之，深嘉其運用科學方法，研討國術理論，極爲詳盡，誠所謂闡幽發微，關係於武化之發揚，不亦鉅乎？且是書不獨對於國術與民族自衛力之關係，闡發無遺，且於民族自信心與夫民族固有道德，亦加以敘述，是不獨有關於提倡國術教育而已，抑且裨益於世道人心也。是為序。

鹽山張之江序於重慶北碚卅三、六。

## 孫祿堂先生序

武術之書，近十餘年來，日出不窮，類皆本其所得貢獻國人，然祇專論技藝而已，若整理成為有系統之研究，矯正過去之錯誤，希望將來之發展則尚未有專書。

吳君志青有見於此，論列派別，抉其精奧，上編論國術之理，與先哲之歷史，下編論武術之用，名稱姿勢備舉無遺，又復注重武德，欲以整個方法成有系統之學科，以養成此後武術之人才，而於生理衞生數學之關聯，具道出所以然之故，自吳君之新著一出，將知洛陽紙貴，必將不脛而走，不翼而飛，國術界將奉為必需之參考用書，誠[illegible]之[illegible]也。鄙人素[illegible]，武術一門粗知梗概，今觀此書，足以擴我見聞，頓開茅塞，茲願讀斯書者，會[illegible]人之[illegible]，與[illegible]之[illegible]，不尚意氣之爭，不存門戶之見，則此書則有功社會豈淺鮮哉。

河北省國術館副館長兼中央國術館[illegible]

## [illegible]先生序

[illegible]中，[illegible]往來[illegible]，[illegible]大[illegible]，使朔方健兒於農隙時，試技[illegible]，非矜其武勇亦習慣使然也。故募兵者總於北方是求，亦猶日之[illegible]門從軍者之多也。顧日之武士道，已風行全國，而我國競言北方之強，惟是各習其藝，即各矜其能，武術無專書，世稱技擊，以少林武當為正宗，然分門派別，互相詬詆，亦莫不以一得自封，又各守祕密，偶有一二傳抄之本，亦皆無節目無系統，

宜乎美人葛雷博士，疑我國武術之教育之價值，又不合生理之需要也。自國府提倡武術先於首都設國術館以示天下右武之意，各省遂靡然從風，又得吳君志青爲之延攬專門分科編纂，由淺入深，因流溯源，闡明武術發生之因，頹廢之故，分改正之方略，將來之希望，一一合於科學之原理，更設武術會於海上，而吾國之技能，與吾國之特性，始表現於世界，此可以雪病夫之恥，增全國之光矣。吳君以武術專家，從軍有年，有勳勞於國，今蒞吾泰，主持公安，寄示尚武樓叢書之提要，國鈞雖衰老，展誦一過壯心未已，吾鄉人士，或有觀感而興起者乎？鈞不敏願扶杖而觀之。

民國辛未立春日泰縣韓國鈞拜序

## 國術理論概要增訂版序

余著國術理論概要之動機，蓋有鑒於坊間國術書籍什九皆以講述技擊爲主，對國術之價值，歷史流別等理論問題，則付闕如，偶一有之，亦多舛謬，爰不揣譾陋，撰爲是編，籌諸棗梨，原冀供同好之參考，喚起國人對斯道之注意而已，問世以來瞬焉十稔，初版五千冊銷售一空，供不應求，致海內大多數酷好國術人士不免有所缺望，數年來師友中多有以再版相勉者，方擬集資重印，不幸蘆變遽作，抗戰開始，余以職務關係，不得不攜眷避難後方，轉徙流離，歷盡艱辛，抵昆後每於公餘之暇，輒於書篋中檢閱舊作，深感內容既多疏漏，編制復欠嚴謹，亟應重加訂正，分別增刪，期成一理論正確完善可靠之作，方無負於海內同好之雅望，顧以生計迫人，奔走不遑，舌耕度日，心力俱瘁，且值茲紙料缺乏，百物騰貴之際，行見重版之舉將成泡影，及民國三十一年秋，應楊家麟先生之邀，執教於雲南財政人員訓練所與員生兩百餘人研習太極拳，三月告成，舉行表演，蒙兼所長陸公子安於蒞臨參觀之餘，備加獎飾，普及太極正宗與本書再版一事，陸公並慨然應允捐資重印，其言有曰：「望此書廣為流傳，俾人人研習，同登壽域。」陸公雖未習斯術，然其認識之正確，見解之遠大，迥非常人所及，而其慷慨捐印，旨在洗滌病夫之恥辱，達强國强種之目的，仁心慈懷，尤令人欽佩不置，然則本書之得與讀者見面，實皆陸公之賜，應掬誠致敬者也。至於本書內容，與初版諸多不同，除第一，三，四諸章大體仍舊外，初版第五，六章合併為一章，第二，七兩章刪去，編首冠以緒論，又全書各章內容亦頗多更改，除將繁冗不必要之部份刪除外，另增入新材料，字句亦經全部潤色，經訂正後較初版似覺完善多矣，然是書於訂正期間，因人事叢脞，時作時輟，復以典籍蒐羅不易，舛謬之處，在所不免，倘祈海內先進，不吝珠玉，多所諟正，則尤所心感，是為序。

中華民國三十二年八月二十日志青序於昆明國立西南聯合大學

## 原版自序

縱觀古今，橫覽世界，凡得稱為技術者，莫不有其相當之背景與需要，及其不可磨滅之眞理在也。吾國武術，在過去時代，曾有光榮之歷史，表現偉大仁愛義勇之民族性，如史乘之所紀錄，民間之所傳聞，稗官小說家之所描寫，雖當百代之下猶可想見當時英姿颯爽之神態，令人慨然景慕，奮然興起也。惜乎降及後世，重文輕武之習，深入於人心，縉紳先生恆以習拳好勇，非士大夫所應當，而揎拳露臂，勇氣滂渤，尤非自命手無縛雞之力之文人學士所應持之風雅態度；吾國固有之武術，遂日漸消沈，洎乎歐風東漸，新學昌明，一般體育家，又以為有來自西方之田徑球等運動，視吾國固有之武術，更如士諓賤藝，不屑一顧，而前之日漸消沈者，至是益無復振興之望矣。其尚流傳者，僅有所謂江湖賣藝之徒，於闤市通衢，作可憐之表現，藉以餬其口腹，其上焉者，乃山林逸隱，祕密自封，不肯炫示於人，普通社會，雖亦不乏有志研究之士，然無精善專書供其參攷，惟藉師之傳授是依，非違反科學原則，炫其玄怪離奇之談，即假託神異，逞其俚俗悖謬之論，求其有當於真正武術，蓋戛戛乎其難矣。

筆者不自揣陋，爰舍同志撰為國術概論一書，欲以立術之體，存野人之獻，雖自愧不文，修辭無術，私衷竊以為慰！然猶冀因此粗淺拙劣之文字，引起閱者之研究，則國術前途，未必無發揚光大之一日，是則志青撰述是書之本旨與殷殷之希望也，故自揣而出之，以就正於海內同志之前。吳志青敘於民國十九年首都中央國術館編審處。

此書初版得侯薇與胡異軍兩先生協助撰稿重訂此書得力於雲南省財政廳財政人員訓練所教務主任李儒濟五協助潤色完成編竣特跋數語以誌感謝

中華民國三十三年九月歙縣吳志青再記於昆明國立西南聯合大學

無拳無勇　職為亂階
詩經

# 國術理論體系

## 一 緒論

國術者，即中國固有之武術，及所以鍛鍊體魄，增進身心健康，並用為自衞手段者也。鍛鍊身體之道甚多，如游泳也，球術也，田徑賽運動也，角力摔交也，均足以達到健身之目的。然吾人所以特別提倡國術者，非對其他運動方法有所輕視，實因國術為中土所產，務為適宜於國人之練習，且經濟易行，非如西洋運動技術之在在需要複雜耗費之設備。更衡以發揚民族固有文化之義，國術亦為中國古代文化遺產之一部，於改造民族體質，發揚民族道德，貢獻匪淺。際此世界紛亂戰禍連綿之時，正我民族由剝而復奮鬬求存之秋，如能鍛鍊體魄，驅寇虜[illegible]之外，求萬世子孫之幸福，自強應頓國防，期金甌之永固，講求國術，[illegible]國術之[illegible]及其與民族健康體格，發育[illegible]諸方面之關係，藉明其價值所在焉。

### 1，國術與民族健康之關係

所謂民族健康，即指種族之強弱而言。[illegible]民族強弱之原因甚繁，或由血統之遺傳，或由自然環境之影響，或由政治教育之設施。以觀中國自有史以至秦漢為民族健康之黃金時代，蓋因先民潛在偉力蘊蓄深厚，至秦漢而發揚光大，文物燦然，為史家所艷稱。自秦漢至抗戰以前，因天災內亂及科舉制度之影響，民族健康僅能保持現狀，迨抗戰以後，尤呈衰退之象，民族健康遠非昔比，種族式微，良可慨嘆。以我國今日國民體格之孱弱不振，尚能與暴敵苦戰七載而愈戰愈強者，全賴我國先五千年來之深厚蘊積以爲憑藉，故雖經長期戰爭之鉅大犧牲，而兵員毫無枯竭之虞，詳究因果，良非偶然，所謂祖先之蘊積者，即（一）樸實少文，風俗醇厚，故人民體格健康。（二）歷代帝王以儒教治天下，崇尚忠孝，「不孝有三，無後爲大」之思想深入人心，故生育旺盛人口蕃殖。近百年來由於社會經濟之劇變，西歐思潮之激盪，一般青年皆痛恨禮教，獨身或晚婚之習成爲一時風尚，加以右文輕武，民族體格日趨墮落。抗戰軍興，壯丁之死於戰場者，達數百萬，益足以加深民族健康衰退之危機。今若不未雨綢繆，速謀補救，則數十年後，倘國際局勢發生劇變，第三次世界大戰復起，則我國人口既已在抗戰中損失甚鉅，今後將何以應付，故國內關心民族健康之學者莫不大聲疾呼，以增加人口爲當前之要圖。然增加人口，非徒求量之擴張，顧量而不重質，結果與不增無異，故種族之質的改進（優生）尚焉。以今日我國之情形而論，故良種族之道有二，一曰消極的限制身體不健全，精神有缺陷者結婚，或生育，二曰積極鍛鍊國民體格，前者爲治標之計，後者乃治本之方。必使優生工作與獎勵生殖同時並進，然後抗戰中人口之損失可得而補充，且新增之人口必爲新中國所需要之健全國民。由是即可知鍛鍊國民體格關係於種族之强弱，國家之盛衰者爲何如？此國術所以應普遍提倡者也。

尙武樓叢書著作之一

自彊不息

陳其采題

## 2. 國術與民族性之關係

民族性之形成因素，至爲複雜。舉凡山川形勢，氣候寒熱，食料種類，交通狀況，風俗厚薄，教育設施等條件，皆足以直接間接影響於民族性之形成。如德人之剛毅，法人之淺浮，俄人之沉着，英人之保守，日人之好發，心國人之中庸和平，皆其明證，又一國之內亦有因地理氣候食料等之不同，而形成民族性格之殊異者，如我國北方各省之性格多爽直豪俠，重然諾，尚道義「燕趙多悲歌慨慷之士」，自古已然。沿江沿海各省之性格則活潑機敏，流動多變。三湘民族則慨慷熱血，崇善武勇，若夫西南川滇黔三省則敦厚忠實，樸質寡文。其他實例甚多，不遑枚舉，中國人民之性格雖南北不同，因地而異，然大體言之，固亦有其共同之點焉。此共同點維何？即重和平尚中庸，善保守，好自私是也，我國因疆土廣大，以為「普天之下莫非王土」，故向無發展侵略之野心，加以儒家思想深入人心，逐形成國人中庸保守之特性，根深蒂固，牢不可破。至於自私心理則造端於歷代水旱飢饉等天災之影響，苟非自私自利，萬難於災荒中謀生存，此為中外學者一致之結論，證諸事實良有以也。自然環境雖為塑造民族特性之鎔爐，然人為之努力示未嘗無變化氣質之功能，山居野人，若施以變化，必成彬彬有禮之君子，好勇鬬很莽夫苟沐之以禮，施之以教化，日久當煥然改觀，我國之三湘人民之熱血慷慨，固由於山川形勢使然之，而民間喈好國術，崇尚技擊，實為最大原因。我國中庸保守之民族性，僅能適應海禁未開閉關自守之農業社會，値茲世界工商發達，國際競爭日烈之世，若不改弦易轍，急起直追，甯能免於淘汰之虞？故愚以為我國之民族性非由中庸保守變為冒險前進，由自私自利變為合羣互助不為功。國術

**宏我民族固有之精神**

志青先生著

楚倌題

之鍛鍊足以造成堅强剛毅之意志，培養勇敢冒險之精神，適爲懦弱保守之治療劑。誠以國人畏難苟安保守落後之劣性，雖由環境造成，而體魄之孱弱多病，實爲影響意志薄弱，缺乏進取精神之重要癥結。倘能投袂奮起，人人研習國術，鍛鍊身體，自矢自勉，則歷史上張騫之遠使西域，班超之深入虎穴，鄭和之下西洋，玄奘之赴印度等，堅苦卓絕，萬里投荒之偉大人物，未始不能再現於今日。國術之價值若是重大，全國同胞其速奮然興起，力謀普及推廣也歟。

3，國術與社會道德

社會風氣之轉移，與民族道德之良窳，爲國家治亂與民族存亡之所繫，亦爲五千年來我先聖賢所諄諄倡導致力不懈之大[illegible]，故撥亂反正，治亂相乘，興亡遞嬗，而社會風氣仍能[illegible]德儀，勤勞儉樸，崇禮尚義，明廉知恥，[illegible]因。近百年來，[illegible]道德敗壞，[illegible]廉恥淪喪，[illegible]第六章中有云：「中國[illegible]發展至於最大關頭之今日，[illegible]國民生活能否滌蕩更新，不愧爲現代的國民。」又曰「政治風氣的轉移，[illegible]改造[illegible]爲改造社會風氣的動力」。論斷精闢，足令國人驚心動魄，由是更知今日之社會風氣，雖已頹落積廢萬端，然轉移之權，實操諸國人手中。嘗溯往古歷史，「一代社會風氣之造成，莫不由于一二傑出人物爲之領導，故能上行下效，風行草偃，我國向以四維八德爲立國之根本，而義勇仁俠，濟危扶傾之精神，尤爲國人「一致尊崇之美德。夫國術所注重者，不僅為練身自衛，實則尤注重高尚之道德。觀夫歷史上若干英雄豪傑所以懷飢溺之心，捨己救人，抑強扶弱，雖犧牲生命亦所不惜，此種充沛天地之浩然正氣實為我民族精神之所寄，而唯國術家優能為之者又豈偶然哉！是以國術之所以能成為國術者，首賴有國術之紀綱以為之維繫。有國術紀綱，然後乃有國術道德，蓋是[illegible]能於不知不覺間，收改造道德轉移風俗之效。功效之宏，捷如影響，此不唯中國為然，[illegible]如是，歐洲當中古時代在封建制度之下，有所謂騎士[illegible]，更以[illegible]，[illegible]，捍衛國家為無上光榮。日本當[illegible]，有[illegible]對藩領主之[illegible]，[illegible]，彼等不僅以學柔術練相撲為能事，尤注重於發揚「大和魂」，此即所謂「武士道」是也。日本之「武士道」「大和魂」雖由帝國思想出發，以侵略為中心骨幹，然究其自身之立場論之，[illegible]精神之壯烈，亦有足多者。觀[illegible]與日[illegible]由[illegible]級之倡導所形成，[illegible]之世，亦以列國[illegible]，[illegible]出，如[illegible]，亦慷慨豪爽，[illegible]然諾，[illegible]民族[illegible]之扶植，[illegible]之轉移。[illegible]俗澆薄。道德淪喪，[illegible]，樹立醇厚樸實之風氣，發揚仁愛俠義之精神，[illegible]下針砭不為功，此國術之提倡所以不可須臾或緩者也。

4，國術與國防建設之關係

處今日競爭劇烈世界紊亂之戰國時代，若非有充實之軍備，鞏固之國防，決不足以圖生存。自第一次世界大戰以還，科學進步一日千里，武器發達與日俱新，經濟因素之重要性亦日益顯著，由是而使戰爭之性質一變而爲「全面戰」「全體戰」。而國防建設乃成爲並世各國刻不容緩之要圖，國際聯盟雖大聲疾呼以裁減軍備爲號召，而言之諄諄，聽者渺渺，而擴充軍備之狂潮反變本加厲，莫可遏止，當第二次世界大戰未爆發以前，軸心國之明目張膽大事擴軍固無論已，即民主國家亦莫不爭先恐後，積極從事，如蘇聯之五年計劃，工業建設其名，而國防建設其實，早爲舉世界所共知，他如美國，固一日未嘗忘懷於海軍實力之擴充。至若英法比諸國，亦莫不然，惟着手稍晚，故戰爭初期爲德所乘。總之，國防建設殆已成爲今日立國之要件，所謂國防云者範圍至廣，約而言之，包括如下諸部份，（一）軍事力（包括

赤手捕長鯨

爲武術會書

章炳麟題

陸海空軍軍備）（二）財力（包括金融財政），工業組織與設備，及其他有關支持戰爭經濟因素（三）物力（包括土地資源，糧食運輸等）（四）人力（包括兵員人民勞動力等（五）此外尚有國防潛在力，亦爲作戰不可或缺之重要因素，即作戰意志，士氣民心，人民教育程度，宣傳武器等，雖不能目睹耳聞，然對於戰序勝敗，有決定的作用，綜合以上諸端合之，即成爲國防力，軍力物力財力雖均重要，但欲發揮效用，表現力量，端賴「人」的因素爲之運用，「人」所以列爲國防要件之一，即由於此，雖然，所謂「人」也者，非烏合之國民，亦非羸夫病民之謂，必須達到一定之健康標準，然後兵員徵調方不致有來源匱竭之虞，觀夫近世各國，除加緊從事軍火工業之生產，兵員之訓練外，尤務力於國民體育之普及與青年體格之鍛鍊，如德日諸國更以嚴格的軍事教育施諸全國國民

，蘇聯則種種競賽突擊之方式，訓練國民，以提高其健康水準，良以兵出自民間，有康強之國民然後乃有健壯之兵員，二者互爲因果，關係於國防建設者至深且鉅。我國國民體格素極孱弱，而民國以來政府之教育方針雖屢經更張，惜對國民體格之改造，迄未有切實可行之方案，加以烟禍橫行，奢靡頹唐之惡習遍及全國，使國民健康非但無改進之徵反日漸加深其墮落之趨勢，瞻念前途，至可痛心，當舉國一致對日抗戰之秋，誠欲爭取全勝，厚植國力，奠定建國基礎，則對於「人」力之健全，不容再事漠視，亟須下最大決心，以旋乾轉坤之力，作國民體格之改造，藉普遍易行之法收健民強種之功，其道無他，即倡導並普及國術是也。誠能沿既往之規模，成立中華武術學會，釐訂計劃，與教育當局協力合作，則假以十年之期，我華夏種族之面目，必當煥然一新，可與歐美友邦媲美無愧，此則有望於謀國諸先達之深思採納者也。

## 二　國術發生之因原

### 1，生理之鍛鍊

宇宙間萬事萬物之發生莫不有其原因，國術亦然。夫人類生存於世界之上，具有兩種本能，一爲保存生命，一爲綿延種族。保存生命之道甚多，如衣食住等基本生存慾望之滿足也，以自衞手段保護生命，使免於自然界種種意外災害之侵迫也，如講求醫藥衞生，研習運動，以期鍛鍊體格，却病延年也，皆爲保存生命本能之主要方式。於此吾人即可略窺國術發生之原起焉，蓋國術之功用乃所以鍛鍊身體，並作爲戰勝自然之一種手段。當上古榛榛莽莽之世，我先民篳路襤褸，闢草萊，興教化，爲戰勝疾病之侵襲與強敵之威脅，以達到保存生命及種族之目的，乃孜孜講求拳技，是故體格之鍛鍊與自衞二者實爲我國國術所由濫觴。降及清初，因民族思潮之澎湃綮發，有志之士，更以國術為革命運動之大本營，此亦為清季國術發達之一大原因，茲略述如左：

語云：「流水不腐，戶樞不蠹」，因動故也。唯人亦然，考後漢華陀氏之五禽戲，梁時達摩禪師之十八勢，均係以運動鍛鍊體魄，且能防病於未然，此系術發生之嚆矢也。按少林派之五拳：曰龍，曰虎，曰豹，曰蛇，曰鶴，此即華陀氏五禽戲之蛻胎，又達摩禪師講佛法時，徒眾精神萎靡，筋肉憊弛，特入座[illegible]習鍊[illegible]，乃謂示徒眾云，欲明心見性必先強身，欲靈魂徹悟必須使軀殼無間。嘗一入[illegible]即志迷神昏，何能明心見性。遂傳授十八勢，合徒眾晨夕鍛鍊，而體魄亦日臻康強。嗣後其徒[illegible]，日[illegible]繁，[illegible]，陸續而出，遂有五拳之流傳。所謂五拳者；龍練神，虎練骨，豹練力，[illegible]練[illegible]，鶴練精。[illegible]知國術發生之原因，實甚鍛鍊於身心之需要，然後運用嫻巧，變化無窮，而應用繁多，遂一變而為武術之正則也。

2，自衛之需要

吾人既知保存生命為一切生物所有之本能，而為保存生命，則自衛尚焉。處生存競爭淘汰之世界中，弱肉強食，優勝劣敗，已成天演之法律。生物而無自衛之能力，終必不免於淘汰消滅，是生物對環境之關係，第一步為適應，第二步為征服，第三步為繁殖，第四步為勝利。適應為生物對環境之應付，必須適應方能避免無謂之損失。征服為對於環境進一步之作用，蓋適應乃消極的應付，征服則為積極的鬥爭。欲滿足生存慾，必須由消極的應付進而為積極的征服。繁殖為征服環境後在相當境域中之自由發展與繁榮。終至於生存慾得以暢遂無礙，達到最高之滿足，此則進於勝利之階段矣。人類所以能有今日者、實由於自衛之本能較其他生物特別發達，能應用一切最進步最完善最有效之自衛方法，以應付環境及一切天災人禍及獸類之襲擊。其惟一手段，即爲征服對象之武力，唯有以武力鬥爭，始能爭取最後之勝利，達到自衛自存之目的。至於武力與武術之關係，至爲密切，玆試申述之，按物理學之定律，同一力量，若應用之方法不同，則結果亦異，用之得法，可以少勝多，以弱敵強，用之不得其法則反是。如吾[illegible]能以當斤之力作千斤之工作，即爲明證。武術者，[illegible]將散漫之力變爲集中，使[illegible]變爲巧力。故以武術應用武力爲自衛手段，實爲最經濟最巧妙之方法。誠以人類智慧雖高出動物之上，但肉體之力則遠不如猛獸故焉，若純恃此本能之力，而蠻行自衛，實遜乎兵器，非以有組織有訓練之武術爲之運用不可，故武術與本能力之分別，亦猶人類之所以能勝[illegible]

維揚
頃接
大著武術叢書提倡
國術熱忱可佩特奉題四
字別紙奉錄即希
台察爲荷專復順頌
時綏　鈕永建拜啟　八月六日

（三）革命之發源

國父孫中山先生在民族主義第三講中有云：「會黨在滿清康熙時最盛，自順治打破明朝，入主中國，明朝的忠臣義士，在各處起來抵抗，到了康熙初年，還有抵抗的，所以中國在那個時候，還沒有完全被滿人征服。康熙末年以後，明朝遺民逐漸消滅，黨中一派，是富有民族思想的人，覺得大事已去，再沒有能力和滿洲抵抗，就觀察社會情形，想出方法來結合會黨。他們的眼光是很遠大的，思想是很透澈的，觀察社會情形也是極淸楚的，他們剛才結合幾種會黨的時候，康熙就開博學鴻詞科，把明朝有智識學問的人，幾乎都網羅到滿淸政府之下，那些有思想的人，知道不能專靠文人去維持民族主義，便對於下流社會和江湖上無家可歸的人，收羅起來，結成團體，把民族主義放到那種團體內去生存。」上文所述固指洪門會及散在珠江流域之三合會與散在長江流域之哥老會，藉其隱晦之行動，口頭之流傳，使中國民族主義之生命不絕如縷，但就事實而論，少林派保存民族主義之精神，在中國革命史上，其功績亦不可沒焉。

自愛新覺羅崛起滿洲，長驅入關，思宗殉國，明綱解紐，忠義之士雖不惜犧牲性命，流熱血，擲頭顱，積極奮鬥，終未能恢復河山，達到驅除韃虜重光漢室之目的，而亡明之貴胄遺臣與夫不甘亡國之民衆雖亦痛心疾首不敢稍忘，祇以緹騎密佈，仇家陷害，不得不削髮入山，皈依三寶，隱跡銷聲，以俟來日，藉禪關清淨之梵王宮，作政治活動之策源地，以生聚教訓之策，作滅胡興漢之舉，又恐此身柔靡，習於疏懶，難荷天下之重任，於是殫精竭慮，研習武術，交相切磋，輾轉傳授，淬厲奮發，精益求精，迨至順治康熙時代，少林宗法遂大放光明達於至盛之境。當達摩禪師之傳授拳術也，無非鑒於僧徒之精神萎靡，身體孱弱，故創爲十八勢以養成僧徒健康之體魄，降及淸季中葉，遂將始創宗旨，由個人推及於祖國，欲淬勵國人健全之精神及體魄，以完成重光漢族之使命。吾人試一究少林派之戒律及精神，即不難窺見其發奮圖強興漢滅滿之決心，其戒約之開端曰：「肄習少林技擊術者，必須以恢復中國爲意志。」又曰：「每日晨興必須至明太祖前行禮叩禱，而後練習技術，至歸寢亦如之不得間斷。」少林技擊術之馬步如演習時，須退後三步，再前進三步，名爲踏中宮，以示不忘中國之意，凡少林派演習拳械時，宜先舉手作禮，惟與他家異者，他家則左掌右拳拱手齊眉。少林派則兩手作虎爪式，以手背相靠，手與胸齊，用示反背胡虜，心在中國。最沉痛者爲戒約第八條曰：「恢復河山之志，爲吾宗之第一目的，倘一息尚存，此志不容稍懈。」由此寥寥百餘字中，可以想見先民苦心孤詣，恢復中國之民族精神。若夫十戒之約，始於圓性禪師，圓性生於晚明，創作拳劍術及十戒規約，至痛禪上人始稍爲增易，按痛禪亦爲皇族，原名朱德曕，相傳乃福王之堂叔，「禪」之一字，本已涵有四大皆空六根俱斷之意，而更冠以「痛」字，亦可知其用心所在，痛禪嗣後薙髮潛往廣西，計劃舉兵，未成，又度少林，旋爲清室偵悉，遂亡命台灣，往依鄭成功之子，欲有所建白，未蒙採納，於是悄然回至淡水，抱恨以終。至今表演少林拳者，開始第一手皆以左手握拳，右手附拳背，不知者以爲開手作禮，實則乃誓復國仇之最初表示，地盆則以踏入中宮，亦爲不忘中國之象徵，立意深遠，非徒形式而已。至於裨史軼聞記載拳師劍俠，因受異族侵凌抱亡國之恨，志切復仇雪恥，因而演成可歌可泣，慷慨激昂之悲劇者，更復所在多有，史不絕書，故國術不僅爲鍛鍊體魄强身健種之工具，且亦爲我中華民族國魂之所寄，革命思想之淵源。方今國族危亡，甚於纍卵，日本以蕞爾小國，挾其武士道大和魂之侵略精神妄圖亡我國家，滅我種族，我全國同胞若尚不懍焉以覺，奮然興起，發揚我先民之革命精神，以固有之國術打倒敵國之武士道，則亡國之禍迫於眉睫。

## 三、國術演進概觀

### 1. 原始時代之武術

武術爲人類自衞之工具，在昔太古之世，人與獸物爲友，無妬害之心，物既不爲我敵，我亦無所用其自衛，渾渾噩噩，類能終其天年，逮機智漸起，漸知賊害，萬物供其嗜欲，而虎豹蛟龍獅象豺狼之爪牙，胥十百倍銳於人類，故動物之猛鷙難馴者，非特不受人圉，有時反足以害人；於是相與鍛其肢體，鍊其手腕，以謀制勝之術，即如初民之構木爲巢，以避迅雷烈風暴雨之侵襲，亦所以避禽獸之傷害也。斯時文化未開，人類均穴居野處，茹毛飲血，動物之不甚猛鷙者，莫不爲人所殘賊，而其獵取禽獸，則必蹤躍搏擊，期其必中，擒捕追逐，期其必得。太古之武術實濫觴於此，良以蹤躍搏擊，擒捕追逐，必有身法手法寓乎其中，其爲法也，一出乎自然，惟求實用而已。今夫螳螂處於綠草之中，故其色青，蚱蜢生於枯草之中，故其色灰黃，無論青色灰色皆所以謀自衛而免敵人之發覺與傷害，即所謂保護色是也，然皆出於天然之作用，未嘗有絲毫人爲力量存乎其間，初民之武術亦猶是也。惟身無堅毛剛鬣之被，肢無銳爪，口無利牙，處深林山澤之中，與禽獸爲伍，自衛猶且不足，何能制勝克敵？乃不得不於天然自衛之外，則求工具之助，於是干戈弓術之發明尚焉，用於近者有干戈矛戟之製，及於遠者有弓弩矢箭之創。但術無法以運用之，反爲自衛之贅。故干戈矛戟之用法精而擊刺斬斫足以敵獅虎之猛，弓弩矢箭之用法精，而遠射高發，莫不中的，雖以鷹鷙之高遠迅疾，亦可百發百中，獵取自如。惟當時尚在石器時代，金用未廣，各種工具，皆爲石製，且文化未彰，記載缺如，幾經歷史家與地質學家之發掘考證，始略獲一鱗半爪，以爲研究之佐證焉。

## 2.　古代之武術

我國武術有史蹟可尋記載可攷者，昉乎軒轅，葢自神農氏衰，諸侯相侵伐，炎帝榆罔不能征，於是軒轅乃習用干戈以征諸侯之不享者，諸侯賓從，更修德振兵，教熊羆貔貅貙虎以與榆罔戰於阪泉之野，三戰而後得志，當時蚩尤好兵喜亂，作刀戟大弩，以暴虐天下，軒轅乃徵師諸侯，戰蚩尤於涿鹿之野，蚩尤能作大霧，軍士昏迷，軒轅爲指南車，以示四方，遂擒殺蚩尤。故干戈之習用始於黃帝，而刀戟大弩之作，則始於蚩尤，稽諸史乘，斑斑可攷。

戰鬥戰陣之道，步戰不足以勝騎，騎戰不足以勝車，然車善捍禦，不如馬戰之驍疾，馬善馳突，不如步戰之聚散便捷。黃帝之戰榆罔，尙屬步戰，及征蚩尤而作指南車，殆卽車戰之濫觴。其後善戰者必以車，善獵者亦必以車。當時武術遂由徒步而進爲射御。自夏啓御以亡而勝有扈，商湯龍旂十乘以克有夏，車戰之由來尙矣。其車士也，取年四十以下，身長七尺五寸以上，走能逐奔馬，馳而乘之，前後左右上下周旋，能束縛旌旗，力挽五石弓，射前後左右皆中的者，方得中選。一車甲士三人，左持弓，右持矛，中執綱爲御。故夏商以降，民間武術，戈矛射御，莫不精通，車上步下，皆能勝任，良以車乘之制，一車甲士三人，步兵七十三人，以挾衞之也。

古之以勇武鬥而見諸載籍者，夏有推移大戲，殷有費仲惡來皆足走千里，手裂兕虎，夏桀之勇，能推大犧吾，邱鴆之力，能以人投人，以車投車，公孫接侍齊景公獵，一搏猏而再搏乳虎，古冶子從景公濟於河，黿啣左驂以入砥柱，冶潛行逆流百步，順流九里，得黿而殺之，左操驂尾，右挈黿頭，鶴躍而出。至若孔子之父叔梁紇力能托國門之關，而不顧以力聞，而孔子射於矍相之圃，觀者如堵，則孔子之武術，尤後世莫及，此蓋古代提倡文武合一教育之功，非偶然也，又如養由基之百步穿楊，甲徹七札；紀昌學射於飛衞，能貫蝨中心，則又以善射稱於世者，管子曰：「於子之鄉有拳勇股肱之力，筋骨秀出於衆者，有則以聞。」足見三代之武術，不僅以射御勇力見長，徒手拳術亦早已肇端矣。

春秋戰國以還，世道衰微，諸侯力政，戰亂頻仍，征伐無已，武術之用，於焉大彰，其捨車戰而用徒步者，始於鄭莊公；舍車戰而用騎戰者，始於趙武靈王。於是車戰之用日微，而徒步與馬上戰術因爲用日益而益趨精深。秦漢以來，偏重馬戰，故漢時天水隴西上郡，材官騎士，佈滿郡國，高祖之世，雖未嘗設科取士，而一時奇才輩出，猛將如雲，或出於皂隸黥徒之中，或拔於鼓刀販繒者流。足覘民間武術，亦嘗研習不廢。迨漢武帝詔求文武，於是衞青出於奴隸，日磾出於降虜，漢之得士，於斯爲盛。自武帝詔求文武後，有成帝詔北邊廿三郡舉勇猛知兵者，平帝詔郡國舉勇武明兵者，安帝永初中詔舉列將子孫明戰陣任將帥者，建光中詔舉武猛堪將帥者，順帝詔選剛毅武猛有謀略任將帥者，靈帝詔舉明戰陣之略者，武舉科目，既詳且備，上以此勵下，下亦以此爲功名之階，是以武術大盛，惟得士不如高祖者，勢使然也。雖然，成周以射御之官，出爲六卿之將，次者則居皆比閭族黨之師，行皆卒兩師旅之師，雖未另立名目，以事徵求，已有用武取士之意。迨漢以兵法召募，乃有用武取士之實。故漢世以勇武名者，有項羽董卓甘延壽許褚關羽馬超等。項羽力能扛鼎，怒目一叱，雖樓煩之善射，目不敢視，手不敢發，還走入壁，不敢復出，雖赤泉侯之善騎，亦爲之人馬俱驚，辟易數里，是以羽喑噁叱咤，而千人皆廢。董卓膂力過人，雙帶兩鞬，左右馳射。甘延壽身長八尺，彎弓三百斤，皆以勇著，延壽以氣聞。典韋善舞雙戟，重八十斤，稱帳下壯士。許褚力大無窮，號軍中虎癡。關羽策馬斬顏良於萬衆之中。馬超躡足而斬郭援。此皆勇力絕倫，武藝超羣，史冊所記，有足徵也。至於民間拳術，則後漢之郭羲，發明長手；而華佗創五拳，實爲後世少林五拳之淵源焉。

降及晉代，士大夫崇尚清談，人民亦偷安成習，風尚所趨，武術中落，徵求之舉顯見；史籍記載可得而聞者；有馬隆募士立標簡試，自旦至中，得腰引弩三十六鈞，弓四鈞者，三千五百人。桓石虔矯捷絕倫，從父獵於荊州，猛獸被數箭，諸督將知其勇，請石虔拔箭，石虔因急往拔，得一箭，猛獸跳，石虔亦跳，高過獸身，復拔一箭以歸。王彌弓馬迅絕，膂力過人，號爲飛豹。五代繼晉之遺，猶存文弱之風，雖然，民間武術亦有可資稱道者；如宋之劉亮善刀楯，每戰以刀楯直盪，往輒陷決。齊之桓康推堅陷陣，膂力絕人，善舞刀楯，十餘人以水交灑，不能着身。梁之王神念，少善騎射，至老不衰，嘗於高祖前手執二刀楯，左右交度，馳馬往來，冠絕羣伍。羊侃少而雄，膂力過常人，所用弓十餘石，嘗於兗州堯廟蹋壁，直上至五尋，橫行得七跡，泗橋有數石人，長八尺，大十圍，侃執以相擊，悉皆破碎。魏之康生，驍勇有武藝，弓力十石，矢異常箭。傅叔偉膂力勝人，彎弓三百斤，左右馳射，立馬上與人角驍。隋之榮毅，驍勇善戰，射擊羣盜，所向皆捷，諸賊憚之，爲作歌曰：「長白山頭百戰場，十十五五把長槍，不畏官軍十萬衆，只畏榮公第六郎。」綜上觀之，晉及五代徵舉之政雖廢，而武術之生機尚不絕如縷，流傳弗替，迨達摩禪師卓錫東來，而後武術之面目始爲之一變焉。

## 3. 中古之武術

漢晉五代之世，雖不乏魁奇特卓之士，然武藝獨精於弓馬刀楯，故漢武詔選良家子弟擢充羽林，招募猛士以詣公車，雖有振武之名，實爲私家勳業，功名之士，亦常以此相尚，視爲進身之階。是爲强弓勁弩以徹堅中的爲奇，利刃長槊以摧鋒挫銳爲上，類皆將師之裔，師旅之舊，民間之專心研習實鮮。下逮唐代，當宿老凋謝，將帥乏人之日，因開翹關負重之選，而所選皆好悍無賴，以之戍邊守禦，鮮有知方者。雖漢武喜觀角觝戲，隋文嘗募善撲者，亦不過如江湖之流，鬻技之術耳！不足以概爲藝也。唐之武舉，始於武后，自薛謙光建議選將，不取弓馬，重文輕武，風氣丕變，士皆樂爲賢良方正，恥爲將帥邊寄之名，於是武藝一落千丈，不可復振，故富弼奏請瀋領於文武官中各舉明兵法習武略者以獻。蘇洵上書請復武舉貿於權略之外，長於弓馬出入險阻而有謀者。宋仁宗天聖八年，親試武舉十二人，定步射騎射之法。司馬光奉勅考試武舉，先試弓馬，合格卽試策略。自宋以還，武科史不絕書，所選皆曉暢兵執，練習邊事，才略卓然，可備任使，然應選之士，蓋皆天子之羽林護衛，或攻堅摧敵之虎將猛帥，豈足盡天下之纔絲乎？若言民間之拳藝，不得不別以蹊徑尋求之也。

今之曰技擊者，必曰少林考少林寺在河南登封縣北，少室山之北麓山與嶽比，嵩山爲太室，此爲少室也。爲後魏孝文帝太和年沙門跋跎所開創，隋文帝改爲陟岵，唐代後名少林。寺內有唐武德初秦王告林寺主教碑。梁武帝天通元年丁未，天竺聖僧達摩禪師托鉢來廣州，梁武帝迎至金陵，與談佛理，深悟禪心，渡江往魏，孝明孝昌年間，駐錫於少林，傳授衣鉢，講談禪理，爲禪宗初祖，面壁九年，化遺像入壁，今寺右有面壁石云：「有所謂面聖奄者，卽達摩面壁處也。按達摩卽釋迦佛佗一音之轉譯，達摩講談佛理時，因鑒於徒衆精神萎靡筋肉懈弛，每聽法入座，卽昏鈍不振，乃訓示徒衆欲明心見性，必先强身，欲靈魂悟澈，必須軀亮無損，若一入蒲團，卽志迷神昏，何能明心見性，於是創一十八手，令徒衆按日練習，所謂一十八手者，曰朝天直舉，（二手）曰排山運掌，（四手）曰黑虎伸腰，（四手）曰鷹翼舒展，（一手）曰揖肘鈎胸，（一手）曰挽弓開膈，（一手）曰金豹露爪，（一手）曰腿力跌蕩，（四手）共計一十八手，卽十八羅漢手也。達摩既化，其徒曇宗等佐唐太宗平王世充有功者十有三人，能皆習此一十八手，運用精巧，應變無窮。嗣後宋太祖趙匡胤研究最深，堪稱此中能者，精於十六長拳，六步拳，猴拳，囮拳等，定鼎以後，庋其書於嵩山少林寺，後世傳習太祖之拳者，稱爲太祖門，宋岳武穆則專功於變推手，亦得少林上乘功夫，有三十六擒拿，七十二短打傳世，後世傳習岳氏拳者，稱爲岳派。及金元之時，有白玉峯者，削髮入山，得少林派之衣鉢，以傳覺遠上人，變化增益十八手爲七十二手，化散爲整，錯綜參互，盡其體用，復從七十二手，增爲一百七十二手，遂
有五拳之流傳。五拳者，龍虎豹蛇鶴，所以練神骨力氣精者也，蓋其華佗之五禽戲拳，即虎鹿熊猿鳥，師承其意，改爲龍虎豹蛇鶴焉。與白氏同時之李叟所傳大小紅拳，陝洛川楚等地，至今猶多宗之。

自達摩創少林拳術以來，遠近之叢林禪院莫不奉爲師法，覺遠上人恐不肖之徒，溷跡其中，爲佛門之累，不禁慼焉憂之，乃重立戒約十條，以示來茲，凡出少林之門者，皆守之維謹，無敢或違，十戒之大意如下：
志青仁兄同志惠鑒讀
手示並大著尚武樓叢書編輯
提要欲科學的教材發揚國術
繼往開來國民尚武之精神必

推闡國術之進化發
揚民族之精神保存
前人之矩矱指示後
學之津梁　庚午夏
隴右馬福祥題

將緣大力提倡更爲之一振又
豈獨延一線之傳已哉佩服之
至茲擬俚言呈上能否適用尚
乞酌裁順頌
著祺　馬福祥拜啟七、三十

一曰；習此所以強健體魄，朝夕從事，勿得中輟。
二曰；習乎此者所以自衞，勿得恃技好勇，違反淸規。
三曰；宜敬重師長，依從命令。
四曰．對同輩和順溫諒，誠信勿欺。
五曰；挈錫遊行時，勿輕顯技術。
六曰；同門須相援助，勿逞憤相交。
七曰；戒酒肉。
八曰；戒女色男風。
九曰；勿以技妄授非人。
十曰：戒好勝之心。

自覺遠上人佈此戒約後，緇衣之流，漸趨愼重，其後又有所謂「十二規條」，「十不許」，「十願」者，徒衆亦須嚴守之，十二規條如左：

一曰：尊重師道。　二曰：苦練功夫。　三曰：不准奸淫及衣冠不整。　四曰：不准以下犯上。　五曰：不准妄言亂語。　六曰：不准以大壓小公報私仇。　七曰：不准高聲爭論。　八曰：不准翹脚架腿，開口駡人。　九曰：不准唆弄是非。　十曰：不准漁利盜竊。　十一曰：要不恥下問。　十二曰：要克己成人。

所謂「十不許」如下：

一不許欺奸婦女，二不許搶孀逼嫁，三不許欺侮善良，四不許刼奪財產，五不許醞酒滋事，六不許傷殘世人，七不許胡作非爲，八不許背棄六親，九不許違拗師長，十不許結交匪人。

又所謂「十願」者如左：

一願保國安民，二願抑强扶弱。三願救世濟人，四願鋤惡除奸，五願保助孤寡，六願仗義疏財，七願見義勇爲，八願興旺門第，九願捨身救難，十願傳授賢徒。

凡來寺欲習拳術者，「十二規」及「十不許」須人人遵守，並於進堂之日跪於佛前，口誦十願，再於師前發十願，重申誓言，永不敢忘，故少林僧人，挾技遊行者，類皆溫諒和順，濟危扶傾，爲世所重，覺遠以其技授一貫禪師，一貫苦心練習，藝過同輩，專練一指，而覺遠之同學馬士龍，識一貫可造，後以神拳術，內家氣功，及玉川劍術盡秘授之。由是一貫以覺遠之少林，兼擅馬氏之內功，及覺遠馬氏先後逝世、一貫乃遊於川中，授其技於黔中胡氏，胡事師維謹爲人樸厚純良，求術甚專，乃悉心指示，遂盡得一貫之技，挾貲隨禪師遊歷燕晉秦齊名都大邑，技益精進，至今南北少林之徒，尚稱道胡氏，胡氏之功亦專於一指，一貫圓寂後，胡氏數十年中，運其精力於一指，川黔巨子，莫不爲胡氏一指所折服，蓋其指出如鐵，周身之力，皆貫注之，與人搏禦，常以一指力勝拳掌萬萬也。胡氏門徒，以楊獨眼馬北雄二人最著，楊氏之術流傳湘黔之交，馬氏之技，則流有於川中，至今蜀中人士，猶傳其其衣鉢者，一貫之後，復有澄隱上人，獨杖僧等，皆此中巨子也。

朱明鼎革以後，故臣遺老，不恥食異族之祿，相與遁入空門，匿跡於清靜之地，待時機之至，以圖設後明社，遂督勵諸門徒衆，日事練習拳術，孜孜不已，精益求精，少林技擊，遂盛極一時，於是重申戒約，諄授門人奇技異能之徒，莫不識道德品格之重。其戒約十條，尤富於扶漢滅滿之革命精神，玆錄如左：

一、習技以恢復中原爲志，朝夕勤修勿懈

二、每晨必至明太祖前行禮叩禱，然後練習，晚亦如之。

三、演習時先退後三步，再前進三步，名爲踏中宮，以示不忘中國。

四、同宗宜親愛如兄弟，互助互勵，違者以反教論罰。

五、習時先舉手行禮，兩手作虎爪，以手背相靠，手與胸齊，以示反背異族不忘中國。

六、遇較量時，先舉手如上行禮式，同派必和好；若爲他派，非萬不得已，勿輕擊其要害。

七、愼擇門徒，非樸厚忠義之士，不可妄傳以自己平生得力之專門手法，尤不可妄授。

八、不忘恢復之志，不知此者，謂之少林外家。

九、以慈悲爲主，宜濟危扶弱，不可逞強凌人。

> 散無友紀及神祕怪誕之國術一經整理皆有統系條理之可言此之謂國術科學化
> 志青先生著　胡樸安題

十、尊重師道，敬長友愛，除貪袪妄，戒淫忌很。

以上戒約十條，爲少林門徒人人必遵之信條，有不遵行者，與衆共罰之。自是以後，少林禪宗遂不僅爲拳技之淵藪，更爲革命之大本營矣，迨清康熙乾隆之間，爲爲清室所聞，投其所忌，必欲消滅剪除之而後甘心，於是少林寺遂罹兩次被燬之災，僧徒死者數百餘衆，其劫後餘生者遂散走四方，授徒餬口，少林宗法雖由是中落，而其傳佈乃因以遍及南北，無遠弗屆焉。

粵中有蔡九儀者，亦爲一貫之高足，崇禎時以武科起家，明社既屋，遁跡少林，平時不以技眩人亦鮮知之，長超擊術，精腿擊法，與人搏，能飛躍尋丈外，疾如鷹隼，傳其技於子姪戚友，而以鼇慶麥氏，番禺莫氏最精，麥得蔡氏之五拳祕拳法，遂爲兩粵冠，莫短小精悍，獨得蔡氏之超距術及腿擊法，二人專心練習，自出心裁，大有青出於藍之概，聲譽既隆，授徒益廣，二氏遂爲粵中技擊之泰斗，百餘年來，談拳術者猶嘖嘖稱道之。少林之傳於回教中者爲查拳門，紅拳門，花拳門，彈腿門，滑拳門，砲拳門等；盛行於北省者爲少林門，譚腿長拳門，六合門，西洋門，心意門，形意門，八卦等門；太極門，兩儀門，無極門，地躺門，五虎門，八翻門，彌祖門，韋陀門，五祖門，大祖門，羅漢門等派；入南方者有鶴拳門，蛇拳門，狗拳門，豹拳門，猴拳門，（即大聖門）白鶴門，孔家少林門，孫家少林門，少林大成門，南太祖門，八仙門，少林雲門，少林奇門，少林外功禪門等，而以彈腿查花炮洪爲北派之四大家。五花八門，莫非達摩一脈之傳，所謂蓮藕荷叶同出一本也。各門皆有傑出之奇才，獨到之功力，傳授門徒，自成家數，故門戶派別，實書不勝書也。

太極拳相傳爲宋張三丰所創，確否尚待考證；三丰字全一，名君實，遼陽懿州人，明史載其狀貌，碩而偉，龜形鶴背，耳大口圓，鬚髯如戟，一衲一簑，啖升斗立盡，日行千里，不修邊幅，號張邋遢，本爲少林入室子弟，功力最精深，後遍遊蜀荊襄沔漢間，技愈進，融貫少林宗法，而專致力於神功呼吸之學，不事拳槍使捧，實少林之上乘法門也，三丰曾學得馮一元點穴之術，錙衣之流，相率從之，爲少林別開生面，獨樹一幟，點穴法共有三十六手，計輭厤穴九，昏眩穴九，輕穴九，重穴九，手法亦有一指點，兩點指，砍點，拍點，掌點，膝點，肘點等，各適其用，結茅廬於湖北武當山，以煉丹修道，敎授門徒，傳有長拳十三勢，明太祖聞其名，嘗於洪武十四年遣使訪求不得，百年之後，其術流傳於陝西，以王宗岳最知名。溫州陳州同亦爲三丰弟子。及明嘉靖間，張松溪獨得眞傳，松溪恂恂如儒者，初爲少林外家，嗣得三丰之術，遂以武當見稱，然嘗敗少林某僧，故終身與少林爲仇，後復得江西熊氏印掌之眞傳，技尤精進，印掌者，人立尋丈外，可以掌印擊之，其後又有少林僧數輩聞其名，訪之於鄞之酒樓，僧甫舉手，松溪側身假力以還之，僧飛墮樓下，幾斃。自是以後，武當少林遂以內外分門戶，益水火不兩立矣。松溪後以其技傳四明葉繼美，及王梟，李化南，李咸九，管象川諸人，而以咸九象川之技最精，諸人遞相授受，風動遐邇。葉繼美傳吳崐山，周雲山，單思南，陳貞石，孫繼美；吳崐山傳李天目，徐岱岳；李天目傳余波仲，吳七郎，陳茂宏；周雲山傳盧少歧；陳貞石傳董扶興，夏技溪；孫繼美傳柴元明，姚石門，僧耳，僧尾；單思南傳王來咸征南善。三丰點術穴本有敬，緊，徑，切，勤五訣，而山右王宗岳復著太極拳論以光大之，拳論愈深奧莫測，數傳至河南陳長興，蔣發，陳長興傳楊福魁字楊露，李白魁，陳根雲；露禪傳其長子錡早死，次子斑侯，名鈺，三子健侯名鑑，及王蘭亭；斑侯傳其子萬春，全佑，及侯得山，陳秀峯；全佑傳吳鑑泉；鑑泉傳徐致一，趙壽村等；健侯傳其子兆熊，兆清，兆元，兆林，兆祥，及劉勝魁，張義；兆熊字少侯傳田紹麟，尤志學；兆清字澄甫傳武匯川，牛春明，閻仲雁，許禹生，陳微明，徐岱峯，陳善先，程毅如，吳志青；紹麟傳陳志進，葉百齡等，此太極拳一派之流傳也。

八卦門拳，始於無極，終於八卦，中分兩儀四象，先天後天，不知創自何人，聞有董海川者，精技擊，遨遊江皖，遇異人，授以八卦拳技後傳程廷華，李存義，尹福，馬維祺，魏吉，宋永祥，宋長榮，劉鳳春，梁振普，張占魁，史六，王立德；尹福傳馬桂；李存義傳尚雲祥，李文豹，趙雲龍，郝恩光，郭永錄，黃柏年，李海亭，李耀亭；張占魁傳王俊臣，韓金鏞；程廷華傳張玉魁，韓奇英，馮俊義，闞齡峯，周祥，李文彪，秦成，孫祿堂；尹福傳高德源；高德源傳吳孟俠，吳志青等；拳中藏十八羅漢拳，七十二截腿，七十二暗脚，及點穴法等，雖不能考其所創始，然觀其變化錯綜，不外少林，而點穴之術，尤爲少林一貫禪師之專長，謂爲與少林異流同源可也。

形意拳內含無極太極，五行八卦，與太極八卦拳門，實異流而同源，相傳明末清初之際，有浦東諸馮人，姬公諱際可字隆風者，武藝超絕，適終南得岳武穆拳譜數編，融會其精微奧妙，而創爲形意拳，後於康熙時傳於癸西武舉陝靖遠總鎮曹繼武；繼武傳其技於山西戴龍邦；龍邦傳直隸李洛能，洛能傳同省郭雲深，劉奇蘭，宋世榮，山西車毅齋，江蘇白西園；郭雲深傳李魁元，許點蓀；劉奇蘭傳李存義，耿繼善，周明泰，孫祿堂等。形意拳既得自武穆拳譜，自屬少林宗法，故孫祿堂自序形意拳學曰：「太極八卦，及外家內家二派皆同出一源，」信哉斯言，蓋今日之各派拳術，皆少林之支流與苗裔也。

南派拳術中有所謂樁手派者，北派所無，惟吳派有之，練之者以打樁入室之門，凡練掌时拳足功夫，舍椿莫屬；其椿以方一尺厚三寸之木板，中鑿一孔，經一寸五分，以植以長五尺餘一寸五分之木棍，以掌肘拳足擊之，此中前輩如陳飛龍，譚國泰，曹凱等，皆以椿拳著者也。

摔角術亦爲少林之傳派也。嵩岳武穆以練習拳術，非身體敏捷不能盡其奧妙，遂由拳術中刁拿鎖扣縮小綿軟巧，勾掛連環，倚礁擠靠，閃轉騰挪，分筋錯骨，點穴靠位，貓竄狗閃，兔滾鷹翻等法，推出各種動作，以成此術，無論智愚强弱，精熟之自能取勝也。查摔角術以河北保府爲最盛行，平一老人尤長斯術，馬子貞其入室弟子，尹占魁亦爲其高足，尹君挾技走山東，協助馬君編輯摔角術，北平白先標君亦擅斯術，於遜清時，選爲清室二等捕獲，清社屋後，猶朝夕勤習不閒，雖年逾花甲，而望之如四十許人。

與摔角術相似者，爲日本之柔術，乃明末國人陳元贇以少林跌撲之法東渡授日人福野七郎，左衞門礒貝次郎，左衞門三浦與次郎，衞門寺嗣日人祖述而變通之，遂名爲柔術云。

## 4. 近代之國術

天下之事，盛極必衰，剝極必復，此殆等一定之趨勢，明清之際，少林拳藝可謂盛極一時，迨康乾之際，少林寺因觸清廷之嫉，兩次被燬，僧徒散遊四方，各以技擊教授，而民間鑒於少林寺之被燬，觀視拳術爲召禍之階，不敢公然學習，且朝廷以文學取士，相沿成習，遂成重文輕武之風，矧如曾文正公，左文襄公，皆以科甲出身，屢立戰功，卓然爲清室復興之中流砥柱，自此以後，武術遂不見直於文人，若夫少林僧徒，奔走四方者，有時或不足以餬口，上焉者流蕩江湖鬻藝爲生，下焉者挾其一技之長，爲飛簷盜刼之行；拳術益不齒於人，相戒子弟以習武爲下流，於是武術地位乃一落千丈，不可復振矣。

追前清宣統季年，天津霍元甲字俊卿，以俄人在滬鬻技，自稱世界第一大力士，妄登廣告，眇視國人，乃攜門人劉正聲來滬，旣駭走俄人，復敗張文達師徒，慨然募資，籌設精武體育會於上海，以譚腿門拳爲本，參授各派，張富有趙連和等同時來會任教授，人材濟濟，盛極一時，其後日漸發達，各地分會先後成立，民國八年宣傳至南洋，次年吉隆坡星加坡西貢提孝芙蓉庇能金保等埠分會陸續成立，至國內今外分會三十餘處，會員二十餘萬人，我國武術所以能中興者，元甲之功不可沒焉。民初山東濟南鎮守使馬子貞，於治軍之暇，提倡武術不遺餘力，並創設山東省武術傳習所，授以拳脚率角棍術，劍術四科，上四科教科書爲馬先生創編已在上海商務印書館出版，馬先生在當時向政府議會極力建議，交付議會議決，政府通令全國組織武術會，其權限與商會農會同，此一段武術運動史，甚有價值，但不能以晚近變節而淹之。同時天津亦有武士會之組織，主持者爲李存義，繼李君爲形意拳中之健者，其時譽滿湖北。其後北平許禹生等創辦體育學校，亦注意太極形意等拳術，於舊都亦負盛名。民國八年，編者設立中華武術會於上海，網羅教門各派，於是查拳門，滑拳門，紅拳門，砲拳門，彈腿門各派名手，如何玉山楊奉眞于振聲等，皆延致會中担任教師，更延聘率角名家尹占魁教授率角，少林外家拳術，遂風行於國內外，一時風起雲湧，紛紛請設分會，會員達十餘萬人，而斯時北方盛行太極形意八卦，以楊澄甫孫祿堂爲中心，十一年陳微明來滬，設立致柔拳社，自此南人亦漸有學習內家拳者，而國民心理亦漸知恢復國術爲救國强種之基礎。國民政府主席譚組庵常務委員李協和尤加重視；民國十七年三月四日在國府開國術遊藝大會，表演國術，並集議組織國術館，以研究中國固有武術，融洽南北各家於一爐；於是籌募經費，積極進行，於三月二十四日正式開幕，其組織系統以中央國術館爲最高機關，下設各省國術分館，與特別市國術分館，省分館下爲縣市國術支館，縣市下爲區國術社，區之下爲村國術分社，里國術支社，特別市國術分館下爲區里，其組織亦同，其後上海鎮江等地分支館先後成立。政府倡導於上，民間奉行於下，行見國術重光武風丕振，小而鍛鍊體魄，却疾健身，大之强國强種，衝鋒折敵，洗萎靡怠惰之風雪東亞病夫之恥，吾於今後瞻之。

## 四　國術衰弱之原因

中國國術之歷史，源遠流長，具如上述，降及近代非惟不能發揚光大，反有日趨衰落之勢，跡同所以然之故，亦非一朝一夕之功，履霜堅冰，由來也漸，分析言之，不外以下六端；曰理論缺乏與派系門爭，曰技術祕密自封，曰統制階級之壓迫，曰神道思想心之支配，曰武術家自身之墮落，曰民族性之關係。吾人苟有志於振興國術，挽既倒之狂瀾，立百代之根基，則對於所以造成國術衰落之原因，自應詳加檢討，然後對症上藥，尋求補救之方，茲再分節論述於下：

### 1. 理論缺乏與派系門爭

凡百科學，必須理論與事實並重，以理論闡明事實，藉事實證明理論，夫然後乃能發皇光大，進步無已，茲徒有事實而無理論，則失之盲目，而僅談理論而抹煞事實，則流於空洞，稽諸西洋科學發達史，殆無不爲二者互爲融合之結果，惟國術則不然，自國術萌芽以迄於今，祇有事實之記載，絕少理論之研討，雖歷代先賢之武功燦然彪炳史冊者不乏其人，惜僅記其安國之文章，而無武術技術之系統編著，是以國術流傳於華夏雖已數千年之久，竟降至不知不覺之位，甚且爲士大夫者流視爲末技不足以廁於學術之列。武備志爲有關武術之寶貴史料，然攷其所載，亦多技術上之論斷及術語而已。周官內有，「發揚蹈厲，有勇知方」一語，不過略示古代文武並重之旨，而無原則上之詳明昭示，讀之仍不免有理論缺乏之憾。王君用賓爲余序七星劍曰：「慨自後世學之傳授恆出祕密，不輕著述，昭示衆人，於拳技尤甚，以不公開討論之故，自不如近代科學有原則定律，足供尋繹者之能日進無已也，往往得自天才，傳以口訣，精微奧妙，與人俱亡，其糟粕矢石刀馬，徒爲莽夫博取功名之資，長槍短杷，亦供俗工模倣表演之用，此外拳師鏢客，私相授受而已，學士大夫，概羞爲之。」王君此語，已將國術理論缺乏之來源及其流弊，抉發無餘。又陳龍川先生序酌古論曰：「文武之道一也；後世始岐爲二，文士專鉛槧，武士專劍楯彼此相笑，求以相勝，各有所長，時有所用，豈二者卒不能相合耶？」此文武相輕之習，亦爲後世武術式微之癥結。夫國術既成爲莽夫獵取功名之工具，又爲鏢客拳師視爲祕寶私相授受，於是因師傳之異而各分門戶，標榜派系，甚至互相水火鬥爭不已，不惜以國術爲犧牲，而遂其利欲之私圖，大好體育，乃不復爲學士大夫所重，此爲我國國術衰微之主因，追述之餘，誠令吾人興無限之感喟矣。

2.技術的祕密自封

治中國文化史者，莫不震於先秦學術思想之煊赫發達，無論哲學政治軍事經濟文學史學各部門皆蔚文光芒，炳耀後代，迨秦漢統一天下，學術思想定於一尊，昔日百家爭鳴之盛況至此遂消沉不振，此其原因雖多，而古人懷抱絕技，不願輕易示人之傳統習慣實爲最主要之關鍵，古之「鴛鴦繡出憑君看，不把金針度人」一語，可謂一針見血之論。凡身懷絕技或挾奇才異能者，因受此種傳統思想之囿，不願傳授門人，百年之後，至本人死亡時，所謂絕技異能也者，亦隨之而滅絕失傳，此不僅國術如是，推而至於醫學及其他科學又何獨不然。列子篇云：

「甘蠅，古之善射者，彀弓而獸伏鳥下，弟子名飛衞，學射於甘蠅而巧過其師。紀昌者，又學射於飛衞，飛衞曰：「爾先學不瞬，而後可以言射矣。」紀昌歸偃臥其妻之機下，以目承牽挺，二年之後，雖錐末倒，皆不瞬也，以告飛衞，飛衞曰：「未也，惡學視而後可，視小如大，視微如著，而後告我。」昌以氂懸虱於牖，南面而望之，旬日之間浸大也，三年之後如車輪焉，以覩餘物，皆丘山也，乃以燕角之弧，朔蓬之斤射之，貫虱之心而懸不絕，以告飛衞，飛衞高蹈拊膺曰：「汝得之矣！」紀昌既盡衞之術。計天下之敵者一人而已，乃謀殺飛衞，相遇於野二人交射，中路矢鋒相觸，墜於地而塵不扞，飛衞之矢先窮，紀昌遺一矢頣發，飛衞以棘刺之端扞之而無差焉；於是泣而投弓，相歸於塗，請爲父子，尅臂以誓，不得告術於人。」

最初飛衞學射於甘蠅而青出於藍，幸未效法逢蒙之射羿，及至飛衞再傳於紀昌，紀昌技未勝於飛衞，而竟存天下一敵之心，謀殺其師，此種卑鄙之好勝心理，幾已成爲中國人之通病。夫抉絕技者苦心孤詣，不惜勞瘁以傳弟子，而所得結果如是，能勿痛心？紀昌射飛衞不死而懺悔痛哭請爲父子，固爲良心發現使然，惟終於尅臂以誓，不得告述於人者，跡紀昌之用心，亦惟恐再爲飛衞第二耳。僅此一例，可概其餘。吾國武術之傳授，向由一人傳其藝於關係最親認識最切者，且所傳者僅技藝，若夫獨得之訣，仍不輕易傳人也。少林前十戒中之第九條云：「凡俗家子弟，不可輕易傳人技術，以免貽害於世；如深知其人性情純良，而又無強悍暴狠之行習者，始可一傳衣鉢，……………勿得以一時興會而遽信其平生。」後十戒第七條云：「傳授門徒，宜慎重選擇，如確係樸厚忠義之士，始可以技術相傳，惟自己平生之得力專門手法，非相習久而相知最深者不可輕於傳授。」此雖係少林寺之信條，實亦可以代表整個武術家之心理，其所以形成此種心理之故，綜合言之，不外以下五端：

（一）畏懼學者之陷害；如逢蒙之射羿，紀昌之射飛衛，其爲實例。

（二）傳授雖得其人；完成武術之最高修養，必須道德與技擊並進，不致藉勇濟私，貽害社會，亦不致始勤終惰，或背叛師長，此種人雖導師欲得而傳授之，亦爲數無幾，故唯有抱「吾道不傳」之態度，而聽其絕技成爲廣陵散也。

（三）不肯洩漏得力手法；所謂得力手法云者，初研習時不知耗盡若干時間精力始能獨得其奧，因其得之之難，故既得之後，必視爲專利，寧懷技自私，不願有敵於天下。

（四）原理祕奧，傳授無方；此爲中國任何技術之通病，不僅國術爲然也。即以醫學爲論，中國醫書，滿紙皆是陰陽五行，習之者知其然而不知其所以然。又如今之表演太極拳者，亦滿口天道陰陽，兩儀四象，而拳術口訣中，十之八九，盡是道家玄虛之語，再混以各地方言，更覺費解。總之中國國術自始即無井然之理論系統與科學的說明，而歷代習此道者，復視爲祕寶，有意使之神祕化，玄奧化，導師既不明所以然之理，學者更見而生畏，望之却步，此國術所以歷久而益衰，與其他科學之日趨普及日趨大衆化之傾向，背道而馳，欲其不爲廣陵散者幾希。

（五）武術家之遁世思想：習武術者大抵皆不願同流合汚，與世浮沉，不過欲藉武術達到羽化登仙之目的而已，是以每遁跡於深山幽谷人跡罕到之地，潛心研習，開道來歸虛心求益之人既少，故縱懷絕技，亦唯有祕密自守，沒世無聞而已。

3. 統治階級之壓迫

始皇滅六國統一天下，定都咸陽後，銷毀天下兵器鑄為金人十二，徙天下豪傑於咸陽，蓋兵器為鬥爭反抗之工具，而豪傑為鬥爭人材之所自出也，秦漢以降，歷代帝王統治天下之手段，雖各有不同，而偃武右文幾成為千古不易之原則，良以重文輕武可免殺人流血之慘劇，而無形中足以銷沉人民之豪氣摧殘人民體力，收效之宏，迥非其他任何政策所能及，後世欲求如聶政荊軻高漸離之流，其豪俠尚談在千百年後尚能令人慷慨悲歌拔劍起舞者，已不可多得。迨科舉制興，全國士子之畢生精力悉消磨於八股四書，鄉試殿選之上，流弊所及，思想既受牢籠，身體亦日就孱弱，此為統治階級最進步最毒辣之手段，而文人士子身受其害而不自知。迨明清之交，稍有民族思想，不甘受野心帝王之籠絡壓迫者，則以武術為連絡同志準備革命之工具，少林寺蔚然成為中國國術之發祥地與革命運動之大本營，良有以也。不幸日久為清室偵悉，遂以高壓手段施以迫害，少林寺兩度慘遭回祿，僧衆死者數百人，至今旅行河南登封，昔日少林寺被燬之遺跡，宛然猶存，是皆由於統治階級因仇視反抗者，故不惜以恐怖政策殃及方外，翼絕革命根株，滿清政府對漢人惟恐其精武術而團結反抗，對滿族則惟恐其身居統治者之地位，日久受漢族之同化，文弱不振，故常詔令皇室貴冑八旗子弟，勉以勿忘騎射，詔文有云：「我族入關以來，浸染漢族文弱之習，漸失我滿洲尚武之風」。寥寥數語，充分表現統治者之用心深遠，隨時不忘對被征服者施以武力之宰殺，夫上之所好，下必甚焉，草偃風從，捷於影響，清廷為防止漢族之反抗而實行偃武右文之政策，風氣所及，遂造成社會上輕視武術之心理，縱有身懷絕技之武術國家亦不免以草澤强徒，江湖藝客之惡名，百年來我國國民健康之日益隳落，民族體質之江河日下，皆受此種傳統遺毒所賜。今欲重振武風，發揚國術，除有志於斯者之推廣努力外，政府當局之倡導之功實未可忽也。

### 4.神道思想之支配

中國爲一多神教之古國，宗教信仰素極自由，所謂儒釋道三宗，在中國擁有無上之潛勢力，而社會生活之各方面幾無一不受其直接間接之支配；伊古以來，武術即與宗教結不解緣，達摩禪師爲少林拳之創始者，亦爲天竺稀有之異僧，宋之張三丰爲太極拳不祧之祖（待考），據稗史所載，三丰性格離奇，行蹤詭異，浪遊四方，以天下爲家，雖係少林入室弟子，就其性行觀之，實近於道家，總之古來在中國國術宗派中能自樹一幟影響後世者，幾十之七八爲釋道中人，滿清入主中原以還，稍具民族思想之志士，僉以扶漢滅清，復光朱明爲唯一鵠的，爲避免滿室之嫉視，遂不期然而遁跡緇流，以少林寺爲密謀革命之根據地，少林寺之盛極一時，少林拳術之流行天下，胥由於是，此足見宗教與國術關係之密，淵源之深，蓋有歷史爲其背景也。國術與宗教之關係既若是，次之遂使神道思想籠罩於武術界中，流弊所及，武術爲不肖之僧徒道士所利用，藉以欺世駭俗，詐取匹夫匹婦之財帛，而淺薄無聊之拳師者流，亦轉而以神道爲餬口之工具，不曰「練拳可以長生不老，羽化登仙」，即曰「得自異人傳授，夢中得道，」甚而以丹鼎符籙爲宣傳，陰陽採補爲號召，世爲不明眞相者遂入其彀中而不之覺，竟使光明正大之國術變爲神怪虛無之啞謎，牽強附會，莫可究詰，居心以拳術自祕者亦以精微奧妙玄虛莫測爲口實，對自身獨到之技術靳不傳人，國術之日久而彌衰，乃至中絕失傳，蓋由於是。夫練習武術可以卻病延年，永保康健，此固事實之所昭示，情理之所當然者，而淺薄之拳師則曰工夫純熟達於爐火純青之境，即能煉神之靈，演出肉身，永久不壞。在於呼吸日月之下，自能有裨身體，增進健康，而一般武術家則謂借天地之靈氣，受日月之孕育，採五行之精華，一舉一事皆是天理，一動一靜，本乎陰陽，此為神道觀念對國術最劣惡之影響，不足為識者道。吾人若欲顯露國術之本來面目，非利用現代自然科學之工具剝去其神藏之鬼怪外衣不為功，非如此不能使國術建立於正確合理之科學基礎之上，亦非如此不足以發揚國術之價值，促進國民之幸福。

5. 武術家本身之墮落

我國向以忠孝仁愛信義和平為立國之本，故往昔之武術家均能奉仁愛俠義為圭臬，其研究技擊亦僅以自衛敬人為目的，故能謙和誠懇，大勇如怯，後以人品複雜，良莠不分，薰蕕難辨，武術家之品格地位亦日益墮落。謹就少林拳而論，自達摩數傳以來，不但少林一寺盛行此術，即遠近叢林禪院亦奉之為龜法，流傳既廣，習者日衆，遂有不肖之徒，忘其本來面目，棄忠義俠愛之精神，染好勇鬥狠之惡風，覺遠上人愁然憂之，爰立戒約昭示大衆，茲錄於下，藉供參考：

（一）習此技術者，以強健體魄為要旨，宜朝夕從事，不可隨意作輟。

（二）宜深體佛門慈憫之懷，縱技術精嫻，祇可備以自衛。切戒逞血氣之私，有好勇鬥狠之舉，犯者與違反清規同罪。

（三）平日對待師長，宜敬謹從事，勿得有違抗及傲慢之行為。

（四）對待儕輩須和順，溫誠勿欺，不得恃強凌弱，任性妄為。

（五）於挈錫游行之時，如與俗家相遇，宜以忍辱救世為主旨，不可輕顯技術。

（六）凡屬少林師法，不可逞憤，但偶爾遭遇，未知來歷，須先以左手作掌上與眉齊，如係同派，須以右掌照式答之，則彼此相知，當互爲援助，以示同道之誼。

（七）飲酒食肉，爲佛門之大戒，宜敬謹遵守，不可違犯，蓋以酒能奪志，肉能昏神也。

（八）女色男風，犯之必遭天譴，亦爲佛門之所難容，凡吾禪宗弟子，宜永爲炯戒勿忘。

（九）凡俗家子弟，不可輕以技術相授，以免貽害於世，違佛氏之本旨，如深知其人性情純良，而又無強悍暴狠之行習者，始可一傳衣鉢；但飲酒淫慾之戒，須使其人誓爲謹守，勿得以一時之興會，而遽信其畢生，此吾宗之第一要義，幸勿輕忽視之也。

（十）戒恃強爭勝之心，及貪得自誇之習，世之以此自喪其身，而兼遺禍於人者不知凡幾，蓋以技擊術之於人，其關係至爲緊要，或炫技於一時，或務得於珍寶，因之生意外之波瀾，爲禪門之敗類，貽羞當世，取禍俄頃，是豈先師創立之意也乎？凡在後學，宜切記之。

此十大戒約之主要意義，在鼓勵研究精神，防禦嗜慾侵襲，制止血氣私鬥，苟研究技擊者咸能信守不渝，身體力行，縱武術未能臻於大成，至少亦可成一仁厚君子，健全國民。迨朱明鼎革，滿清入關，當順治康熙數十年中，一般天潢貴胄，故老遺民，痛民族之淪亡，憤宗社之墮滅，復經歷次舉義失敗，於是相率遁入空門，皈依三寶，殫精竭慮，鍛鍊武術，以期靜待時機，達滅滿興漢之目的，爰重訂戒約，再整紀綱，茲據史乘所載，抄錄於左：

（一）肄習少林技擊術者，必須以恢復中國爲念，朝夕勤修，無或稍替。

（二）每日晨興，必須至明太祖前行禮叩禱，而後再習技術，至晚歸寢時亦如之，不得間斷。

（三）少林技術之馬步如演習時，以退後三步，再進前三步，名爲踏中宮，以示不忘中國之意。

（四）凡屬少林宗派，宜至誠親愛，如兄弟手足之互相救助，互相砥礪，違者即以反教論罰。

（五）凡少林派演習拳械時，宜先舉行作禮，惟與他家異者，他家則左掌而右拳，拱手齊肩，吾宗則兩手作虎爪，或以手背相靠，平與胸齊，以示反背胡族心在中國。

（六）如在遊行時，遇有必相較量者，先舉手作如上式之禮，倘是自派必相與和好，若係外家，既不如此，則相機而動，量其技術之深淺，以作身軀之防護，非至萬不得已時，不可輕擊其要害。

（七）傳授門徒，宜愼重選擇，如確係樸厚忠義之士，始可以技擊相[illegible]　已單手之得力專門手法，非相習久而相知最深者，不可輕於相授至[illegible]　擇人而[illegible]，切勿忽視。

（八）恢復河山之志，爲吾宗之第一目的，[illegible]一息尚存，此[illegible]懈，如不知此者，謂之少林外家。

（九）[illegible]危扶傾，忍辱度世，吾宗既皈依佛門，自當仍以慈[illegible]主，不可有逞强凌弱之舉。

（十）[illegible]師重道，敬長友愛，除貪袪妄，[illegible]戒淫稱狠，有於此不謹爲遵守者與衆共討之。

謹以上少林寺之第二次戒約，除發揚滅胡興漢[illegible]民族思想外，對於同志間之互助，本身道德之修養，較諸第一次戒約意義尤為重大；足徵從事武術者，非徒以精鍊技術為唯一能事也，人格與道德之修養，實居無上重要之地位，此不唯中國為然，觀夫歐洲中古時代之騎士，與日本之武士道，亦皆能以俠義仁愛之精神，樹高偉大之人格，博得社會人士之尊重與歷史上光榮之地位，（近年來日本之武士道精神已墮落無餘，非復昔日可比，不可混為一談）惜自清末以還，因社會經濟之劇烈動盪，與政治之變革，使國術大受影響，組織散漫，紀律廢弛，日趨式微，而一般自甘暴棄之武術家，如賣藝拳師與江湖鏢客者流，竟忘其自身之責任地位，視國術為獵取利祿之工具，或有稍諳拳術者，率皆勇於私門，橫行鄉里，倚附權貴，恃強凌弱，於是國術之真義與國術家應有之人格，乃蕩然無存。語云：「物必自腐而後虫生之」，國術衰微之原因既夥，但國術家自身之墮落實應負最大之責任，綜觀上述甚可瞭然矣。

6.民族性之關係

任何民族皆有其特殊之語言，文字，風俗，習慣，血統，文化，此諸種因素混合交流之結果，遂形成某一民族之民族性，中國民族性之特點甚多，擇其與國術衰落有直接關係者言之，不外仁愛和平忍耐三端，茲試分論之：

（一）仁愛；仁愛為中華民族最足以引為自豪之美德，吾人研究國術之起源，固由於仁愛，但講求仁愛之結果，反而阻礙國術之發展，此非仁愛本身之過，乃由於誤解仁愛所較，數千年來，支配中國人生活行為之儒家哲學，以仁愛為最高之論理軌範，主張以德感人，不以力勝人，國術固亦以德為動機，惟其表現於外者則為力，兩力相鬥，必有一傷，不知者遂視國術為重力不重德，而若干修養欠深之國術家，固未能瞭解仁愛之真諦，常發生好勇鬥狠之行為，致使士大夫之流，目國術為匹夫之勇，而深惡痛絕之，智識階級如是，社會民衆亦抱同樣態度，國術之不受蔑視攻擊者幾希。

（二）和平：和平為仁愛之基礎，息事寧人又為和平之具體結晶，亦為中國民族處事對人之傳統習慣，與和平相反者為武力鬥爭，武術雖以求和平為最終目的，然其表現於形式者則為武力與鬥爭，職是之故，一般鹵莽武夫拾皮毛而棄精神，以國術為護身符，睚眦之爭，在所必指，杯酒失意，白刃相仇，於是社會人士遂視武術與和平為水火之不相容，中國民族素尚和平，其對國術發生反感自無足異也。

（三）忍耐：中國民族因以和平為美德，以息事寧人為處事對人之無上要訣，相沿成習，忍耐性亦由是而生，據民族健康學者之研究，中國人韌性之造成原因甚多，最主要者為自然環境之影響，人力不能克服天災之侵襲損害，不得不以消極之順應態度出之，由於對自然環境之忍耐，進而為對人事及社會環境之忍耐，更由忍耐演成不抵抗之奴隸心理，所謂「唾面自乾」，「張公百忍」，以傳統之眼光視之，認為難能可貴，若以現代之眼光視之，實為民族之弱點。國術雖亦以忍耐為信條之一，然因習此道者，學識有高下，修養有深淺，其上焉者固能恪守戒律，有「無故加之而不怒」之精神，下焉者如江湖賣藝之流，自以為武技在身，天下莫敵，對橫逆之侵襲，鮮能保持忍耐之態度，甚至挾技自炫者有之，恃强凌弱者亦有之，社會人士對國術之深惡痛絕，實由於是。

## 五　國術改進方略

我國國術有悠久之歷史，優秀之傳統，豐富之內容，高深精微之技術，若能發揚光大，必可蔚為博大精深之體系，不難强種强國，復興民族，惜自遜清以還，迭遭統治階級之摧殘迫害，復受神道思想之習染支配，加以國術家本身之墮落，國人之蔑視，致使國術聲威一落千丈，而我國國民體格之孱弱，强鄰之武力侵略，亦未嘗非武風式微之惡果，居今日科學發達，武器進步强凌弱衆暴寡之戰國時代，我國術欲卓然屹立於列强之中，不為人所魚肉侵凌，捨發展工業講求國防外，整理固有國術，改良國民體質尤為當前必要之圖，筆者不敏，竊願就管見所及，提出改進國術之意見數端，以供政府當局及有志於斯者之採擇參攷，倘能藉此引起當局之重視，而使國術蔚然中興，則斯編之作為不虛矣。

## 1. 整理固有武術

我國國術派別複雜，流別紛歧倘非窮源探本，整理舊有武術系統，決不足以明眞相而資改進，顧以載籍缺乏，稽攷為難，茲就著者歷年研究所得，論列於左，以供研究國術者之參攷：

（一）宗派起源之研究：嘗考武術之歷史淵源，六朝以前無宗派之可言，有之則唯聖僧達摩之少林拳，宋太祖之趙家拳，岳武穆之岳家拳，張三丰之太極拳。或見諸史乘，或聞之傳說，後人遂分門別戶，以致標奇競異之風日張，共信互勉之力不振，固步自封，一蹶不振，言之良可慨嘆！查武術之有系統，自少林五拳始，至宋太祖以後，一變而為查，滑，洪，炮，彈腿，心意，六合各門。長拳至岳武穆乃創為雙推手及形意聯成等拳法，遞演至明初遂有張三丰之太極拳。故國術支派雖多，而來源則一，由少林而趙門，由趙門而岳門，由岳門而武當各宗派，均由一系所出，（觀第一二兩圖）因空間時間之關係，愈演愈精，支派愈多，流別日繁。又因自然環境與社會環境之不同，故國術之取材及方法亦隨之而異。

附圖

莽

第一圖

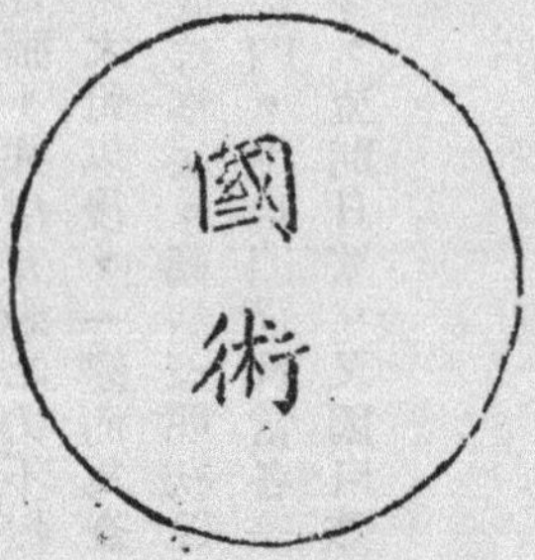


整個

第二圖

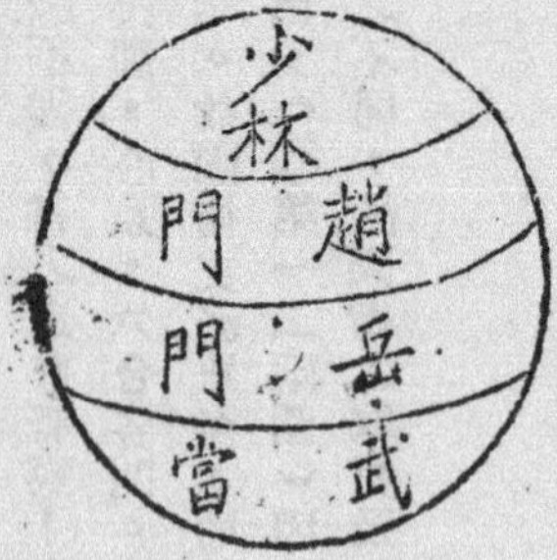


層次分化

（二）宗派異同之研究：學者皆謂伏羲畫八封爲中國一切文化之濫觴，由太極而生兩儀，兩儀生四象，四象生八卦，然後文王乃重爲六十四卦，以通精明之德，類萬物之情，故知伏羲畫卦，乃所以盡人事之用，未嘗含有絲毫精怪迷信之色彩存乎其間也；迨道教之說興，自命修眞養性之士，不能得易理之精髓，而純盜虛聲，牽強附會，謬解陰陽，末流所趨，致使丹鼎符籙陰陽災異之空氣，籠罩整個民族之生活，武術亦受其影響而流爲荒誕，如坐功，丹田，長生不老等方士道家之術語，幾與國術混合而不可分，此皆無稽邪說，不足爲訓者也。嘗考國術之分爲宗派，其最著者爲少林武當兩派；少林宗自謂外鍊筋骨，內修丹田，極其至也，由動生靜，亦剛亦柔。武當宗則自謂內鍊丹田氣；外演爲拳式，推其極也，由靜化動，亦柔亦剛。分析其原理，雖有動靜先後，剛柔內外之不同，而其最後之效果則一，丹田之傳說亦同，蓋動靜爲相對而非絕對，試思無動何以有靜？無靜何以有動？至於柔剛內外，少林宗外剛內柔，武當宗外柔內剛，迨技術臻於純化之境，均能剛能柔，剛柔合一，亦即無剛無柔。總之，剛柔動靜皆為連環的相對的，旨趣本無不同，更何有宗派之可言？（參閱第五圖）更有進者，少林宗為剛性屬陽，武當宗為柔性屬陰，此僅二者之異點，但俗諺有云：「孤陰不生，獨陽不長」。陰陽一體，為宇宙間不磨之真理，未可強而分之，準此可知武當與少林亦可並行不悖：（參閱第六圖）

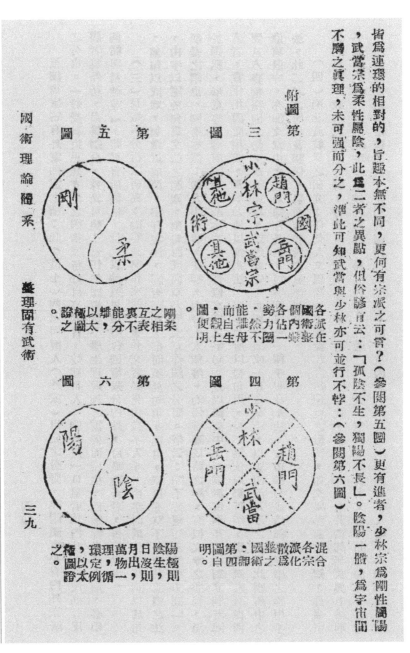

附圖

第三圖

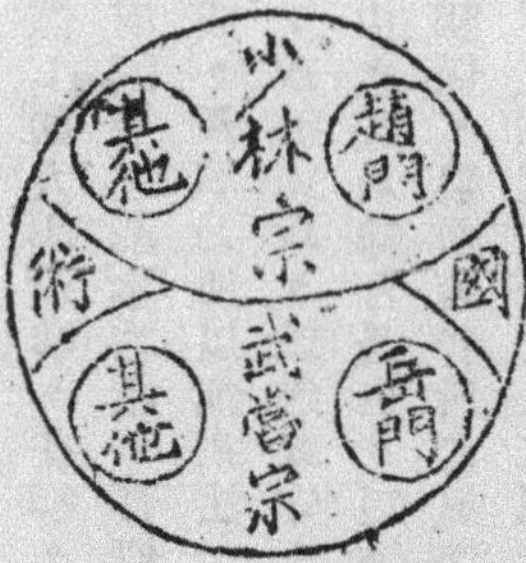


各派在國術整個內體各佔一勢力圈・然不能雜毋而自生・觀上圖便明。

第四圖

混合各宗派化散為整之國術・觀第四圖自明。

第五圖

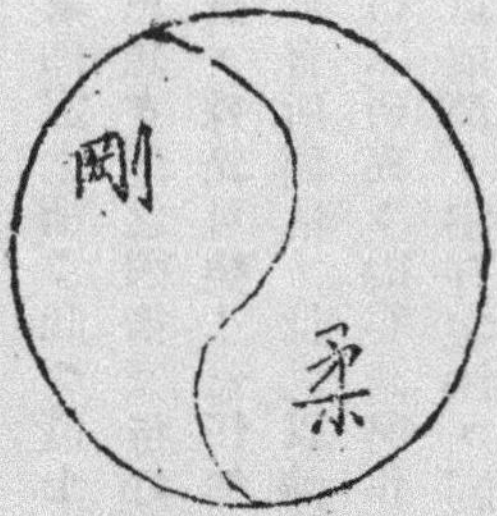


剛柔之相互表裏不能分離，以太極圖證之。

第六圖

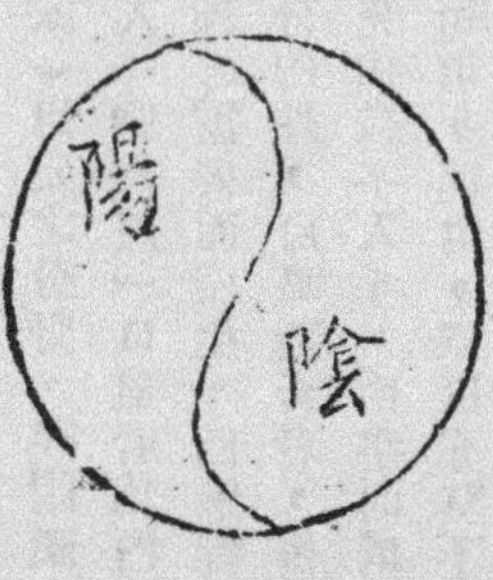


陽極則陰生，日沒則月出，萬物一理，循環定例，以太極圖證之。

至國術家古有外家內家之稱；此（道士）內家與僧人（外家）自定之分野，非謂國術果有內外宗派之分也。一般受神道思想支配之國術家每好自立名目，炫惑世人，謂內煉一口氣者為內功，外煉筋骨皮膚者為外功，強為劃分，殊覺可笑！蓋任何國術莫不應生理鍛鍊之需要而產生，而鍛鍊身體之道，必須肉體與精神並重，非可有所偏枯，世之以神道思想附會國術強分內外，自鳴新奇者，皆妄說也。

（三）長短拳分析之研究：編拳譜與作文同，學作文者必先由識字入手，由字而成詞，集詞以成句，集句以成章，集章以成篇，字有字法，詞有詞法，推而至於句也，篇也，章也亦莫不各有其應遵之法，由字以達於句為文法之範圍，集句而成篇章乃屬文章作法之分野。俗云：「不依規矩不能成方圓」。即是之謂也。國術亦然；如大小洪拳，查拳，六合，太極等，均係整套成路之拳，有似文章之整篇，至於彈腿，形意等為構成國術之基本元素，有似文章之字句。是以國術中之長拳與短拳非互相對立判若鴻構者，實係相因而相成，長拳乃所以鍊章法，短拳乃所以習句用，長拳每依局勢行拳，預擬敵人有從四面八方襲擊窺伺之勢，或進或攻，或退或守，而據情演成一套之拳路，以應四面八方之敵，此國術中之進攻退守，亦即文章中之起承轉合是也。短拳則單鍊一種手眼身步法，反復練習成為聯珠貫串之應用手法，此二者之同異及關係，習國術者所當認識者也。

（四）南北派歧異之研究：任何人文現象皆不能脫離自然環境之影響，如文學藝術之流變，哲學宗教之異同，政治思想之分野，胥受自然環境之支配左右。先秦時代，百家爭鳴，老莊清靜無為與申韓刑名重法之分，由南北地理氣候之迥異可得其綫索。燕趙之與三楚，氣候地勢異，文學作品之面目亦各殊。法儒孟德斯鳩縷陳事實，證明列國所行政制之不同，實因氣候殊異有以使然，吾人雖不必過分迷信所謂地理史觀（Ceografhicalinerpsotation of history）者，如英歷史家巴克爾之學說，顧自然環境之足以深切影響一切人文現象，固昭昭然人所共喻，無待多言者也。中國地理形勢因有黃河長江之隔，而天然形成南北之分。蓋由於南北地勢氣候之不同，土壤農作物，生活形態，人民體質與性格思想，乃至風俗習慣，文物制度亦有霄壤之別，此所以我國之文學哲學宗教藝術諸端，自邃古以來即有南北派別之異，固不僅國術之然已。國術之產生，源於自衞及鍛鍊體格之需要，易言之，即國術必附麗於人體乃能存在，人雖爲萬物之靈，究屬生物之一，終不能脫離自然環境之影響。大體言之，中國地勢北方皆平原，而南方多山嶽，氣候則北寒而南暖，言食料則北人食麥而南人食稻。綜合地理氣候食料三種因素之差異，遂產生南北民族體質性格之不同。北人軀幹魁梧，體格壯健，性豪放剛直，所謂「燕趙多慷慨悲歌之士」。南人巧於智慧，體短而弱，性格纖巧，江南人爲其典型代表，因體格之民族性之各殊，其鍛鍊體魄所採之方法亦截然有別，雖然亦僅限於方法不同耳。以言取材則未嘗少異，蓋殊途同歸，源同而流異也。少林武當爲中國國術之兩大宗派，但稽諸國術史乘，南北均有此兩派之嫡系，當時所傳授者，因人施教，不拘一格，習者亦未嘗以某某派系自相標榜，迄今年代久遠，竟演成今日之各派對立，門戶森嚴之現狀，致其原因，殆亦由於南北氣候民族性及體格之天然差異，使習者對技擊各就其長而分道發展，浸假乃各趨一途而不自知耳。按南北之拳術，對技擊各有專長，其及於生理之影響亦各有不同，南拳主守，多用縮小本身之法，防衞甚周密，攻擊則欠强，而肌肉緊張，則易受拘攣之影響，故功深者多面黃肌瘦。北拳主攻，開展活潑，筋肉鬆輭，肌體伸長易於發育，故成功者多魁梧奇偉，要之須認清南北宗派之別，非取材各異，師承有別，實基於環境之制約，明乎此，則今之有志於國術者應放大目光抱四海一家之觀點，以團結合作之精神，共謀中國國術之發展，切勿斤斤於宗派門戶之計較，黨同伐異，自相消耗，然後神州國術，庶其有豸。

（五）國術分類之研究：國術一道，博大精深，研習者不過如鼴鼠飲河，各果其腹而已，若欲精通而臻純化之境，雖殫畢生精力猶恐有所未逮，今之研究國術者，因未能對國術之整個領域及門類作一鳥瞰之觀察認識，恆不免以管窺天，蹈井蛙之譏，稍習一技，即沾沾自喜，以為彼所擅長者，為國術中最重要之部門，其他皆無足觀已。近世以來一般國術家之胸襟狹窄，眼光短淺，各懷門戶之見者，其原因實不外此，吾人誠欲喚醒國人對國術作一新的評價，並呼籲國內同道化除畛域團結合作，則關於國術整個之領域及其內容之分類，不可不作一系統的分析研究，著者不敏，竊願就個人管見所及，列表如下，以供研究。

| 國術 | | | 目的 |
| --- | --- | --- | --- |
| 運動的 | 療病、健身 | 洗髓經　易筋經　八段錦 | 健身自衛 |
| 技擊的 | 練法 | 少林十八法　雙推手　三十六合鎖　七十二拿法 | |
| | 練勁 | 打樁　打沙包　打木人 | |
| | 練身 | 各門各派之長短拳 | |
| | 練力 | 石礎　石擔 | |
| 藝術的 | 遊藝 | 表情式的演武　滾叉 | |
| | 戲技 | 擂台式各種表演 | |

## 2. 建立科學的國術理論系統

中國國術爲若干年經驗之累積，根本無理論系統，更無正確的科學理論系統，教者與學者但能作技術的傳習知其然而不知其所以然，陳陳相因，不以爲異，甚至挾絕技異能者亦多囿於傳統觀念及迷信思想，寧終身自祕，不肯輕易示人，致使我民族寶貴之國術經驗及身而絕者不知凡幾，夫挾技自祕與缺乏理論，雖係兩事，實密切相關，互爲因果，私心自用者流不願以絕技授人，輒故爲驚人之論，不曰：「得自異人傳授，輕易教人必遭天譴。」即曰：「祇可意會不可言傳」。於是技術愈祕密，而愈神話化，使世人以爲仰鑽無及不敢問津，至於窮究因果，探討理論，更無論矣。凡此皆爲阻礙國術進步之因素，吾人所應深刻反省，力謀排除者也，今欲整理國術，振衰起弊，發皇而光大之，唯有糾除已往錯誤，痛下針砭，糾合全國國術界同人與學術界人士密切合作互助，建立科學化的國術理論體系。消極方面，舉千百年來籠罩於國術中之神怪迷信荒誕不經之色彩一舉而廓清摧陷之，使我先民精深偉大之武技撥雲霧而重見天日。積極方面，以科學方法，由我中華民族五千年來浩瀚無涯之史料文獻中汲取寶貴之國術經驗知識，鉤深輯佚，整理而排比之，以供借鑑，更必須進而應用現代自然科學，如生理學生物學化學優生學醫學人類學等之最高成果，對我先民豐富之武術遺產，予以科學的解釋說明，使千百年來被認爲神密奧妙之國術，成爲有系統之科學，夫然後乃可以語於發揚光大，强國强種，復興民族，以我民族歷史之悠久，生活經驗之複雜，文化遺產之豐富，誠能認定目標，羣策羣力，作有步驟有計劃之研究整理，將來結果之美滿，成績之優良，可預卜也。

## 3. 國術之推廣與普及

國術之功用最宏，小之爲個人健身自衛之良方，大之爲强國强種之利器，欲達到此目的，其唯一先決條件，必須使國術成爲四萬萬五千萬人之國術，而不應徒供少數人競技表演獵取利祿之資，換言之，國術必須國民化，普遍化，始能發揮其最高之功效，此爲獻身國術者之無上天職，吾人所以不惜苦口說教，大聲疾呼者，實爲此耳，雖然，普及國術之道，非一舉手一投足之烈所能爲力，必須朝野上下協力同心，政府人民合作努力，在一整個的政策與完密之計劃下共謀發展推廣，我中樞當局誠能視國術之重要與發展工業，普及教育等量齊觀，無分軒輊，假以一二十年之時光，則我中華民族而不能轉弱爲强洗病夫之恥辱卓然躋於歐美强國之林者，吾未之信也。以言推廣國術教育之道，就事實立論，不外下述諸端：

（一）國民體育方針之確立；體育或運動爲健身强種之利器，若不與廣大民衆發生密切聯繫，徒成爲少數人奪取錦標，炫耀技術之手段，又何貴乎提倡體育？自海禁大開，中西交通以還，我國受時代潮流之激盪，而有變法維新之舉，一切教育制度政治組織，莫不模倣西洋，兼收並蓄，不知抉擇，僅就教育而論，舉凡歐美近代教育思潮學校組織，靡不應有盡有，祇知勦襲他人皮毛，至於是否適合國情需要，則非所計，流毒所及，中國教育竟成爲不倫不類非牛非馬之混合體，若夫我民族固有之優秀文化菁英，反棄之若敝屣，教育如是，體育亦然，三十年來主持教育者，受此種奴化思想之遺毒，以販賣舶來品爲能事，於是大中小學中之體育，但聞有德式操，瑞典操，日本操，絕未聞易筋經，八段錦。每遇盛大之運動會時，其奪得錦標受千萬觀衆喝采歡呼者，非球類選手，即田徑賽專家，國術節目，則寂焉無聞，主持體育之領袖尚不免出主入奴，阿其所好。至於全國體育界近年來形成崇拜洋化，輕視國術之不良趨勢，自無足異，此種現象，固足以表現我國政府缺乏正確的一貫的國民體育方針，另一方面亦爲國人無民族自信心之反映，若不改弦更張，適應中國國情之需要，建立確定之體育方針，則沿波不返，我國固有之國術遺產固難免有淪喪之虞，而將來新中國國民體魄之改造與民族自信心之恢復恐亦將徒託空談。方今對日抗戰已逾八年，建國大業任重道遠，誠欲達必勝必成之鵠的，政治經濟各方面之建設固屬必要，而改造國民體質，提高民族健康水準尤爲刻不容緩之要圖，着手之道，首在普及國民體育，遍及全國，使無分老幼男女，皆具有堅强之體格，煥發之精神，我最高教育當局，更應於發揚民族固有文化傳統之原則下，體察環境，釐定全國體育方針，以我先民遺留之國術遺產公諸國人，期達强種强國之最終目標。至於西洋體育技術則以客觀的批判態度，存其精華，汰其糟粕，或與我國國術合一爐而冶之，或相輔相成，同等並重，總之務期一掃已往媚外諂外崇拜洋化之奴隸思想，建立以中國國術爲本位之體育方針，斯則不能不有望於我教育當局全力以赴早觀厥成者也。

（二）國術人材之羅致訓練：　古語有云：「得人者昌，失人者亡，」又云：「工欲善其事，必先利其器，」此皆千古不磨之眞理，稽諸史乘，莫不皆然，尤以國術之興衰成敗，繫於人事者什居其八，某派拳術若得一特出人物爲之倡導，此派必有成功發達之希望，若不幸師承中斬，勢必一蹶不振，永無復興之一日，今欲革新我國固有國術而推廣之，則最感困難，且亦爲最關重要之問題，卽人材缺乏是已，中國國術人材非眞正缺乏之也，祇以生活環境及門戶派別之見，或遁跡山林，隱逸自高；或流落江湖，鬻技餬口，各散一方，聚首爲難，致使有心於斯者深感才難之嘆！是以不言整頓國術則已，苟欲認眞苦幹，則網羅佚材，實爲當前刻不容緩之要圖，顧作者所謂之人材，非謂學得幾手拳術，略識之無之謂，必須對國術有相當貢獻及理解。對體育原理素有研究，且有豐富之教育經驗者，方能負荷整理國術之重任，縱不能有國術與教育同時擅長之人材，最低限度亦必須糾集各有專長之人材，分工合作，羣策羣力，研議改革計劃，商討發展方策，必如是然後國術之推廣發展乃能收事半功倍之効，總之國術人材之網羅集中，及國術與教育之密切合作，爲當今之要圖，至於網羅人材之具體辦法，非本篇所能盡，願以俟諸異日。

（三）國術史料之整理與國術理論之研究：任何科學如欲謀發展進步，首須有理論爲之指導，並須對此種科學之淵源，作歷史的探討研究，方能鑑往知來，挹前人之精華，供改革之借鏡。我國國術源遠流長，歷史悠久，各派之流傳，全恃口授，歷久遂致面目全非，復相蠹失，加以南北自然環境之不同，及師承各異，好事者乃自立門戶，標榜派別，紛歧錯綜，莫可究詰，此皆不明國術原理及國術歷史之過，不足爲異者也。吾人今日既以整理國術爲天下倡，自應就理論及歷史兩方面邀集專門學者，澈底研究整理，使國人讀理論而知國術原理之所以然，不致生神祕奧妙之感，更使讀歷史而明國術之源流及派別，認識派別雖異而源流實同。理論之研究必須集合各種拳術，各種器械，分門別類，應用運動生理學予以科學的說明詮釋，創立一包羅萬有之國術理論體系，尤須着重說明各種拳技之方法功用，彼此之關係，及其對生理，衞生，心理各方面之影響價值如何？然後根據研究之結果，確定何種拳術爲最有益於生理且符合時代之需要，果能集合國術專家，在此博大體系之中，各就所長，分門研究，將所得結果，編纂成書，則有志研究國術者將如在茫茫大海中驟覩燈塔，無盲人瞎馬之嘆矣。至於國術史料之整理研究，亦爲發揚國術之切要工作，以我在國國術歷史之悠久，其沉淪而未經發見之史料不知凡幾，此種鉤深探隱，披沙鍊金之工作，非對歷史有深厚素養者不能爲，我國國術史料之來源甚多，不外散見於正史稗史，筆記小說，民間傳說中，史記中之游俠列傳及國策中之關於聶政荊軻豫讓之記載，殆爲最古之國術史料，筆者嘗有志於斯，擬編一通史性質之中國國術史，若材料齊備，並計劃進一步從事於斷代史之編纂，如魏晉國術史，南北朝國術史等，或以人物爲單位，撰爲國術名人傳；或以宗派爲經，以時代爲緯，撰爲少林派武術史，武當派武術史，趙拳史，岳拳史，太極拳史，或其他各門專史，更或撰爲十八般武藝流變史，凡此諸種，均爲有價值之史料，誠能如願完成，不僅在中國國術界爲空前之創獲，即在中國史學界中亦不失爲破天荒之勞作，惜以見聞有限，戰時書籍搜集困難，故不克順序完成，此則唯望海內賢達及史學先進之指導協助，其庶乎有成也。

4. 振作武風糾正惡習

上述諸端均爲改進國術復興國術之積極要務，若能得政府之支持，以政治力量爲之推動，則不難使已衰之武術發揚光大，普及全國，惟消極方面，亦有應特加注意者，即糾正一般國術家不良惡習是也。吾人曾於「國術衰落之原因」一章中，探本窮源，列舉國術式微之癥結所在，今欲徹底整理，發揚光大，亟應針對已往惡習，廓清而摧陷之，關於「國術衰落之原因，」著者曾列舉六端，即（一）理論缺乏與派系分歧，（二）技術的祕密自封，（三）統治階級之壓迫，（四）神道思想之支配，（五）武術家本身之墮落，（六）民族性之關係，第（一）（二）兩項，只須國術理論建立後，即可無形消除，第（三）項今已不復存在，第（六）項關係於整個民族性之改造，問題甚爲複雜，非武術家所應獨尸其咎，唯第（四）（五）兩項實爲一般武術家所犯之大病，亦爲近世以來國術陵夷主要原因；衡似「物必先腐而後虫生」之古諺，必因武術家本身有不可恕之嚴重弱點，然後外力乃得乘隙而入。自南朝時達摩禪師由天竺東來傳佈少林拳後，國術與宗教隱然成爲二位一體，結托甚密，禪林佛寺爲國術傳授之大本營，非皈依三寶不能得技擊之眞傳，有志習技者，須受戒律之約束，降至明清，此風未嘗稍衰，古之武術家所以有豪俠仁愛之精神，爲世人所敬服者，蓋以其能守紀律重武德故也。近百年以還，由於西方資本主義勢力侵入中國之結果，使我數千年來沉滯不動之政治經濟發生空前未有之鉅變，影響所及，純樸之社會風氣與固有之國民道德亦隨之破壞無餘，蔣委員長手著中國之命運第三章中曾云；「……於是父子，夫婦，兄弟，朋友，尊卑長幼之間，鄰里鄉黨之際，不復有相親相愛之心，更失其互助合羣之誼，遇事唯物質的利益是圖，隨處無道德的標準自律，義之所在則推諉，利之所在則交征，上下相蒙，左右相欺，老弱無所顧恤，貧病無所賙濟，視骨肉如路人，視同胞如敵寇……」寥寥數語，已將我國近百年來國民道德淪喪之根原，抉發無餘。國人處此過渡時代中，既受社會經濟激烈動盪之威脅，復受都市生活中物質狂潮之薰染，舊有道德規範與倫理信條已失其維繫之作用，奢靡詭詐，奸淫貪婪之風乃如洪水氾濫不可遏止矣。國術家亦爲社會階層中之中上份子，遭逢此新舊交替之變革，自難免同流合污，日趨墮落，上焉者挾技自衒，上干於公侯權貴之門，爲獵取利祿之工具；次焉者浪跡江湖，鬻技賣藝以爲餬口度日之資；等而下者則勇於私鬥，橫行鄉曲，恃強凌弱，無惡不作，若爲生活所迫，環境所誘，甚至挺而走險流爲盜匪者亦所在多有，此其原因，固屬政治不良，社會紊亂有以使然，而武術家昧於天職，罔顧大義，不能潔身自好，堅守崗位，亦不能辭其咎。夫中國爲崇尚道德禮義之國家，數千年來雖朝代變吏，而忠孝仁愛信義和平之美德，仍爲國人生活行爲之無上軌範，相沿弗衰，至若仁俠武勇濟危扶弱之優點，亦為我民族精神之所寄，此次我對頑強之敵人所以能苦鬥八年而益戰益強者，實賴此民族精神與民族道德之潛在偉力為之支持，武術家雖以改造民族體魄為其直接責任，但如能自勵自勉，提倡武德，崇尚仁義，以天下國家為己任，懷匡世救民之精神，則昔之荊軻聶政田横者流未嘗不可再現於今日，其於民族正氣之發揚國民道德之恢復，關係良非淺尠，是故今後欲發展國術，除技術的改進外，首應致力於武術家道德之改造，一洗過去頹廢墮落之惡風，重光勇武義俠之美德，共信共行，互勵互勉，然後我固有國術乃能普遍於全國，負改造民族革命建國之重任，此則非一二人所能為力，而有望於全國國術界同仁之澈底覺悟，共同努力者也。

（國術理論體系完）

## 附錄

民國三十四年三月上中國國民黨國立西南聯合大學區黨部提交六全代表大會建議「革新中國體育促進民族健康提案全文」

（理由）人類生存於世有兩大本能，一為生活慾望之滿足，即「食」的本能；一為求種族之綿延不絕，此即「性」的本能。但生存之中，自衛為要，蓋自原始社會演變至於今日之文明社會，人類無日不在鬥爭之中，原始時代之鬥爭為人與自然環境之鬥爭，更進則為人與人爭，至於今世，則以物質文明之進步，武器之發達：國與國間之爭鬥乃不可免，且有日演日烈之勢，處此鬥爭之環境中，倘無自衛力量，則將難逃於淘汰之命運，欲謀自衛首須有健康強壯之體魄，健全之種族，如是則消極的乃足以自立自存，抵禦外侮，積極的建立強大鞏固之國防，此所以德蘇諸國除一面整軍經武外，尚銳意致力於國民體格之鍛鍊，良有以也。我國自鴉片戰爭以還，因受不平等條約之束縛與流毒，致國民體格日趨衰弱，民族道德及精神亦為之委靡不振，外侮迭乘實非偶然，前車不遠，可為鑑戒，今後誠欲補偏救弊，亟應適應世界潮流努力建立強大國防，而尤要於改造種族，鍛鍊民族體格，以期重振委靡墮落之民族精神及道德，恢復已失之民族自信力，改造民族健康之道有二，一為種族之改革，以優生原理保存優秀之血統，一為普遍實施全民族之體格鍛鍊，前者茲不具論，以言體格鍛鍊，自應以提倡體育為首要之圖，我國非不知體育之重要，近三十餘年來，全國學校亦嘗普遍採行體育課程，惟以主持者罔顧民族思想，徒事抄襲，不知抉擇，以致全國各級學校之體育，但僅有德式操瑞典操日本操；未聞有易筋經，八段錦，所造就者為英雄式之個人選手；以奪取錦標為能事，若夫國術節目則寂焉無聞，此種崇拜洋化之奴隸思想足以充分反映國人之民族意識之淪沉，若不改弦更張，創立中國本位之體育，普及於全國民眾，以提高全民族之健康水準，則流毒所及，新中國之建設將徒托空談，此筆者所以願大聲疾呼，提出「體育革命」口號之主要動機也。

（辦法）

（一）設中央體育館集合中外體育專家研究改革方案

吾人既欲力矯盲目抄襲歐美模仿西洋體育之積弊，首須對中國數千年固有之體育遺產虛心探究，徹底研討，並與西洋體育比較研究。留精汰粗，綜合而創造之，以樹立一以中國民族為本位適合中國國情之科學的體育系統，故着手改革之先必須經研究設計之階段，集合全國有國家思想及民族意識之體育專家，共同研究，本此意旨，筆者建議設中央體育館，下設研究設計部，編審部，訓練部，研究設計部担任新中國體育理論之建立與設計，編審部担任國術史料之整理，體育教材之編審，訓練部，任指導全國體育人材之訓練事宜，此為訓練之設計，並非實際執行訓練之機構。其詳細組織系統另為文申述之。

（二）設立體育專科學校大量培植體育人材

近數十年國人醉心西化之結果，體育界乃形成全盤洋化之畸形現象，流毒已深積重難返，欲徹底改革，實非易易，根本之道，唯在一面釐訂體育改革方案，一面訓練大量體育人材以為推廣普及之幹部。總裁於廿四年曾手令籌辦國民體育學校，並由程登科先生等開辦軍事體育幹部訓，因抗戰發生，第一期結業後旋即辦，至於推動體育之組織，總裁亦曾於廿四年首創黨政軍體育促進會，亦以抗戰開始而中輟，今後為貫徹體育革命之宗旨，達到強國強種之任務，承應本　總裁「體育第一」之召示、將以上兩種組織迅速籌備成立，以體專為培植幹部之中心，以促進會為推動體育事業之動力，二者相互為用，必能使中國之新體育事業長足發展。

（附註）以上所述不過略提綱目以喚起當局及海內人士之注意，至於具體方案及實施步驟等，俟本案原則通過後當另行詳細擬訂之。

吳志青先生著

# 歷世紀

蔣夢麟敬題

江左長星一炬存魚龍光怪百千吞迢迢望氣中原夜、有湛盧劍

倚門

馮友蘭

十年磨劍劍常鳴垂老爭先吏請纓天下興亡吾有責書生文弱孰堪兵渾忘華髮堪誇健爲厲青衿

豈計名今日太平方有象從君還擬問熊經

志青先生屬題十年磨劍圖卽希　兩正

卅四年八月勝利日秀水唐蘭

枉駕頻過意倍真從來同姓勝他人天涯已恨相逢晚況是烽煙滿戰塵柔術能傳太極眞欲教強國

首強身讀君雅著知君意直把金針盡度人

志青宗兄見過並以所著太極正宗相惠拜讀之餘率成俚句奉謝卽希　兩正是幸

時乙酉春日同客昆明宗小弟吳紹埗漁滄呈稿

# 歷世記

## 羅華田先生序

民國二十三年夏，余效輶軒故事，於役新安。乃發錢塘，逾昱嶺，駐歙阜，登黃山。足跡歷歙縣績溪休寧，而復獲方言資料遍徽屬六邑。提槧懷鉛之暇，飽覽名山大川，並結織茲土豪俊之士，然後知靈秀之所鍾非偶然也。比逾十年，復邂逅歙縣吳志青先生於濵海之濱，且獲讀其自傳歷世紀，傾蓋論交，益信斯言之非謬矣，志青爲歙之望族，幼失所怙，賴汪太夫人苦節撫育，以底成人，所得母教獨多，故事母亦至孝。弱冠棄商就學，感滿政不綱，毅然參加革命，於上海瀏河中湖光復之役，癸丑之役，皆躬與之。恬退自持，功成不居。爲健全國人之體魄，乃創辦中華武俠會，組織社會童子軍，並倡德智體美四育並重之說，實事求是，不辭勞怨。其後從征西北，奔走滬漢，屢涉艱危，而能澈視榮利。三任灌雲泰縣六合警察局長，不畏強禦，惟民間福利是謀。片言與夙志相違，立即掛冠求去。其於中華武術尤力圖改良，潛心倡導，所著太極正宗等書並傳誦一時。有從而問業者，年不問老少，時不問寒暑，無不因材施教，竭力鍛鍊，俾底於成。近年皈依佛法，修養益加醇至。脫非新安山川靈秀之所鍾，焉能剛毅堅卓，淡泊耿介，至於如是耶？余以終歲伏案，絕少運動，特感風濕骨痛之疾。志青珍護國術，力促余從之練習。數月以來，雖以積冗蝟集，時輟時續，而疾竟灑然，欣幸之餘，乃於讀歷世紀後述其所認於志青如此。

中華民國三十三年十月二十日北平羅常培序於陪都之海燕樓。

## 胡小石先生記

與志青先生相知三十年。此卷所錄皆其自寫出。志青為人誠樸任勞苦，有功不居，而時時為讒諂所中傷，讒不能易其志，誠屈大夫所謂九死未悔者也。與志青同時起者，今皆擁高官厚貲，出入國[illegible]，而志青食貧如故，讀此書者，可以得知人論世之助矣。

己卯冬胡光煒記於雲南大學文學院

二

## 梁鼎銘先生題並跋

觀書室主，梁鼎銘先生為余繪歷世紀畫老子過函谷關圖，並題曰，（萬物作焉而不辭，生而不有，為而不恃，功成而弗居）

又作長跋曰，吾聞五十而知天命，故常人未老而自衰，吾友志青兄已五十歲矣。天命弗失，為而弗恃，功成弗居，更不知老之將至，其即老子乎？其編歷世紀即五千言道德經乎？吾繪此老子過函谷關圖以誌吾感也，並題經以誌其志。

民國二十七年春觀江梁鼎銘題并跋

附記：此畫於二十七年十月隨羊城同淪敵手，付諸劫灰矣。

## 董承道先生題

蘧伯玉五十而知四十九年之非，非真非也，益精進耳，能將一生行事隨時紀錄，直加檢點，不但可以寡過，且可以勵來茲，讀志青先生歷世紀更見其堅苦卓絕之由來也。中華民國三十年八月董承道謹題

# 歷世紀自序

行年五十，知四十九年之非，在世百年，[illegible]六十日之樂，生也不辰，恰當國勢飄搖之會，舊目[illegible]

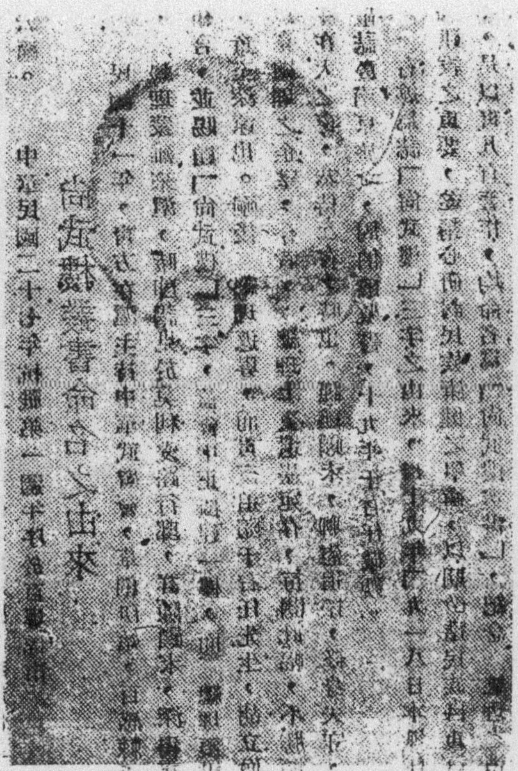

著者五十五自影

## 自勉

自強不息，自重自信。
利益於人，百折不回，
犧牲不惜，冒險不辭，
惟求為公，不知有我，
厭惡舊習，斷知是[illegible]，
憤慨消[illegible]，不望酬[illegible]，
主張正義，力持公道，
不仇所仇，不阿所好！

中華民國二十[illegible]

唏噓，心傷[illegible]，志[illegible]，[illegible]，既[illegible]八年矣。此大半生中，[illegible]國家[illegible]曾究有若何建樹，抑[illegible]，[illegible]繼續奮鬥[illegible]，[illegible]大生中。

所留痕跡，仰不愧天，俯不怍地。此一付清白之軀，終能保全，用敢表諸楮墨，以示子孫，而告後世云爾。

中華民國二十七年抗戰第一週年序於百粵棉市

# 尚武樓叢書命名之由來

民國十一年，青方在滬主持中華武術會，草創伊始，百感棘手，正於進退維谷間，適陳逆在粵叛變，總理蒙難來滬，時即謁見於莫利愛路行邸，詳陳顛末，深得嘉許，勉以努力進展，增成革命勢力之組合，並賜題「尚武樓」三字，蓋會中正擬建一樓，而總理預書其額，寓革命之成功，在建設之努力，意至深遠也。嗣後總理返粵，而青復追隨于右任先生，胡立僧，方叔平同志轉戰河朔，更無暇晷，以竟繼續之企望，今者，總理上賓遺墨宛存，每閱此幅，不勝惘然，彷彿猶在滬行邸，秋風蕭颯，繁星在天之夜，恭侍左右之時也。謹述顛末，聊慰追懷，終身矢守，此物此志，十八年六月三日。吳志青敬誌於南京旅次，周伯璇敬書，十九年于右任敬觀。

右述爲誌「尚武樓」三字之由來，自十九年「九一八日本瘋狂侵略我國後，青以物質建設，不若心理建設之重要，遂精心研討民族康健之學術，以期改造民族自重自信之精神，而雪「九一八」之奇恥大辱。是以青凡有著作，均命名爲「尚武樓叢書」，紀念總理之遺志，此命名之由來也。第十四週「九一八」雪恥日。歙縣吳志青校務之餘謹誌於國立暨南大學。

# 一、參加辛亥革命

## 1. 上海瀏河平湖之役

民國紀元前一年辛亥之六月，余任浙江平湖葛氏稚川兩等小學校體育兼圖畫手工音樂教員，又擬費民小學校教員，七月為培植革命勢力，徵集商界有志青年百人成立商團，同時又成立守望團，團員純係地方士紳，如陸琴生（[illegible]）葛贊侯（洛）出任團長余任司令兼教練，八月二十日得悉武昌舉義，鄂督瑞澂逃遁楚豫艦，同志聞[illegible]，無不歡躍，越日請假起赴申江，謁沈縵雲李平書蘇筠尚葉惠鈞朱少沂諸先生商嚮應武漢，樹東南革命義旗，當於滬中召集商團同志，九月十二日下午四時集合於滬[illegible]商團操場，發給槍枝，屆時來集者三千餘人，是日黃昏分路出發，時江南製造局為統領張楚寶駐守，事前派員接洽，悍然不理，且扣押陳其美先生，是夕沈縵雲李平書兩先生親統健兒三千，衝校往攻，余留守商團公會本部，負指揮攻取其他處所之責，當遣一部同志焚燒道署，又一路佔領縣署，守護監獄市工程局及電報局等，又派一路收復海軍各艦艇，經一夜之奮鬥，十三昧爽，各路報捷，上海全部光復，舉國歡騰，胡虜失色，滿庭知人心已去，事無可為，乃下罪己詔，歸政漢人，如火如荼之上海軍政府，遂於黃帝紀元四千九〇〇年成立，陳其美先生任都督，李平書沈縵雲兩先生分任民財兩部長，余則謬蒙都督頒給最優等獎狀，光復上海之翌日，應宗兄仲喬之邀，再集同志多人，鎗百枝，彈萬發，往取瀏河，一路搜索，未受抵抗，惟抵瀏河附近，與江防營略略周旋，隨亦順利解決，到達鎮上，市民鼓舞如中風狂，大有簞食壺漿以迎王師之概，駐二日，率隊凱旋，復請得小兵輪一，領十字軍西去平湖，沿滬西行，所經之處

歷世紀　在平湖　二

，屋頂遍懸白旗，過閱行，竹爆聲喧，備受歡迎，足徵人心思漢，初非可以始終壓抑之者，抵平湖東門，民衆不期而聚者數千人，知事某知不能抗，亟豎白旗，於是歡呼萬歲之聲，震徹雲漢，越日浙省亦告光復，事定仍任商團事，致力於保衛地方，差幸上下策力，匕鬯不驚，謬蒙邑人士之譽頌。

附宗兄仲裔記述

宗兄志青與余訂交，迄今已卅年矣。當遜清宣統之際，朝政日非，憂國之士，咸謀傾覆以光復故土爲號召，時上海各界組織商團，乃紛紛加入受軍事訓練，余與兄亦於此時相識，一見傾心，引爲同志，余家僑寓滬西，兄乃移榻同居，每於晨光曦微中並肩步行至南操場，寒暑無間，如是者一年有餘，洎乎辛亥武漢首舉義旗，上海商團繼起響應，余與兄亦參預焉。自後余返里辦學，與兄形跡漸疏，兄籍安徽，幼年隻身負笈赴滬求學，精研體育教學，兄爲人豪俠，富熱情，民之二年，在滬熱心社會事業，曾組織武術會，提倡武俠精神，萎靡之風爲之一振，繼乃奔走南北，多所建樹，去年五月間余入西南運輸處，又與兄共事，而兄之熱情，豪俠不減當年，爰將所知兄之簡史，略敍一二，以誌人生過程中之鴻爪云爾。

中華民國二十八年雙十節前二日吳仲裔謹述於雲南下關

2. 在平湖

民國元年正朔改元，總理中山先生在南京就中華民國臨時大總統，余領導平湖各界，舉行慶祝提燈大會，當時風氣未開，此種集會尚屬破題兒也。元宵之夜，金吾不禁，四鄉八鎮鄉民，麕集城鄉內外者何止萬人，燈燭輝煌，人頭攢動，情況之熱烈，直無法可以形容，燈隊所過，街巷間爆竹聲齊起，響徹還遁，余一面派隊四處警戒，一面準備消防器具，以防不虞，余更全副戎裝，往來巡視，午夜燈闌，秩序迄未稍亂，自此以後邑人對余印象尤深，每遇地方有事，輒先就商於余，尋且遇於途必讓道，逢於市必立迎，受此禮遇，余乃益自奮勉，但經云「高而不危所以長守貴也，滿而不溢所以長守富也。」自念言行有稍不謹，豈但清名掃地，亦愧對地方，頗悚然動引去之想，適徐一冰師函招就南京江蘇省立第四師範學校體育主任，余以教育師資，良有助於社會之進步，乃毅然撇開清高安逸之事，而別就物質享受菲薄之教職。

在未婚之時，一時慕虛榮者，以余爲民國新人物，且少年英俊，遣人說媒者日有數起，有張某業輪船公司，家頗殷實，有獨生女不啻掌上珠，亦冰人通款曲，擬贅余爲婿，惟余自負爲青年之覺者，又受邑人推崇，復忝爲人師，此後之事業正多，深慮爲脂粉束縛，前程將受影響，乃都謝絕之。

## 二，母汪夫人棄養

### 1. 徽浙途中

夏五月就南京第四師範體育主任，積極計劃小學體育師資之養成國民體育之發展。

七月上旬暑假，回鄉省親，吾母倚閭望子者久矣，余因學業關係缺省晨昏已達三年，一旦歸來，老母之喜出望外，誠非筆墨所能描盡，鄉黨耆老，囿於封建習俗，慫恿余母在宗祠家廟張張貼余之革命事蹟與學說，藉認余獻身黨國，光復漢土，實爲鄉里增光榮，而吾鄉在鼎革前，遊學外省，畢業於學校者，以余爲第一人，至爲社會革命而奮鬥者，尤未前聞也。

緩蒲淮鄉，老母送至村居，一份依依不捨之慈顏，永遠印余腦海，今日思之，猶不禁心酸淚落。

乘舟赴錢塘，一路山水清明，經河口著名險灘梅花灘，江中亂石縱橫，激水成瀑，時濺空中如梅花片片飛，舟行其中，須對水紋曲折而進，稍逆水道，便有為急流撞礁之危，至此灘之舟子曰，山高水深，遊客過此，多聽得竹篙聲，四面回響如鐘數齊鳴，山形若萬象對立，又據舟子曰，錢塘山內有方臘墳，又過汪公潭，江中阜立小山，視焦山而小，上以越國公廟，江岸兩旁民，多爲汪姓，按汪越國公爲南唐人，保障東南，有功社稷，州人遂爲立廟作永久紀念，徽州及金衢嚴一帶各村鎮俱有廟宇，可見人心向善，今古皆然也，前去又有棺材洞，榜人云「水進棺材洞，難過竹節旗」，棺材洞在山麓，風水絕佳，有信青烏術者，盜葬該地，一夕大雷雨，所葬之棺，竟自山腹冲下，今江岸猶存遺蹟，古諺云「吉人葬福地」盜竊偷葬，全違自然，天地亦不容之，竹節旗爲險灘，大石橫江，水小時可從小港繞石而行，水漲則滿江白浪，舟行不能自主，凶險萬分，再前有石灰窰與大風鑑家藍布衣墓對峙，據傳山形似猴，作就江飲狀，葬此者子孫有將相之榮，藍布衣有子性最拂逆，一生未曾一從父言，藍布衣臨終遺囑其子，死後須葬其路上，子以一生違悖，老父最後遺命不忍再違，如命入土，不知藍意以爲囑葬路上，子必違而葬路下，如此佳城不破，風水依然，後世之福，正未可料，詎其子竟一反平生之行，致機謀徒成畫餅，希望終未實現，世之人不度德不量力，日以機智攫取名利，其不同藍布衣之失敗者幾希，又云風水未破之前，有諺曰，「日日千人拜佛，夜夜百盞點燈，千人拜佛者，指江中上水船縴經此，縴工負縴上坡，腰彎如弓，一步一俯首，形同拜佛，百盞燈者，此處昔有石灰窰九十九座，生涯稱盛，入夜窰火熊熊，暮色昏黑中，行人數之，輒得百數，俱信此中有一神窰，風水破後，窰業亦一蹶不振，今猶畢丈者寥寥數緡而已，舟過嚴州，上水船須在此處僱縴工，下水者須將上水應用之工具及工友等，需時頗多，旅客多乘機登岸一遊，街衢狹隘，路用石板鋪，店肆甚密，大都為小雜貨肆，城中有方臘塔，對江南岸山巔，則有武松塔，城池建築壯麗，雉堞成梅花形狀，有梅花城之號，浙江本有「十縣九無城」之諺。相傳新安江西來，衢港之水南至，兩水交會，直抵嚴城，成錯綜複雜之桃花水到堂，主大富貴，亦主婦人不貞，昔有州牧，精青烏術，特建梅花城以制桃花水，詎封建時代之官制，僅城不過百雉，梅花雉堞則為帝京獨有，州牧雖為嚴城免去一頂大綠巾，而自身亦以僭越獲罪，受剝皮之刑，專制帝王之權威，令人不寒而慄，若今日到處宮殿式建築，從未聞有因此而獲罪者，此君亦生不逢辰，余為之叫屈不置，嚴州即今之建德縣，據浙水上游，羣山迴環，一水縈帶，為形勝要區，過此三十餘里為桐廬，江北岸富春山下有嚴子陵釣台、高山夾岸，水綠波深，附近漁村，輒有小舟載網捕魚，船過，則追傍兜售，頗有逸致，經富陽江，江寬廣約十里，至此已可遙見杭州六和塔矣。

## 2. 母逝

登陸至西興站，由滬杭車由滬返京，詎到方旬日，羽書飛至，（當時交通不便，鄉村有急事，仍沿俗例，以羽毛貼信上，示飛快也，或火灸之以示急）噩耗，竟離人寰，遽成永訣，蒼蒼者竟奪余母以去，搶地呼天，痛也何如，猶憶噩耗未到之前夕，夢返里門，猶見先母病事，此告經過，既癌尚歷歷在目，先母問尊貴君衝卒，竟以夢幻無憑相慰，詎料了，夢境固然，實吾先之示兆也耶？諺云「樹欲靜而風不息，子欲養而親不在」，千古痛心之事，竟鍾於此，我母不能真受兒孫顯報於生前，則為子孫者，惟有立志獻身於社會民族，以答罔極之恩于其後矣，余與宗族創辦學校及圖書館，蓋我母不惜聲盡苦心作育我，當昌大我母心志，得人人之子弟而教育之也，趕返治喪，循理成服，鄉里宗族、對我母平日極表崇敬，入祠之日，不期來吊者數百人，崇德小學生且來歌追悼之章，開吾鄉吾族以往未有之風氣，迄今仍祇我母有此風光，潛德感人，固非金錢所可買得也。

附錄族伯芷卿老人撰先母苦節傳贊

苦節族弟室吳汪氏吾鄉塘里汪觀大君之長女年十有七來歸亦恆族弟年二十八夫亡遺子一志青二女素娥喜娥越五年翁姑又亡家赤貧不忍累兩夫弟請分爨蠶出鋤種入夜縫紉刻苦持家十有餘載兒女衣食教育皆賴以給且積錙銖置山地戚族知其梗概者莫不矜憫而肅然起敬也男婚女嫁畢子志青卒業上海中國體操學校任江蘇省立第四師範體育主任而母當蔗境回甘仍不少息勤勞病膏肓遽而西歸距生前清同治七年享年四十有五爰爲小傳藉表幽貞用式閭門以光泉壤贊曰

新安山水毓秀鍾奇有女來歸爲貧家妻淑慎爾止不愆于儀詎遭噩夢海立山飛特立孤憤堅壁自持皇天眷佑早錫佳兒有志竟成名噪于茲隆隆日起拭目俟之

我母系出名門，幼稟庭訓，深知教育之道，故於我之求學，因勢利導，絕不強勉，迨後選師擇業，亦復一任余志，余七歲就傅，是年秋，先祖錫蕃公見背，我母不忍重累孀姑，請求自炊，此時家雖中落，尚未至貧無立錐，我母廉介自持，一毫不取，于村尾賃屋，並在對河租地，自種自給，我受經濟影響，改讀就近蒙館，于所習功課，頗知勤奮，同學兒童，咸奉爲長，將一載，奉祖母命遷村西深井祖屋中，又改讀安禮堂，越年，又奉曾祖母廣兆夫人命，仍還居廟下店本宅，雖曰同居，炊仍另起，翌年曾祖母西歸，而我亦半耕半讀，次年先考亦恆公又棄養，家境漸艱難，母詢余欲在何業，余平日頗喜學有專長，乃以習技藝對，于是遂棄學入休寧汪吳太姑母家在屯溪開設之汪恆泰金酒鋪，是歲庚子，余纔屆舞勺之年，汪恆泰素不傳外姓，茲因報答外家過去提攜之德惠，破例收余，授以治金術，兼及櫃上生理，寒暑四易，學成有日，按工計資，每日亦可得一元之上下，余方成丁，在昔家貧物賤，至是大可躊躇滿志矣，詎遭回祿災，余之行李亦罹浩劫，母又詢余願否赴遠方學業，余曰願，兒幼年失學，亟須深入社會，磨練成有用之人，家鄉固好，謀升斗亦非大難，特母尚健，不需兒助，此時正宜遠遊乃因戚某介，就業浙江寧波周成泰茶漆店，春秋七度，店中同人甚相器重，目為新興人物，凡事以余為楷模，嘗余工作餘暇，輒勸諸不倦，上海之申報為唯一之良友，對於政治經濟外交論說等，尤三致意、每晚更請族叔中立公講解聊資聽畢，閱三年，滿清宣佈立憲，設巡警學堂，余見獵心喜，秘密投考，揭曉居然五魁，立辭店務不獲允，店主並勉余再服務一年，即委余經理，余曰、余志在社會，不願終老商業，仍決然舍去，余在商界，積七八年之經歷，雖假成為次幹角色，一旦如棄敝屣，近視者不無為我惋惜，而母竟報可，且為籌措學費，旋又由巡警學堂轉入上海中國體操學校，加入中華義勇隊滬南商團，參加革命工作，復入革命巨子周湘所辦之中西圖畫學校，我母信余深，凡有所請，輒立允，絕不阻撓，更不惜舉債以助，俾竟余志，此豈普通淺識婦女所能為耶？

先母入祠後三日，著手整理祖墳，蓋我高高祖觀淳公卜葬于塌坑口，其地形似龜，除墓穴所在外，尚有背腹之三四畝，龜尾一角，已於某年為仲叔售與安福堂，其餘隙地，則零碎抵售于人，不下十餘，余乃邀集鄉里耆紳，如蕘仙蔭亭端甫芷卿錫楨鎮奎諸公，甲仲叔立保產書，嗣後則不得再出押抵賣，余即備資贖回各抵借地券，按先世自觀淳公傳遞傳至余七代，觀淳公永昭公，永昭傳大燦公，大燦公傳廣

歷世紀　保產　七

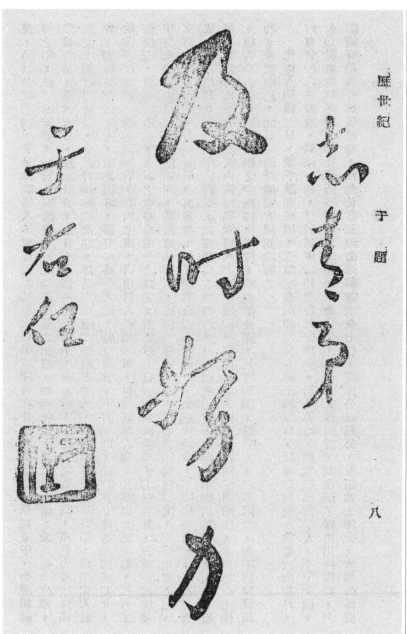

歷世紀　于題

八

兆公，廣兆公傳錫蕃公，錫蕃公傳亦恆公，亦恆公傳余。亦恆公同胞弟妹六人，亦恆公居長，亦授公居仲，亦怡公則季也，大姑適定潭張，二姑適深渡姚，三姑適鴻飛溻，仲叔有二子，長世堉，次世鏞，季叔無出，由世鏞繼承，余父有子女三人，余居長，次女弟素娥，三女弟喜娥，同適定潭　氏，家業鼎盛時，爲永昭大燦廣兆三公時代降至錫蕃公，適遭紅羊浩劫，吾徽十室九空，村落大半成瓦礫，吾家產契一切，悉化灰燼，錫蕃公平日深居簡出，不問世事，大亂後受鄉人朦蔽，所失益鉅，雖然仍不失閥閱風光，其實僅外強中乾之象，錫蕃公棄世後，淩替日甚，祖澤所餘，半做人情半換膏（芙蓉膏）又歷十餘年，先祖妣錫蕃夫人逝世，仲季二叔競賭競吸，僅餘遺業，消耗殆盡，惟存本宅及廟下店市房連住宅一所，又賜坑口祖墳而已，本宅居村之中，正當市集處，墳地又推爲附近數百里之佳城，覬覦者至衆，故若不乘此約法三章，併此將亦難倖免。

## 三、婚期前後之教育事業

### 1. 癸丑之役

民國二年，復兼四師附小教職，是年春二月，盟兄潘月樵爲岑春煊督辦籌組漢粵川鐵路衛隊旅，相逢海上，堅邀佐治，月樵任旅長，余任連長，駐上海閘北太陽廟，朝夕訓練，甚有興致，三月，袁世凱叛國刺殺宋教仁先生，引起癸丑之役，本旅參加徐企文軍，合攻江南製造局，是時上海守將鄭汝成，防範周密，六月二十七日午夜發難，前仆後繼，犧牲甚重，卒以衆寡不敵，徐企文被擒就義，我軍亦同遣散，令下時一般平日擅作威福之連排長，均縮頭不敢露面，有數人之行李，已爲丘八瓜分，余召集本連排長班長曰，如余亦爲若輩之目標，請卽明告，但余絕不能受辱，衆曰，我等平日蒙連長厚愛，豈敢存異心，倘有不肖者侵犯連長，我輩亦當拒絕之也云，經余三晝夜奔走，全軍和平解甲，然余則已力竭聲嘶，失音者半月矣。

余平日駕馭部屬，素主恩威並重，眞能行不越軌者，力予保障，否則嚴懲不貸，用人一秉大公，某連缺下士，卽全連九班之中士各舉上等一名，由余圈定其一升充，其餘爲候補，缺中士，則命每排舉下士一人，再選其一充之，缺排長，則選資歷較深之班長試代若干時，勝任請委，有過者命自承其罪，處以相當懲戒，刑不亂施，賞不亂頒，故余性雖急燥，好面責人，然部下同僚，尚能諒解，此日不受囉唣，蓋平日未積惡因之果也。

## 2．結婚

是年秋八月，因四師同事殷醫聲之介紹與同事張小慶之胞妹瑞貞（諒之）女士結婚於上海，在法租界復興園行婚禮，卜居於寶昌路寶昌里。

## 3．滬甯兩地教育事業

癸丑之役後，烽火既息，江蘇省教育大有活躍之勢，黃任之先生從中主持，並設第一工業第一農業學校，余受聘兩校體育主任。

民國三年，余計劃籃球場，蓋籃球爲美國青年會盛行一種健身運動，當時尚未普及，中國首創之者，爲上海青年會，余喜其鍛鍊全身，且聯合各個單位，共同攻守，足以養成團結精神，設備又甚簡單，故積極推行之，倡南京運動之先聲。

秋七月，奉江蘇省長韓國鈞及教育科長盧殿虎君命，籌備江蘇省立學校第一次聯合運動會，余任大會編配外，更晨昏率領農工兩校學生練習田徑賽，會終工業學校竟獲亞軍，一時頗引起各界之注意，上海民立中學蘇穎傑先生立聘余爲該校主任體育。

民國四年春專任上海民立中學體育主任，並出餘緒草定運動標準，提倡普及運動，冬十月，江蘇教育總會爲養成體育場場長人才，舉辦江蘇體育傳習所，江蘇六十一縣每縣保送二人入學，余爲上海保送之一，所中教授，均係一時中外碩彥，如社會學王正廷博士，公共衛生俞鳳賓博士，生理學江逢治博士，心理學朱友漁博士，體育原及游戲運動學柯樂克博士，生物學生理解剖學田徑賽運動法麥克樂碩士，體育史球類實習法郝伯陽學士，總其成者張士一先生，尚有國術一門，教授則爲于振聲先生，六月期滿，余以第六名畢業，主任教授麥克樂先生許爲深入體育堂奧，余自信六個月中，確獲得不少進益，離所仍返民立中學授課，上海青年會體育主任郝伯陽先生，旋邀余任該部國術指導。

民國五年，仍民立中學教職，並兼全國青年協會體育幹事養成專門學校武術指導員，余復在該校受課，爲半工半讀之員生，關於體育諸學理，日有進益，復參加青年會夏令學校，以及中華教育改進社各學術團體爲社員，以期新知識之增長。

民國六年，仍任民立青年幹事養成專門學校及體育部女青年會體育師範教職，江蘇全省體育研究會選舉，余當選爲副會長。

## 四、創辦中華武俠會提倡德智體美四育

### 1. 創中華武俠會

歷世紀　　中華武俠會　　十二

民國七年，適任江蘇體育研究會副會長，仍延續青年會體專之半工半讀生活，是年冬，余以民族性萎頓，欲圖振作，舍復興古代武俠之風不爲功，乃集唐新雨、戈公振、費□□諸同志，籌組中華武俠會於上海望平街新報館樓上。

民國八年三月二日，發表中華武俠會宣言，提倡德智體美四育，按吾國自古俠以武犯禁，太史公後無人敢言俠，不圖今日余乃倡言之而復興之，雖鮮卓績，要是自策自勵。

武俠宣言

昔朱家郭解者流，排難解紛于鄉里，而太史公稱之，爲游俠列傳，心切向慕，以爲天下多少不平事，焉得人爲朱郭，一一排解而削平之，不圖今日美利堅之□□之與德戰也，其宣言曰，爲和平而戰，爲人道而戰，舉國一致，排難解紛，削除不平于國際之間，不旋踵而強暴之德低首乞和，世界得以蘇息，嗚呼何其俠歟，雖然平心而論，猶未盡也，近世生存競爭之說，蔑棄道德也，柔和恭順，自守奴隸道德，世間有此二道德，而國與國，人與人之間，遂釀成之大慘局，以故大吞小，強併弱，羣以弱小爲競爭之場，而弱小遂以恭順俯首聽其奴隸牢籠而不自拔，如此循環不已，致使世界人類之間常伏殺機，然其間，富強者得志而驕盈，殆不能長保其富強，貧弱者受刺激而發奮，亦不甘常居于貧弱，於是迭相消長，循環報施，而世間遂無寧日，公理滅絕，人道喪盡，於今爲烈，若無道以維持之，倘何人世之足言乎，維持之道維何，即聯合多數真俠者爲之排難解紛，削除不平，一方抑制富強者之侵逞爭競，一方扶助貧弱者之自主向上，俾人類常處於平，而爭端始息，人道始彰，人類和協，世界亦臻大同矣，故徒務富強者，獸道也，甘居貧弱者，奴道也，若俠則人道，人人俱有俠德，則舉世無爭矣，吾人處世界進化之今日，其師美利堅而主人道乎，抑師德意而主獸道乎，抑仍故步自封，甘居奴道耶，請國人一商榷之，吾知雖三尺童子一聞吾言，亦必知所選擇，而主人道也，而奈何短淺偏狹之見，仍充滿人心，倘武軍國主義，更洋乎中國，此等主義，不積極於前界歐對外戰敗以後，而拾人唾餘於進化之今日，噫，不已晚乎，前者甘居奴道，與人以吞蝕之隙，後者彰明獸道，皆世界擾亂之機，前者自棄，後者自私，皆不適於未來之趨勢，且亦非所以立國為人之道，徒不忍一朝之憤，而昧却遠大之謀，常見國民之熱度，依外界之刺激而反射之升降，此無他無主義之經緯之也，救亡云乎哉，直趨澌滅耳，不觀蒙古土耳其乎，非不武功著，當大彼得威廉第二非雄心吞宇宙，曾幾何時，英雄安在，即彼炎之日，過盈則昃，其能久乎，吾若仍尤效之，即幸而能強如彼，又何足恃，況未可乎，吾非不欲中國之強也，特不欲為獸道擾亂之強耳，所欲君子之強，仁者之勇，亦吾人固有之美德，只須喚醒俠魂，挽回頹墜，擴而充之，進為世界之公俠，見義勇為，濟世利人，盡吾立國為人之責任而已，中道而立，雖敢侮予，近世世界交通，邇若庭戶，非立為人，一舉手一投足，莫不與世界有關，故立國先明一國對於世界之責任，尤當明一己對於世界之責任，然按諸進化趨勢，國際終有泯除之一日，而人類常為世界之主人翁，故為人之責，尤當及早預備也，然則所謂俠者，則究何道乎，世人不知，每致猜疑，盍為究觀之斷見，並未為主觀之察知也，其主觀之本體維何，孟子曰，今人乍見孺子將入井，皆生怵惕惻隱之心，又曰禹視天下有溺者，猶己溺之也，稷思天下有饑者，猶己饑之也，前者為憐憫心，後者為同情心，二者皆發於至性，毫無假借，故孔子曰，率性之謂道，率性者，率性而行，無遮無礙，獨往獨來，超越乎一切政治法律世俗道德之外，物我同懷，真實平等，發乎仁，止乎義，如是則爲眞人道，言率人性而行之道也，反是，而爲政治法律世俗道德所產出者，則爲人造道德，而失人道矣，能本此人道，解脫生死恐怖，人我得失之見，率性而行，則謂之俠，否則不解脫一切，而生死恐怖利害失之瞻慮所拘束，則爲自私，而非俠道矣，孟子曰，天下溺，援之以道，今天下溺之久矣，同仁等不敏，亦竊具憐憫之心，而思一援拯焉，故特有武俠會之設，竊願集天下仁人俠士相研究，以息人間之爭端，造成世界之樂土，語云「不畏艱險，有志竟成」，千里之行始於足下，則本會之設，即所以陶鑄此至善之人格，以公同進行耳，世不乏明哲同情者，則無任馨香頂祝，歡迎之矣。

是月十五日在西門外公共體育場開談話會，余以主席資格，致詞曰，社會一般人，猝聞武俠之稱，莫不惡疑，以爲好勇鬥狠妄干是非之暴烈份子，蓋皆爲小說所蔽，實未平心一察也，須知吾人所取之「武」字爲止戈之武，欲排除武力之魔障，永息世界之爭端，所取「俠」字，即本吾人固有良心，率性而行，濟世利人，脫去一切名利得失，生死恐怖，不偏不倚之謂，本會宗旨以此爲標準，故以鍛鍊身體，修養心性爲體，見義勇爲濟世利人爲用，蓋欲養成公平爲善之人格也。

2.　武俠會改名中華武術會

秋八月，改武俠會爲中華武術會，以國務院宣佈，北京組織武術總會，各省設立分會，其職權與教育會商會農會受中央政府以及地方政府同等待遇也，改名後再發表宣言曰，

處此世界潮流趨重人道主義之日，而欲以我所固有之武術提倡於國中，聞者嗤之，豈武術之爲用，猶勝火器乎，即勝於火器，而欲藉之以黷武，不幾步德意之後塵乎，曰否否，此非提倡武術之本旨

也，所貴乎提倡武術者，欲以之強健體魄，體魄強者精神必固，氣質必剛，其任事每能勇敢活潑，宏毅儀整，可以致大功，扭大任，臨大節，吾試就精神一方面言之，中國之謬曰，一分精神一分事業，西哲之言曰，強固之精神，寓於健全之身體，武術之鍛鍊，即增其力以健其身，健其身以固其精神者也，自古聖賢，苦其心志，勞其體膚，窮年矻矻，不折不撓，幾費慘淡經營，而終遂其立德立功立言之願也，必其體健而精神異於常人，歷朝士大夫競尚文字之積習，演成文弱荏脆之風，以漸陷於頹靡不振之境，每致任事之始，罔不赴之以熱忱，而終以精神不繼，或輟或憤於中途者，比比皆是，殊可慨也，今欲從而救濟之，非武術其奚由，吾更從性質一方面言之，體之弱者，其性懦，懦者當為而不敢爲，體之弱者，其性每嗜逸而好奢，日企膏粱文繡之奉，至私慾熏心，急公好義之良知遂受且且之伐而殆盡，任事于若此之人，未有不畏葸因循，營私舞弊，而演成惡結果者，今欲從而矯正之，亦非提倡吾國之武術，鍛鍊體魄，以引起其俠義之觀念不爲功，蓋俠義之觀念生，則至懦者強，曲者直，怠者勤，奢者儉，其奏效每有不期然而然，莫之至而至者，故武術之爲用，不獨能收體力銳進之奇功，而精神可爲之健壯，氣質可爲之轉移，體育而外，於智育德育有莫大之關係焉，況乎魏書有言，文武之道，必也相施，自古並行，威福之藉

是民族精神．是中華國粹，宏茲規模，全民砥礪，足以扶危，攘外安內、永奠邦基，無憂無慮。

志青先生大著

李烈鈞

故，三王至仁，尚有征伐之事，夏殷周濟未捨兵甲之行，以例今日既未聞弭兵之說，則自衛之道則使干戈，吾國之武術，固最利於短兵相接，然則總上述優點而觀之，則凡學習吾國武術者，不必詢其操業之異同，而獲益於身心之閎深，實同一轍焉，誠能擴而充之，以行於全國，不二十年，可以蔚爲雄邦，誠能推廣之，以普遍於世界，彼此之國力，可底於平，而大同之兆以覩，荀子曰，力術止，義術行，吾則闡其義而轉言曰，武術行義術熾，當此人心澆薄風靡，國步艱難，勢如累卵之秋，武術之講求，自不得視爲緩圖，此本會所由起也，邦人君子，當贊勵之。

### 3. 濟南之遊

是年三月仍連任體育研究會副會長，旋應國術專家馬子貞先生之邀，赴濟南研究新武術，在大明湖留連多日，湖山於我，頗多好感，歷下亭地最高，登其上全城在望，眞覺半城山水半城湖，蘆葦搖風，波頭鼓槳，不多讓西湖景色，而水清如鏡，甘冽適口，則又西湖所不如，趵突泉在西關外，一若上海之城隍廟，小肆羅列，百貨雜陳，湖中泉眼，水自其中泊泊上湧，高達兩三尺，水花四濺，清靈所聽，詢爲奇觀，商埠及日本租界俱在是，又爲津浦膠濟兩路之會點，北行五里許，即南北咽喉之黃河鐵橋，名勝險要，俱在此間，則其繁榮亦想像中事耳。

民國九年，仍任民立及男女兩青年教職，是年中華武術會，進展特速，上海商界聞人，名公鉅卿，咸以入會爲榮，南洋泗水廈門法國之巴黎等處華僑；梁鶚屏，蔣以麟，梁砥中諸同志，於加入本會之後，并在各地設立分會。

### 4. 葬母

夏間暑假之便旋里，爲先人卜葬，擇地塲坑口，覲淳公墓左，共接六穴，計先曾祖擴兆公暨繼配張夫人，先祖錫蕃公暨元配周夫人，先伯亦陋公原配汪夫人，尚餘一穴，則留待先父，蓋先父卜葬外西山年月已久，誠恐恰背反跡蝸盡敗不動，但於比處盡沒十位，工程爲本支下顓全公等承包，共銀四百六十餘元，仲叔之子世榕世鏞雖經商杭滬，然而未令分担費用，只在興工時，請嬸母主持之耳。

嬸母告余，廣兆公等安葬吉時原定某日之寅時，是日敬嚴堂支下某公亦以寅時入槨，兩家所聘地輿師恰爲一人，敬嚴堂堅持先安土，我家不肯，爭執良久，姑丈馮公鴻水查看歷本，謂巳時大吉，讓其佔先可也，詎是日細雨霏霏至寅時大雨傾盆，敬嚴堂方面雖準時冒雨進坑，送葬者俱淋漓濕透，一班賀客均因昏夜大雨褰足不前，殊形冷落，來我家戚友，俱一夜暢眠，時交卯正，雨收雲散，紅日當窗，至巳時道路乾爽，塵灰不揚，好事者遂書，「人善人欺天不欺，上蒼正有眼，不使善疲，」在賀客喜動形色中，舉行入槨大典，一時高聲百千齊鳴，均謂「晉降嫂有福，」（稱先母也，）於此則人遇事能退讓一步，未始無好處也。

## 五，創社會童子軍中國新體操及疊羅漢並從事著述

### 1. 參加國際運動會

民國十年仍任各職，是年六月第五屆遠東運動大會開於上海，事前江蘇省教育總會召集體育界討論參加辦法，余提議今年國際運動輪在我國舉行，該會運動項目，多係採自各國者，地主國家反無一種國粹體育運動項目加入，未免顯示我國缺乏體育精神，當舉我國武術優點，尤宜加入大會表演，與主持

歷世紀

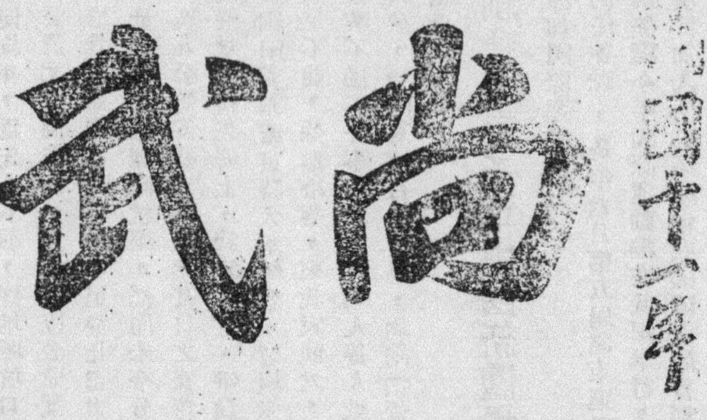


總理賜額

大會之西人葛萊博士麥克樂史文舉討論，始俱不信中國有體育，繼則認爲中國武術無教育價值，經余反復辯論，始允由余領導試辦，乃甄選和安育材養正潮惠二師附小等學校學生五百餘人訓練三月，聯合演習數次，各界來參觀者已漸致好評，大會



開幕之日，聯合表演余創編之中國新體操及疊羅漢，每節目俱綴有聲調詩句，以資呼唱既畢，復以刀光劍影，表演我國武術，於中與外各場驚奇，中外人士及輿論界紛譽謂「爲國增光，」初時致疑不信者至此俱折服，會後，繼教育界體育界出版界迭請編著月報及中國新體操（即科學化的國術）等刊物，不期月已售五千冊，軍界讀之者尤衆，嗣更編變人潭腿疊羅漢等書。

2. 辦體育師範創社會童子軍

秋七月參加教育改進社年會於濟南，十月中華武術會開第三次徵求大會，預計徵求會員千人，會費萬元，閉幕統計，竟超出一倍，遂購置上海南市陸家浜放生局對河六合公司地三畝，爲建築武術會所基地，是年會務之發達，爲上海社會事業新紀元。同月當選中華全國道路協會第一屆執行董事。

民國十一年四月，創辦社會童子軍，六月體育研究會改選余當選爲正會長，同時創辦暑期體育學校，學生有遠從日本之長崎南洋而來者，蓋因余所提倡爲民族性之體育也。

秋九月，孫中山先生遭陳炯明之變，蒙難蒞滬，以中華武術會確爲革命基礎，時本會適有建樓之議，先生特親題「尚武樓」三字，並派張繼溥泉先生到會訓話，頒賜鈔幣百元以爲倡導，是年建築武術會會所。

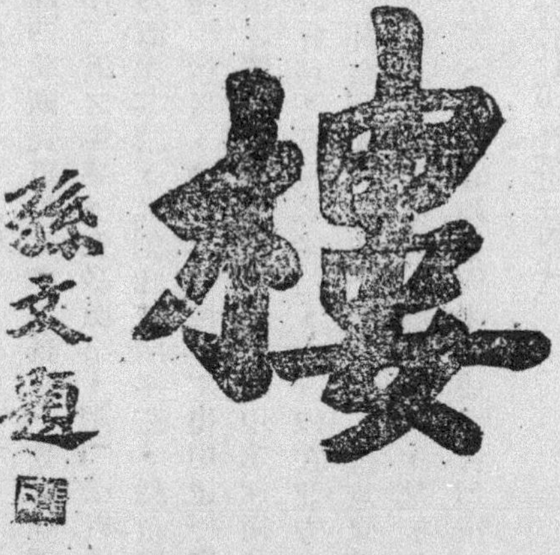


冬十一月，上海大學成立，于右任師任校長聘余爲體育主任。

民國十二年復兼江蘇省立第二師範學校體育主任，余感覺有培植體育師資，並使國術體育化之必要，乃于四月創辦體育師範學校，惟事出始創，困難特多，但余意志堅定，不爲所撓，終能克服困難，獲得優良成績，初僅學生六人，校內功課之外，更在校外爲社會服務，舉行學藝大會，表演各科成績並出特刊，均由學生自動辦理，至是各界信之者漸衆。

秋季開學，負笈來校者增至兩倍以上，余抱定人材主義，寧缺毋濫，不及格者，惟有屏諸門外，余創此校，除培植體育師資促國術體育化外，並試行學校家庭化，家庭教育化，教育社會化，故有社會服務一科。

入夏繼辦第二期暑期體育學校，加入中華革命黨，民國十三年，仍任各校教職，夏四月體育師範舉行一週年紀念大會，將教學宗旨，不厭其詳，謹情宣布，不啻將體師解剖于衆人之前也。

春間出版體育月報，並著教門彈腿圖說一書，

夏五月全國運動會舉行于武昌，余率本校學生徐彥儒赴會參加，竟獲全國跳遠亞軍。

### 3. 體師與武術會之轉變

秋七月續辦第三屆暑期體育學校，又兼任滬南保衛團團副，九月江浙齊（燮元）盧（永祥）戰起，余領導滬上學界組上海學生討賊軍，作倒曹運動，江浙戰事結束，中山先生由粵繞日北上，余亦隨于右任師北上，參加西北國民軍第二軍胡景翼（笠僧）部繼續逐曹工作，離滬未兩旬，體師之一部學生，因受余老同學王項二君之煽惑，竟致函余，謂「公既北上，勢難兼顧，可否請王君任此間校長，」余於名利素本澹泊，乃慨允其請，惟創此校兩年來，耗余歷年教書血汗積蓄達六千餘元，精神無論矣，究不忍聽其淪落，因囑接辦後，須保存學校，不得中途停辦，並在教育廳爲余備案，其他別無要求，至此余一手經營艱苦締造之體師，遂與脫離，同時中華武術會，亦因戰事影響，暫行停頓，復有老同志數人，眼熱此如火如荼之會務，竟乘隙染指，余既遠在北方，鞭長莫及，亦不欲公共事業作私人雀角之爭，乃將會務及會中產業并余私人所墊四千餘金，一併無條件函交會長王一亭先生，任其處置，社會卑險，人心譎詐，雖老友與同志亦未能免俗，爲之一嘆，是年八月，本已簽訂合同，在陸家濱基地建築會所及市房，王君竟變更計劃，將正在建築尚未完成之會所市房與基地，出租與普愛堂，藉收餘潤，言之良足痛心

## 六，西北從征時代

1. 豫東警力之整頓。

十二月西北國民第二軍克河南，胡笠僧就豫省軍務督辦，任余為河南全省警務處中校教練官，

民國十四年春，升任豫東武裝警察第一大隊上校大隊長，轄領開封中牟鄭州長葛洧川尉氏鄢陵杞縣通許陳留蘭封等十一縣，到職後，第一步即着手調查各縣警隊人數，槍彈數量，及餉項來源，第二親赴各縣訪問地方士紳，籌商整理警政之道，余之主張，一，欲兵不通匪，克盡職責，必須糧餉無缺，二，視財力能籌若干餉則養若干兵，不能兵額超過餉額，三，地方人民窩匪作匪探，除少數外，大都為不得已之情勢所造成，官兵餉銀無缺，槍彈齊備，足以杜絕匪徒，綏靖地方，此種情形，自然無形消滅，四，剿匪不在兵多，但能於平日勤教育，嚴紀律，糧餉足，士卒用命，一旦用兵，勁旅所至，賊氛自靡，彼跳梁小醜，尙奚足懼，各縣官紳深韙是議，乃赴各縣着手改編，第三步工作亦分三步驟，一，各按原兵額，抽調四分之一，帶原餉槍彈赴尉氏縣大隊部集中訓練，二，以人格保證抽調之人槍決無損失，仍為各縣所有，三，各縣若有警報，先由縣隊抗剿，隨由大隊部派兵援應，經此一番整頓，漸上軌道，地方不斷警報者數月，各地人民自衞團，心存仰慕，紛請來歸，願受指揮訓練者無數，是年八月，豫東司令李某係某大者之介弟，日夕沉迷鴉片娼妓，鑽營之徒奔走門下，賣官鬻缺，黑地昏天，余所轄領之十一個縣隊長缺，竟為賣去凡六，余偵查得實，乃向上峯抗議，卒有五人收回成命，自茲宦途齷齪，仍屬軍閥故態，余既不屑與此輩爭奪權利，又不願睹彼蠅營狗苟之醜相，乃毅然擺脫，北至張家口，易次乾殷汝驪等對余此舉謂「缺乏做官經驗，」鈕惕生柏烈武孫毓筠諸先生則謂「保存正義，不愧為革命者，」于師右任更慰勉有嘉，既抵張，擬謁西北邊防督辦馮煥章先生，遇故人項康原于車站，邀入旅邸，傾

談別後，知項君任督辦署高等顧問，正接收西北汽車公司，由督署轄辦。即聘余任業務主任。

## 2、沙漠旅行

是年冬十一月，調往包頭，辦理包（包頭）寧（寧夏）長途汽車，項君任總辦，余任總稽查兼營業科長，遂往來包甯五原之間，包頭五原臨河一段公路，尚稱不惡，黃楊木頭蹬口一段，則人烟稀少車行困難，二子地河拐子一段黃沙漠漠，一望無垠，水草不生，鳥獸罕至，不輸蜀道之難也。

> # 一個千鎚百鍊人
>
> 辛酉夏錄曾文正公句題
>
> 志霄先生大著歷世紀　林芳伯

歲闌偕西北邊防督辦馬福祥之子姪鴻逵鴻賓等，護送其太夫人靈櫬自包頭返甯夏，一行二十餘人，車十二輛，出發兩日至黃楊木頭，當地天主堂神父，以馬鴻賓為甯夏鎮守使，（按自臨河迄黃楊木頭為特區，某年因鬧教案，賠款未償，以土地抵押，遂為法國天主教堂之租借地，滿清糊塗外交之一也。）特請手抓羊肉，此地風俗以全羊剝去皮毛，挖空腸臟，置鉅鑊中，加以白水，煮至半熟，血猶未乾，用小刀割成小塊，略塗鹽屑，即用手攫啖，香鮮無比，為待貴賓之上禮云，至蹬口（此地為甯夏與綏遠分界，亦為內蒙之出口地，）雇駱駝載運笨重物件，余等超前先行，二子地，兩車拋錨，過河拐子，又損其二，乃選最佳之車由渠等護靈先行，余則押運輜重殿後，行三日夜，距石咀山尚有六十里，時天已垂暮，四無人烟，而溟溟荒原，難辨路跡，跋涉顛沛，躭仵時間，俄而夜色愈深，朔風愈勁，雖御羊裘亦無暖意，一行人至是無不力盡筋疲，而車輛支柰半損壞，進退維谷，不知所可，乃將車輛團集一處，人則伏臥車下，取乾糧果腹，是時冷月如水，大地幽明，遠處黃河中冰塊冲激，時作慘厲之嘯響，余等於此時此地聆之，更添異樣情緒，最後奮然謂曰，「淹留於此，勢必凍斃，不如竭力前進，尚有一綫生機，蓋離此一步，則與目的地接近一步，我等必須於絕境中，勉自掙扎，以求生存」衆人經此鼓勵，精神稍稍振作，遂棄輜重，負輕裝，邁邁前行，纔里許已休息數次。

北風怒吼中，余忽聞叮噹鈴響，初尙隱約，繼漸清晰，不禁歡呼曰，「吾儕獲救矣」衆人傾耳諦聽，果爲駝隊鈴鳴，咸揚臂歡呼，精神大振，未幾高視闊步之駝隊已出現目前，爭迎近招呼，詎更有喜出望外者，則此駱駝隊，卽余等在蹬口所雇，載運笨重物件者，此時如重睹天日，全忘疲凍，於是紮帳禦風，煑飯果腹，人歡駝嘶，喜氣頓充溢荒漠之中，余於此頗有所感，汽車爲交通工具之最迅速者也，駱駝爲交通工具之最遲鈍者也，乃此最迅速之汽車，行三日夜，猶爲最迂緩之駱駝所追及，與西洋故事龜兔競走常非同一可笑，再余等被困沙漠，初意必飽受凍餒，孰知絕處逢生，竟出意外，可知天下事，物極必反，絕無一定不移之理也。

一宿安然，次晨人人均以輕快之步伐上道，俄有牛車迎面來，是爲前隊派來接應者，乃紛紛躍登，繼續前進，未幾前隊汽車亦自石咀子來，余等復折回原處，將遺棄之輜重搬運上車，一行人皇駝牛，乃欣然駛石咀山，與前隊會合，石咀山一關雄峙，爲西北要隘，商店櫛比，且有瓦房旅館，在闃無人煙沙漠之塞北，允稱繁盛之區矣，卸裝沐浴，休息一日，次日穿平羅縣城，逕趨甯夏，盤桓數日，將路局業務略事整頓，適甯夏道尹陳三洲君卸任回京，陳君爲余莫逆交，爲沿途保護嚴密計，乃隨同余返包頭。

故人偕行，歸途頗不寂寞，且車無重載，輕捷異常，三日卽抵包頭。

### 3. 軍中譎詐

民國十五年春，南口戰事失敗，余由包頭遷寧夏，時掌縣篆者爲同鄉江仁純道尹邵遇芝鎮守使馬鴻賓，多係舊好，均極力邀留，遂入縣署，贊襄機要，是年秋，馮煥章于右任兩先生，先後由莫斯科經外蒙返國，九月二十七日在五原誓師援陝，馮于兩先生被推爲國民聯軍總副司令，軍次寧夏，担任右路援陝總司令之第五軍方振武軍長叔平，堅邀入贊戎幕，余以方司令富於革命精神，且助方即不啻爲民族國家效命，乃欣然允諾，卽整行裝，跟騎就道，余所乘之棗騮馬，爲口外得來，性馴靈，善伺人意，自獲此馬，未嘗或離，雖未行過之路，彼均能自往，黑夜中誤入岐途，不數武卽能覺察，改循正途，終達目的，性尤慈厚，路遇死畜惡物，必避道而過，御之者偶墜馬，輒旁立而不去，誠良駒也。

余離甯夏，溯黃河而上，過大壩廣武老鼠穴，渡黃河而南，經甯安堡，是夜大雪飛絮，北風怒吼，鳥獸絕跡，路無行人，茫茫天地間，備余單人獨騎，循軍行遺跡疾馳於白麵鋪成之大道上，雖感淒涼，然亦自喜身入邊境也，在山石屋內求水解渴，水在鐵中翻騰沸滾，甫一離鐵，卽冷成冰、余馬亦不敢當風而立，氣候寒冷之程度如此，離甯安堡經同心城頭營二營（按頭營二營爲宋楊家將大郎二郎拒金時之營址）而達固原，晤方總司令，暢談頗洽，翌日就聘爲參議，越日又加聘兼爲全軍武術總教練，及學兵團副團長代團長（按此團編制團部下轄駁殼機槍迫砲步兵等四隊各由少校隊長一人率領其任務，一駐時任訓練，二行軍時任警衛，三戰時任監督）並屬整頓軍風紀，各事粗定，卽向平涼推進，每日行一站，宿營時早，則出操一次，藉一面行軍，一面教育也。

過三關口，上有六郎廟，（宋時楊家將六郎鎮守此處）衆山環抱，兩壁峭立，夾道中，一關時踞雄偉萬千，誠一夫當關萬夫莫開之要塞，過平涼經涇川，此一處有一險峻之高岡，騾馬輜重上坡極難，牲畜力不勝任而倒斃者無數，過此即爲陝甘交界之長武縣，沿途全無阻礙，至醴泉，作出擊之配備，次日抵咸陽，積極挺進，十一月二十七日攻達西安城之西關，西安被圍已達八個月之久，非僅彈絕糧荒，即草根樹皮亦已告罄，餓死者日必數十百人，援軍會齊後，約同城內守軍，裏外夾攻，敵軍潰敗東竄，城內軍民死守八月，一旦解圍，如釋倒懸，見援軍入城，歡聲雷動，其親密之情，宛同手足，余立建議派騎兵跟蹤追擊，余亦隨節東發至臨潼，敵已先一日逃，追至渭南，敵蹤全渺，縣署亦闃無一人，余以渭南左臨渭河，右屏驪山，東去潼關，西往長安，俱只兩站之遙，居中策應極利指揮，乃請設司令部於縣署。

晚間，方司令委余代表往謁新任陝軍總司令于右任先生，商籌措給養事，即又單騎西返長安，詢諸守城二虎，（楊虎城李虎臣）知于師尚未蒞省，乃迎往三原，當蒙垂詢一切，慰勉備至，又以余單騎走謁，獎爲「眞勇士」，錫銀幣一封，以示鼓勵，是時西北軍隊轉戰各省，數月不見鈔幣，僅有飯吃，于師當時亦甚艱窘，余膺此殊賞，誠無上光榮，既欣且感，于師旋召請渭北各縣士紳耆老，籌措糧餉，各耆紳俱當場認定，并具函件付余帶回，陝省被兵年餘，救已不遑，遑論其他，今結果竟如此迅速圓滿，實由于師德望所感，及我軍受被省人士愛戴之故也，事既竣，星夜趕回渭南，抵司令部已遷渭北故市，更聞言「前渭南之役，我軍入城後即據四門，不令劉汝明師入城，險生意外，此事實吳某主持，」云云。余深爲詫異，返部見方司令，復命後即曰「日者追隨吾公入駐渭南縣署時，左右僅衛士隨從十數騎，至我騎兵早追敵於二華之間，步砲隊尚在臨潼推進中，何處再來若干兵力，供余指揮，把持四門，拒友師入城，誠屬無稽之談，」方司令報余一笑，惟嘉勉努力與惡勢力奮鬥而已，余忽憶副官主任某，嘗託於方司令前代爲吹噓，冀除副官長，余未從其請，再者余負整理軍風紀之責，執法嚴峻，素爲羣小忌憚，當係彼輩造謠中傷，余心坦白，亦遂置之，

數日後再進駐白村，此處南可控蒲白，東則利於攻取同州，指揮適宜之地也，駐定後，即積極訓練學兵團，並親授大刀術及學術各科，日間訓練，夜間勤務，隨時隨地攷詢糾正之，嚴賞罰，不徇私，士兵對余之感情，日見融洽，對余之命令，亦帖然服從，軍聲因之大振，年終更兼內防處處長，（爲防止反革命而設）各師旅團官兵，震余聲威，至是尤爲慄慄。

志青一生堅苦卓絕
讀此可得其概
民國卅年元月李根源

民國十六年元旦，學兵團舉行校閱，並表演大刀戰術，及疊羅漢等雜技，更因提倡國曆，特招待民衆，贈糖菓，是日軍民上下人等莫不盡歡，而余左右顧盼，尤有餘樂，詎知極盛之後，缺憾隨之，二日之夕，步兵隊學兵十八人竟開小差，携去步槍十九支，彈藥四箱，羣小窺伺已久，至此大肆攻擊，翌晨司令召余往謂「衆口一詞簽謂先生熱心太過」余答稱「彼輩謂我熱心太過，實即目我爲犯法，果然則請抉余首去，但敢信余腔中之血固仍沸然也，此事總座不爲余昭雪，未免令人有皂白不分之憾」遂請辭本

兼各職，司令溫顏慰留，兩日後逃兵全獲，槍彈亦均無缺，詎軍法處審訊時，竟授詞逼供，惟公道自在人心，逃兵天良未泯，異口同聲稱，「吳參議並未壓迫我等，受教育多日，惟有欽敬，祇以某隊長御下刻薄，司令年節之犒金，每月津貼之菜錢，悉爲吞沒，致弟兄們吃飯不飽，兼之勤務繁重，故憤而出走，」司令親自提審，仍無異詞，案情始大白，司令對余愈堅信任，政訓處成立，立聘余演講，復擬派各軍師旅團演講訓練，余亟謝不敏曰，「在司令眉宇之下尚復如此，遠去是速死也，是非之地，不欲久留，余請返西安謁于總司令，」方司令挽留彌篤，終以情面難卻，允代表第五軍出關赴粵，向中央報告西北革命工作情形，是月困守羌白之敵司令某，與我方諒解，其部衆三千人願歸編一獨立旅，約期繳槍點驗就旅長職，事前司令三令五申，嚴誡部屬曰，「此次收復羌白，並非我武力所勝，實友軍深明大義之故，彼既誠意合作，我必相待以禮」云，十二日各處主要人員紛紛出動，余以此輩雖掛革命招牌，實未脫軍閥惡習，此行難保無醜劇演出，乃未同往，彼輩張牙舞爪，欣然赴羌白，副官主任某乘司令與新旅長商討整頓計劃時竟在頭門傳達室，命副官馬弁繳衛士槍械，某團長不待新旅兵士繳槍，即率部衝上，强行繳械，尚有更荒唐者，某師部竟派副官多人入營房拉夫招兵，所有官長住宅更虜掠一空，軍法處袖手旁觀，視若無睹，烏烟瘴氣怪態百出，新旅長竟未敢就職，司令得悉，次日召開緊急軍事會議「事前三令五申以禮待人，昨又臨時令副官處傳令各部，恪守紀律，又令軍法處長切實維持風紀，更令某某嚴爲戒備，似此措置，自信當無笑話，詎竟適得其反，抑余命令，另有別解，某項應遵守，某項不應遵守，某人應遵守，某人不應遵守耶？須知命令爲一軍之命脈，命令無效，則余司令尚可爲乎？昨日之事，某某四人實爲罪魁，惟念初犯不加深究，此後再違者不輕恕，」又謂，「近聞我軍有新舊之分，實屬錯誤，同屬爲國爲民何分界域，如吳參謀此番爲我軍奔走，造建殊勳，雖云公事泰半實由私交感情所致，嗣後決不當心存彼此應共同努力，」云云，余竊以司令此種處置，未免有傷威信，乃草密陳略謂「一軍之紀律不明，是爲烏合之衆，昔武侯練兵，信賞必罰，故人人用命，今茲先白之事，僅口頭飭戒，竊竊以爲未可，我等負革命先導使命，舉手投足，關係將來，今軍未出關，大敵當前，允宜明賞罰，俾奏膚功，乃第一次與友軍合作卽如此，以後何以示信於人，何能羈縻多士，諒其初次，則二次三次必不旋踵而來，總座之威信不立，我軍聲譽堪虞，」云，司令閱此悚然，五日後，副官主任某團長某俱撤職，軍法處長及某某等各記大過，軍威大振，遂被稱爲紀律嚴明之師矣。

## 4. 陝鄂途中

二月下旬，方司令爲余開祖餞會，並卽席對於路綫提出討論，有云，「至潼關由隴海路轉上海搭船赴粵，」有云此綫太險，一路均爲敵境，洛陽更有重兵，不易通過，不如過風陵渡，經太原繞北京，再由天津乘輪赴滬轉粵，」余以其繞道太遠，俱不謂然，以爲逕越秦嶺、出武關、下荆襄，經武漢，迎上北伐中央軍，是最徑捷了當，衆云，「此捷徑也，但匪寇如蔴，」余曰土匪徒因生活逼迫，挺而走險，圖解決一人一家之生計耳，歷年軍閥壓迫，民不聊生，革命軍人卽負解決國家民族生計之使命，匪縱不法，並非不可感化者，況逢我輩猶不必慮及其他，苟有所遇，當掉三寸不爛之舌，使其歸正，且遇匪不過財物損失，遇軍閥甚至犧牲生命，雖無可畏，誠恐影響軍事活動殊不値耳，」於是議定，司令委囑途遇友軍准聯絡收編，便宜行事，以國民軍第五軍第一支隊名義行之。

三月上旬，西上長安，晉謁于師，當作函數通，交余致中央各要人，余並搜集各機關政治經濟等材料以供參考，旋因事赴藍關，心愛之馬託該軍總司令部代爲喂養，事畢歸來，竟以失蹤聞，余不勝惋惜，于帥聞訊，亦召見官長大加申斥，然寶駒已逝，空責徒然，余與此馬緣殆盡矣。

季春下浣偕聯軍總司令馮煥章將軍之代表樂君，又勤務二名，策騎出發，抵藍田，晤孫連仲軍長于縣署，相談頗契，知與甫奉命開商雒一帶駐防，遂同行，翌晨出藍田縣城，路漸上升，行二三里至公冢嶺山坡陡峭馬行極難，至午向未達山巔，沿途闃無人烟，時見懸崖壁立，作勢恐人，羊徑緊傍幽澗。不知其深已千百尋，稍或疎忽，行人立有墜谷之虞，經此殆莫不心惴色變，但山景絕奇，又令人不忍遽捨，午後一時許到藍關，關雖欠雄偉，惟地勢奇險，一面則萬丈深谷，不能逼視，中間小徑，扼據藍關咽喉之要徑也，下坡須倒拉轡紮，否則鞍即從馬頭脫下，韓文公詩云「雪擁藍關馬不前，」殆寫實乎？過關路漸平坦，經藍橋，橋爲石砌，似有三洞，距此百武即橋藍驛，倚山面溪，風景絕佳，對山峯巒尤秀麗，樹木青蔥，蔚然有仙氣，不似冢嶺山之禿禿無文，時近黃昏，求宿村舍，晚尋野老閒話據云，「對山爲韓湘子得道處，凡骨在山腹洞中，骨殖甚大，異于常人，惟此洞深邃不可測，寬廣處可容數十人，狹小處一人尚嫌逼窄，須側身，洞內潮濕，設沾染衣服，不可出言，否則沾衣液質易變油類，滌之不去矣，每年夏季各地來此進香者極衆，」齊東野人之語，雖云荒誕不經，姑妄言之，姑妄聽之，無傷乎大雅，而頗有益于深山原野中消遣也。

次晨曉發，行六十里達牧虎關，即京戲黑風帕故事產生地，地勢殊非險要，行二日至棊嶺，嶺頭回望，始知自牧虎關起即已上嶺，惟無冢嶺之陡峭、故行來不覺已登山也，嶺頭有韓文公廟，自嶺頭下山有數百步極險峻、過此一路平坦沿河谷而行，兩三日中，共經有名水卅六無名水七十二，均無橋樑，須涉水過，淺者僅漫足背，深者可齊馬腹，渡此百餘河流，達商南，商縣上扼藍關，下控武關、地極險要，城南商山，有七盤十二峯，即漢時商山四皓避世隱居之處，尚存碑碣，可尋殘跡。

到商南時尚早，即向兵站領給養，偶憶十八年前之老同學黃侃度，乃詢兵站知否黃君住址，所詢之人，恰爲黃君親戚，遂引見黃君，十數年闊別，已頭童髮白兒孫繞膝矣，握手道故，其樂可知，越日抵龍駒寨，此處爲往鄂豫二省之水陸要道，下榻于電報局，隨着人偵武漢消息，并研究前行路線，旋據報「武關紫荆關均有戰事，僅南山一路可通，雖屬捷徑，但山路崎嶇，不能乘騎，祇可以輿代步，」時龍駒寨，爲高樹勳駐防，高君與余朝夕過從，志趣相投契，乃將所乘贈作紀念，僱脚夫肩行李，乘輿出發，次日行萬山中，大雪紛飛，深可沒膝，同行咸有退意，余奮勇先導，有時溯谷當前，有時山迴徑轉，有時迎面陡壁千仞，有時深淵墨黑，只在足旁，忽而驚聲霹靂，忽而泉水淙淙，處處均表現大自然之眞善美，千奇百怪，有非筆墨所能形容其萬一者，自龍駒寨至湖北隕陽計行五日，此五日中，有四事足紀，其一、經某村落，村中男婦曾見余等，咸爬山越嶺而逃，余等莫名所以，亟止詢究竟，始知此村曾爲土匪擄刼，陡見陌生人來，以爲又是土匪光臨，其二、時在旁晚，忽大雨滂沱，山中惟有一小屋，乃往叩關投宿，屋主殆驚弓之鳥，然余等則固露立雨中，俱成落湯鷄矣，其三、在陝鄂邊卡受檢查，此處仍是軍閥範圍，故余等表面竭力鎮靜，心中無不惴惴，查至余等，見余西服革履頗具洋相，竟以牧師相呼，余唯唯，卡役特予優待免查，僥倖之至，其四、在賽水台遊覽，此處略具市廛，右倚終南山麓，左環溪水，南山中瀑布下垂如舒珠簾，數折至山麓，即錯綜分散，成無數支流，水中石阜如島嶼，形態各異，不啻鬼斧神工，爲歎觀止，島上復叢生花草樹木，全由天然，不假人手，可惜生在荒僻，知者絕少」，辜負此大好山水矣，余飽覽一過，折回客店，與夫某私告余曰，「夜寢須警覺，因店主係孫二娘之流，問昨晚尚做一票，今午出門去不知晚間歸來乎」余聆午聞不禁愕然，但繼思既來之則安之，生死自有天數何必爲杞人之憂，乃安然就枕，幸店主當晚未回，翌日晨光熹微中，余等即忽忽就道，出門上高坡，經南山瀑布之前，曉風拂面，清爽異常，水色山光，逗人留戀，一氣行二十餘里山坡，饑腸轆轆，餓火中燒，時山岡有賣麵草棚，乃與輿夫大啖此無油無鹽之麵條，腹膨脝，漸覺滿口惡臭，麵腥刺鼻，午間購得大餅，藏行裁嚼，方覺釋然，詎朵頤大快之際，忽眼前一黑，手中之餅不覺而飛，定神尋視，一龐大之餓鷹，正斜飛入雲，鳴聲惡厲，似正攫得勝利品自鳴得意，余不禁化怒爲笑，抵隕陽東關，已下午三時，隕陽于淸時爲府治，入民國改縣，一面依山，三面環水，爲鄂西之重鎭，上通漢水，下達襄江，河水淸澈，可以鑑人，東門外河邊衝要處設稅關，聲勢暄赫，不可嚮邇，聞平日敲詐勒索，人民敢怒而不敢言，實爲內地唯一之秕政，關前檣桅矗立如林，關上俯視，頗有三國演義，「宴長江曹操賦詩」時意境，翌日買棹東下，沿途山環水抱，甚形曲折，水深處不能見底，淺處可數游魚，河中時有怪石崢嶸，作夜叉狀，於月夜時往此，殊是令人毛戟，舟行二日距均縣尚約四五十里，忽聞岸上人競呼停舟，遙詢所以，則云前途有匪攔劫船隻，刻正請兵追捕，余以要公在身，且冒險亦屬軍人常事，仍囑舟子照常進行，對于岸上人之美意，只好心感而已，黃昏時安抵均縣，上游遠望均城，似突出江心，風景形勢絕佳，既泊岸，囑榜人沽酒市肉，大啖一飽，以壓虛驚，藉慶平安，均縣之南，即道家號三丰隱身之武當山，每年香市極盛，各省俱有來朝山者，離均水行二日抵老河口，此爲川陝豫鄂四省交界處，商務薈萃，水陸稱便，舟距鎭尚有五里，沿途即爲木船竹筏阻塞不得暢行，河下之繁榮可見，陸上則六街三市，百貨雜陳，物質文明，幾應有盡有，不媿小上海之稱也，余風塵經旬，行裝甫卸，即趨浴室，濁垢一滌，疲勞頓復，次晨換光（化）樊（城）長途汽車，沿途鄉村俱富庶，不亞東南，若龍駒寨至隕陽間，有數十里無人烟，乃不啻人間天上矣。

中午馳抵樊城，有電報局人員到站迓，蓋同行之樂君爲陝省電政監督，余等仍下榻客邸，此處亦係水陸大埠，對江之襄陽爲住宅區及機關區，如鎮守使署縣署郵政等悉集于彼，毫無市面，次日電報局長湛邀約渡江，並爲介紹張鎮守使聯陞，張君雖軍閥流亞，但深明大義，對革命極表同情，故接談至洽，盤桓三日，暢遊米芾讀書台等名勝，旋乘襄（陽）沙（市）長途汽車赴沙，道經荊門，當路有檢查特稅分卡，其勢洶洶，麻煩特甚，惟窺其昏瞶無能之狀，旅客果有夾帶私貨者，彼亦未必發現，徒擾行旅而矣，過荊州一路荒涼，有麥莠之歎，抵沙市，市廛茂盛，爲長江上流有數之城市，沿江築高壩，幾平屋脊，蓋江水高出地面，至襄增旅伴四人，三女一男，均樂君鄉里赴武昌求學者，路上頗不寂寞，次日乘江輪順流而下，兩晝夜而抵漢口。

## 張嬬颿先生題歷世紀

凡所貴乎爲人者，在不朽其精神，人之一生雖忽忽如此，然其間，得失成敗憂樂吉凶聚散行止至不常也，莫不憂焉忽焉紛紛頤頤一任之不及百年之人身，夫人生大率快意少，而厄境多，或撫景而興悲，或驚心而動魄，緬懷追憶筆而記之，豈在夫奇節異能，要在寫實而存眞，過吾過也，事無不可對人言，平平實實，斯精神寓焉，庶幾不誣其生平，無忝其所生，倘自今以往，倡爲風氣，使人人各有所記述，則此不及百年之人身，固無足重輕，而所以不朽者，自有其紀實之文存，

讀斯集也，益重其爲人，憲服其不詐不妄，令人神往而傾心，此之謂夫子自道也，吁嗟乎？志青●

民國三十年春觴應中立敬題于雲南鹽務官廨

志青先生歷世紀出版紀念

## 5. 北伐之武漢

國民革命軍適于是時克復武漢，聲勢方盛，碧眼兒顧而却步，漢口英租界亦無條件收回，中央黨部國民政府俱設漢口後馬路南洋兄弟烟草公司三樓，余與樂君分謁各當道，報告代表使命，余謁見國府常務委員兼司法部長徐謙，因彼係第五軍方軍長之總代表也，繼謁交通部孫部長科，總政治部鄧主任演達，及西北軍駐漢代表劉驥等，商洽如何促進會師中原，統一全國方略，各人均有指示，余一一電陳方軍長，俾先事準備，余代表之使命既達，即擬赴滬，但友好多相勸阻，因上海此時尚爲軍閥餘孽李寶章盤據，恐遭無辜，日必多起，惟會師之期尚早，乃乘閒一探總政治部工作情形，走馬看花，無異盲人觀戲，乃請於孫哲生部長，保送實習，俾獲縝密考察，越日鄧主任，函派在組織科社會股工作，按該部設正副主任各一，下分總務組織宣傳三科，分若干股，另有印刷所、宣傳大隊、衞士大隊，權威之高，爲他機關所不及，革命軍自廣州誓師北伐，不及一載而有如此聲勢，政治部宣傳之功不小，蓋軍事未到，宣傳已到鄉村，旌旗所處，壺漿以迎，且政治工作人員，復能深入部隊各層，灌輸士兵以主義政治之知識，士兵乃瞭明隊作戰之意義，用能以少勝多，勇敢以赴事功，俱宣傳之效也，宣傳之力不亦大哉。

余既入總政治部，樂監督亦專程返先出，同伴多日臨別不無依依，余在部內月餘，見部中工作甚形緊張，三日一開小組會議，討論黨務進行及科股事務，覺一切俱條有理，印象至佳，本股同志以余爲西北軍代表，亦復刮目相待，因西北軍有刻苦耐勞簡單樸素廉潔等好聲譽也，同股九人中有女性一人，工作尚能融洽，多欲往西北工作，挽余為介，余請俟會師中原之時，嗣後彼此益形親近，余每日之工作為巡視武陽夏三鎮一週，偵查反革命者，並指導民衆團體，五月間南京上海競傳「武漢打倒廉恥女子裸體遊行」總政治部得訊深以為異，亟派員四出調查，始知有反動份子僱用流娼在外招搖，以期破壞革命聲譽！

## 6. 北伐成功

七月上旬，國民革命軍分兩路向北挺進，一路沿京漢路直趨鄭州，係號稱鐵軍之第四軍張發奎，一路由旱道經周家口而攻開封，係唐生智之第八軍劉興師，十日左右均達目的地，西北軍同時亦攻出潼關，連下洛陽鞏縣而逼鄭州，與北伐軍會合，蔣總司令則已由津浦路線，攻抵徐州，於是國民革命軍四方會師中原之願遂告實現，而此軍容如火如荼之革命事業，亦復有一日千里之勢，當時捷報傳來，政府諸公乘專車赴鄭，余亦被邀同往，部中同志蜀人張君，蘇人姚君，湘人李君，浙人陳君等，均紛紛要求同往，俾得一赴西北觀光，乃聯袂北上，車過武勝關，已非江南面目，一片黃土，草木稀疏，居民多鶉衣百結，赤足蓬頭，際此兵荒馬亂之時，更十室九空，同行各人，感車中無聊，乃以所備食物消遣，未幾消耗淨盡，車抵許昌以此為大城市，總可一快朵頤，詎事有大謬不然者，自東關至西關，家家閉戶，僅一賣水餃之小攤，人多餃少，不足饜口腹，乃相顧而之他，再往南門至北門，並小攤亦無之，不獲已折回前攤，則水餃已大半售去，果腹難期，廢然而返，此區區小事，良足為不知足者戒也。

既達鄭州，知第五軍軍部駐鄭城，乃折返軍部，面謁方軍長，報告南下經過，並介紹同來諸人，旋分別委充秘書及宣傳等職，方軍長仍囑余南下聯絡，越十餘日復囘滬，乃悉于師已到即往晉謁，蒙溫諭有加，並悉余在西安失蹤之棗騮馬，在余南下後一日已尋獲，刻因留彼，由劉副官長負責喂養於司令部。

八月武漢集中現金，發行代換券，市面因通貨澎脹一落千丈，此時余偕郭國長殷蒞京下中江，時上海已為國軍收復，余自民國十三年十一月離滬，至此已逾三年，余手創之中華體育師範為王某攫去後，知無利可圖，且係蝕本生意，乃轉交本校畢業生某接辦，詎知况愈下，嗇感支持之難，至是余苦心孤詣慘淡經營之體育師範，一旦遽葬送若輩之手，可痛可惜，中華武術會，自余離滬即告停頓，會長王一亭君將會所頭門及圍牆折毀，租與天主堂賬房管愛堂建造市房，每年坐收租金八百兩，余抵滬，亟邀會中主幹諸君於愛多亞路都益處飯店，磋商恢復辦法，經推滕克勤朱劭公謝強公等向王會長接洽籌備召集會員大會，重選各部負責人員，余此時尚負第五軍代表使命，不能在滬也。

十月間晉京，旋奉國民政府令派西上傳達命令，乃買舟到漢，第五軍已自郾城折向襄陽，番號改稱國民革命軍第九方面軍，與徐壽椿部合作驅走張聯陞，司令部設襄之鎮守使署，余由漢乘平漢車至花園站，再乘花襄長途汽車赴襄，旅邸遇蘇宗轍君，云係奉方軍長電召前往，相談頗契，同行至安陸，總部已派專車來迎，晚宿隨縣時，擬一晤駐防該地之樊鍾秀氏，以時促未及往，次晨就道，經一處道旁有石案兀立，石像兩尊，上下四週全無遮蓋，形殊奇忑，詢識者云，此處是「十字坡」，神像即孫二娘夫婦，聞父老言，廟宇屢燬於火，故不再建」云，過棗陽渡白河，（蜀漢關壯繆水淹七軍處）再十餘里達樊城，遠望旌旗飄忽，有部隊肅立道左，俄一騎飛至，見余等翻身下馬，蓋來歡迎者，當偕同渡江南，赴總司令部謁方司令，下榻總部花廳，此時本軍已擴充至三軍之衆，一軍為阮玄武二軍為徐壽椿三軍即蘇宗營，而以龜鵬副之，余等未至襄城時，二軍徐詩椿部爲方軍長繳械，暫以余旅長念慈代理，蘇君既受實委職，堅邀在其司令部小住盤桓，是時方司令接受驅唐大命，遲遲未發，余等促之再，始舉兵東下，余與蘇君先行，過隨縣，入城謁晤國豫軍司令樊鍾秀，樊氏招待殷勤，並設宴接風，席間允爲我軍臂助，假道尤無問題，賓主盡歡而別，翌日乘車至花園，知武漢三鎮已爲李總司令宗仁之先遣師長胡宗鐸攻克，乃請方司令屯兵花園，余乃先赴漢謁李（宗仁）程（潛）諸公說明，爲「避免與友軍爭功之誤會，故暫止郊外待命前進，其實我軍右擁長江上流之天險，左扼京漢路線之孔道，踞高臨下，勢同建瓴，雖未入鎮，其功亦有未能湮沒者」，程李深韙余言，表示歡迎，乃返報方司令，即率少數侍從衛士赴武漢，總部設於積範區舊行公署，徵洽酬酢無虛日，余再進言，「我軍雖達武漢，襄樊仍不宜放棄，荊襄古稱重鎮，進能取，退能守，右有長江，左臨京漢，漢水貫串其中，荊襄花襄二公路則交叉如脈絡，地方富庶甲於全省；上通漢中四會之地，不啻天府之國，尤宜駐紮重兵，方能左宜右有」，又。「政府現在南京，司令亟應親往請訓，與各方聯絡」，方司令以爲然，次日即乘輪東下，經旬回漢，則我軍由第二方面軍改稱國民革命軍第十一路軍，司令改稱總指揮矣，方著乃加委余兼行營軍械處處長，設辦事處於漢口，余即赴花園接收軍械列車，再向軍委會駐漢辦事處接洽械彈之給領，此時軍政名義統一，實際仍不然，故請領械彈，雖經中央批准，亦難如數領足，軍械列車中，有不少廢槍爛砲，乃飭凡能修理者即加修理，尚餘雜色步槍三百餘枝，水旱機槍各四挺，克虜伯砲二門，俱漢陽兵工廠造，乃一面呈軍委會飭該廠修理，一面親往該廠聯絡，槍砲兩科科長及修理舊槍室主任及工頭等，朝夕過從，不惜身份金錢之週旋，彼等以與堂堂處長稱兄道弟，競以爲榮，不三月所有廢槍爛砲均因此澈底一新，余之化無用爲有用之目的於是達到，是年十二月方總指揮晉級上將，余以參謀兼軍械處處長晉級少將，我軍總部亦由襄陽遷豫之信陽。

民國十七年元旦，余在信陽，于慶祝團拜時，即建議自造手機槍，立蒙採納，即飭修械列車工目編造購料預算，又以北伐在即，我軍槍械不敷甚鉅，除將收集之損爛槍械日夜趕修外，並派匠赴各軍師旅檢驗，輕者就地整理，重者立即提回或交漢陽兵工廠修理，余日夜監督，不期月軍械煥然，余又建議，「自東出潼關、取伊洛，定襄樊，而抵武漢後，聲威所被，不少由各方來投者，者僅畀以參議閒散之職，無論不能收其實效，抑亦不經濟，請設參諮處，分軍事政治兩部門，長於軍事謀略者，隸於軍事部門，長於政治經濟者，隸於政治部門，朝夕研究，若有所得即以書面貢獻，其確有獨到之處者，聘爲某部門中之專門委員，庶幾人盡其才，款無虛糜，而我獲其實益者，當更不少，此諸葛武侯集思廣益之策也」，蒙上照行，惟在上者雖能從善如流，無於羣小頑舊，咸惴惴于老飯碗爲新勢力所打碎，而余又素抱大公無我主義，不慣結黨，祇知如何求國家社會之進步，革命如何早日完成，因而羣小忌憚，大肆離間，時余常往返信陽漢口之間，羣小設法使余常駐漢口，減少余與方總指揮接近之機會，所謂疏不間親也。

## 一個奮鬥者之剪影

志青先生

吳琢之題

四月北伐，循京漢路至鄭州，轉由隴海路達商邱（歸德），駐焉，余之軍械列車亦駐於此，襄樊方商則委鄧君禹銘留守，本部精銳既悉數北開，留守者均係雜色新編隊伍，至是反戈相向，幾幾盡失，當初不從余建議，至坐是失，爲之撫髀長歎，維時本軍番號由第十一路軍改稱國民革命軍第六軍團，方君此時頗思染指故鄉之省主席，余曰，「公爲當今有數人物，期望之者至衆，本省（皖）人盼望更殷，此時幸毋捲入政治漩渦，當先努力於國家建設，多培植人才，有益本省之事不妨多多建議，以公聲望，取省主席本極易易，雖竟然而敝屣之，令人更覺清高，則桑梓人民望公如望歲，將來瓜熟蒂落，水到渠成，則公雖欲不出亦不可得，當前人才既感未足，衆望亦尚未全歸，省席之圖，竊以爲尚早，」方公韙之，余此仍奔走商邱漢口間。

百忙中撥冗赴滬，適譚組安李烈鈞孫少江李景林張之江諸先生在南京發起國術表演大會，復組織中央國術館於首都，聘余爲董事，又加聘余爲上海市國術館主任籌備委員，余即晉謁上海警備司令錢大鈞，市長 定璠，均允贊助，數度籌備，稍有頭緒，即回漢結束軍械處事宜，俾專心致力於國術之發揚，時我軍已達北平，乃備專車兩節，與內子諒之亡兒德超（小牛）副官周某書記官開某同往辦理移交，過武勝關山洞，內子因空氣窒塞，身體發生劇變，手足冰冷，車抵信陽，立延基督醫院，院長某君診療，據云因受炭氣過甚，以致氣閉，經宿而癒，過漯河駐馬店許昌各大站，下車略一散步，或一宿即行，在鄭逗留三日，始北上渡黃河鐵橋，橋長五里奇，橋墩凡一百二十餘座，爲東亞有數之鐵橋，比國工程師某君監造，某君即寓橋之南岸，每日尚往返巡視一週，歷年內戰終能保全者，某君之力也，此間水菓價廉而物美，西瓜甜而且大價尤賤，南方不易得也，越日至石家莊，時方中午，向站旁飯舖叫飯菜送車上果腹，錢已先付，店夥甫將飯籃送至車旁，距車已蠕動，目對籃內大碗飯，大塊肉，不能到口，不覺饑涎欲滴饑腸轆轆矣。

次晨抵北京前門西車站，余眷屬等仍寓車上，惟余入城赴順成王府第六軍團總部晉謁方軍團長，則已入協和醫院，乃將餘送之軍械點交總部副官長，手續完畢，頓覺無官一身輕，乃與內子等觀光舊京名勝，遊三大殿故宮北海頤和園中央公園，余訪蔡苡君，日唯聲色貨利是圖，矜敖驕奢，不可一世，至此登峯造極之境，將不能有所作為，乃絕無留戀之意，盤桓旬日原車回漢。

## 七，任職中央國術館前後

### 1.編著武術書籍

八月中至滬，中央國術館聘余為第一次全國國術考試籌備副主任，十月十五日舉行比賽于南京中央術公共體育場，余兼任裁判員試期凡五日，各省來試者甚踴躍，政府倡導之力也，惜與試諸人多為職業中人，結果不過興奮一時，于推進原意並無若干收獲，蓋此際一般人尚多目此為賣解人之集合耳。

十一月張館長之江聘余任教務處副處長，乃積極籌劃國術運動之推進，籌學校，印發刊物等，凡此努力幸俱圓滿。

民國十八年三月升任編審處處長，遂又釐訂辦法，刊印圖籍，余更先後編成查拳七星劍三路炮拳成門十三劍六合刀螳螂拳聯成拳練步拳國術理論概要太極正宗等書，著述之餘，兼為交際工作，復助教務處長劉崇峻君任教育指導之責，余期成心切，亦復樂此不疲，在館一年，漸覺氣味異殊，蓋日常事務太官僚化，無論何人，稍有錯誤即行禁閉，或送警廳，教育之道，殊非所宜，且張館長頗優柔寡斷，隨意更改政策，而無一定標準，余服務社會，本以事業為前提，絕不因環境而易素志，仍請辭各職，未准，再乞病假赴滬休養。

## 2. 因果一例

歲闌，旅滬徽籍同鄉會因吾徽兵匪禍接，閭里不安，集議轉撫流亡，維持治安之道，咸主派人前去實地安緝，並推舉辦理放賑人選，咸目視余，蓋熟知余熱心負責，且粗諳軍事也，時屯溪商會主席兼商團團長劉紫垣君將返屯籌備六縣聯防，極力慫恿余行，柏烈老（文蔚）亦表同意，遂買棹錢塘溯新安江上駛，同行尚有復紫君，舟過深渡，家鄉咫尺，奈事有緩急，不敢逗留，掃墓省親，惟有待歸來之時，抵屯溪下榻劉紫垣君之通裕莊，屯溪爲余入世治業發軔地，計別後春秋廿五度矣。紐裝甫卸，即向街頭巡禮，一溫舊夢，則店舖多爲臨時木屋，蓋屯溪前遭朱匪之一炬，精華盡燬，面目全非，著名之屯溪橋則依然無恙，亦有幸有不幸也，余始習工藝之汪恆泰金箔舖，因受舶來品影響，早已歇業，其他如觀音山張山嶺珠塘諸勝，俱異其貌，仍存本眞者，土橋黎陽數處耳商團辦公處市議廳同設觀音山，紅樓一角，全鎮瞭然，白嶽隱現，如在目前，徒以時間不許，未能登山飽覽其勝，良以憾事，信宿往黟縣休寧

胡爲夫子獨栖栖，彈劍高歌事已非，
算到白頭時亦暫，飛來青眼世應稀，
庸奴得意雞豚飽，壯士無顏狐鼠譏，
一樣春光分厚薄，幽蘭清瘦碧桃肥。

辛巳春初題

志齊先生大著歷世紀即希教正

古吳郡孫晉年呈草時同客滬濱

等敍匯匾慰問。

有某部一團人，因政見不同，脫離南下，適欲時竟屯兵不進，百端需索，徵屬各縣，乃舉代表集議應付之法，席間有人詢我是否姓吳，又曰，「內弟薛起庭，襟兄徐右余識之否。」余曰，薛徐胥余莫逆君何人歟？」彼曰，「余周積鏞，辛亥前平湖紳學團團員，君之門牆也，今宰貴邦，久欲奉訪，未知究隸何縣，前閱公文，君名赫然在卷，今竟巧遇，快何如之，盼能過我作數日盤桓，一敍契闊。」余始而恍然，繼而大喜，廿載師生，一旦把晤，其忻快眞非筆墨所能形容，乃訂後會而別。

定厂內兄序

志青妹倩歷世紀，概括言之，其爲人行事，不外正心誠意四字，意誠則天下無不可爲之事，亦無不可相與之人，心正則天下無可縲絆之名利，亦無不可置慮之榮辱，故志青秉其大無畏之精神，堅苦卓絕，險履如夷，志青學佛有年，將此歷世紀當作一行三昧觀可也。

中華民國三十年二月客長安作兄張小樓時年六十五

余返屯溪警給資，但劉君仍滯留屯江，諸事又必俟彼來共策進行，留屯五日，乃決乘間返鄉一覗，遂偕僧興行，黃昏到徽郡，下榻逆旅，時城中空氣緊張，勞動階級避匿不遑，詢悉因兩軍角逐，後者追蹤將至，駐軍則開拔在即，誠恐抓差，故有此象，遇舊識余某，某方師長也，鑒于形勢之惡劣，乃棄甲改裝，擬與余同伴東下，余告以此行爲返鄉掃墓，道不相同，渠曰「掃墓可否請俟異日」余曰「在滬即許心願，前者因公過門而未入，今日勾當既了，理應實踐前言，詎祭之儀俱已備妥，俗諺云「祇可許人不可許神」，心口相違，余不願也」，余某見不可強，乃請同至我鄉暫避風頭，患難相依，不忍固却，遂允同行，入晚憶及周君之約，欲去縣府，余某阻之不聽，竟往，值周在署，傾談別後至積欵洽，儼若家人，旋知東行，即席作家書託轉致平湖，並附芥汁一罇，臨別依依不忍遽捨，乃且語且行，與負關衛士敬禮聲，方覺已抵頭門，不然者必且直出城關矣。

晚秉燭待旦，五鼓雞鳴，即促肩輿就道，此時壯丁俱已走避，肩輿不得，爲避人注意，乃將自前溪壓來之輿讓余某乘坐，而余則徒步相從，出南門經梁下南源口，將抵樟樹，迎面來步卒三五，余猶步當先，泰然而過，詎步卒竟攔輿盤詰，余某詭稱上海某校教員，並揚聲召余返爲之證明，於是余之行李乃不免受兵大爺之囉嗦，白銀數封，遂成彼輩之勝利品，時兵士愈集愈衆，其中有識余某者，即厲聲指斥曰，「此係爲我等昔日之團長，沿途各機關彼俱留有名片，此時偷圖發覺耶？盜去槍彈可矣，」鼓噪中有排長突前詢余，作何任務，余告以「查賬」，道中偶遇此君，遂結伴同行，他非所知，余查賬所經各縣，俱有案可稽，不難辨證。」排長即加安慰，俄連長某又來，命同返南源口探奕，不得已隨衆折返，將及南源口，路旁士卒咸怒目視，閒言槍斃，余此時惟有泰然處之，入鎮在肆中憩息，團長營長某相繼至，詢余某城中軍事狀況，謂「苟謊告，必加重譴，」余某一再聲言城中有人保證，其惶急之態殊可憫，余以事至此，徒急無益，轉坦然泰然，萬念俱息，忽馬弁竊竊謂余，「如身旁有貴重物品，不妨交我代爲保存，否則爲彼輩搜掠去，便毫無希望」云，余竟信之，身畔紙幣五十餘元，盡以付彼，方午，特務兵一排押余等入城，機槍拿炮擬準余等，候於縣府外，余某顧余曰，「重累君矣」，余漠然曰，「既共患難，何累之有，」沉默間忽又憶及周君，惟念相別愈數，此種危險事不知尚肯援手否，探夾袋中尚有名刺一枚，試請於門衛，則立爲送傳達處，杯茶之頃，即返報縣長請吳委員，但押解官長以無團長命，不允放入，門衞又疾去，俄而傳令兵出，高呼團長請與委員，押解實方許入內，余某此時益復惶悚，連謂「得當設法幫忙」。

余入內直至簽押房，周君起迎，詢經過，余告以途中偶遇余某，不意竟入漩渦，團長某指詢周君曰，「是此人否」，周君立應無誤，「廿年故交，敢保無他，」團長某謂，「軍中獲嫌疑犯，例須解總部，既縣長立保，請具私緘，」周君乃一面揮筆作書，一面頻頻慰余，熱情良足銘感，此時余忽念及行篋中有白金五百，旅中一切賴於此，因商請於團長「行李一肩為弟兄攜取去，頗足影響軍譽，可否請飭擲還」，團長報可，即轉命營長，余告以「未悉何部隊，請派傳令兵隨去指認，」營長即命傳令兵隨余行，過河西大橋，有兵約一營，正在橋上休息，見余又紛相鼓噪曰「槍斃槍斃」，傳令兵厲曰，「休胡言，此查賑委員也，」過橋，一路扭獲甚多，但無余物，至五里欄杆，方見余之舖蓋皮箱，前向押運兵索還，則曰「某排長交運之物，別人無權過問，」傳令兵促余往覓某排長，久之不可得，而為余儲款之周弁反無意中遇見，向索存款，彼謂「已用去數元」，將餘款取出，余再檢贈五元者一紙，又贈與傳令兵供大嚼，謝不絕口，時已落日銜山，據云某排長已去岩寺，無奈忍痛返城。

周君見余再至，大驚，促速行，謂留此且多事，余本擬在縣署盤桓數日，今周君既不復能鎮定，乃不再留，匆匆辭別，至昨宵投宿之逆旅，店主為雇人伕送，星夜啓程，是日自五鼓迄黃昏，粒米滴水未進，往返奔走百數十里，夜深猶未停步，抵深渡投小逆旅，滿宵嚴寒，輾轉不能成寐。

此番遭遇有足令人猛省者，蓋此次所有人物，俱會種因於過去，余某曩在粵東任團長，御下寡恩，今自狹路相逢，已受舊部之害，是種惡因得惡果也，余一生雖絕無惡政，但處事嚴正，復不善逢迎，今曰之事殆已無別法挽救，惟有至必要時電求于師右任，或上海徽甯同鄉會設法，乃廿年師生先使數日前巧遇，而後賴以脫難，此亦可謂種善因得善果矣，蓋余待人、一秉至公，從不知如何利己損人，或因此略種善歟？因果顯明，寃緣相報，宇宙間事，誠有不可思議者也。

又當時空氣至爲緊張，上至縣長周君，下及大門衛兵，莫不憂形於色，爲余之事奔走，其實除周君外，初無一人爲余素識，亦無一人曾受余絲毫之惠。余竊究此理，十年不一當，或者往古今來之諸般善惡因子，錯亂散播於宇宙之間，因緣成熟，則種善因者，無量劫以來所佈之一切善因，俱來集中，無論當事人或非當事人，在此自然法庭之中，人人盡爲善念所支配，而悉具菩薩心腸，吉祥之氣瀰漫空間，凶險之象掃蕩一空，故能化難成祥，惡因惡果亦復如是，特一念之差耳，今日流行語所謂空氣緊張，大似爲此事作註解。

3. 故鄉年景

一覺醒來，天已大亮，時北風虎虎、震撼窗壁，氣冷令人難耐，往謁二姑丈于信和成，午後乘肩輿冒雪至定潭素娥妹家，聞大姑母病重，亟擬往視，僉謂明日去未遲，詎翌晨噩耗傳來，大姑母已於昨晚去世，姑母平日盼余最切，乃因主張不定，稍遲其行，遂并最後之一面不可得晤，哀哉痛哉，旋知表弟祥善雖侍奉在側，然床頭早已金盡，衣衾棺槨之資尚無着落，余恰逢意外、囊橐亦正空空，籌於午亭姻兄姑母身後一切方無問題。

次日昌溪來人報信，瑯坑口祖坟右側坑駁，因年久失修，底部被水冲刷空虛，因而崩塌，行人多繞道墳頂，有礙風水，促余返里整頓，余即趕返、請積善堂支下達慶公等包修，計共十二方半，每方三十六元，共四百五十元，余以此項工程，一爲便利行人，二則保護先人幽宅，所有費用概由余担任，蓋默察仲叔之裔，雖尚溫飽，尚無餘力及此，不忍厚斥較量也。

臘鼓頻敲，新年驟始，少小離家，老大方回，在外卅五年，家鄉禮俗久已疏遠，其喜何如，而余髫年種種，亦復因之重現心頭，回味彌雋，最不易得，按吾鄉爲理學之邦，朱文公熹即出吾徽，故一切宗風，仍多三代之制，不因潮流而丕變，其實舊俗美點正多，宗法社會固未可厚非也。

臘月廿四晚，家家磨米粉製蒸粿，衣冠紙帛，歡送灶君，除夕老幼飲屠蘇酒，燃封門炮，午夜後，吾族太湖宗祠領導各支祠迎天地神祇，一聲砲響，萬戶齊應，各支祠之值年長者，乃整衣冠導各支祠堂名高脚燈，會於太湖之丹墀下，按昭穆爲序，謁祖參神，出行拈香，時已入新年之元旦，大廳兩廊下設太師椅卅六，各支派子孫不按年齒，但依輩份序次而坐，再推齒德兼備夫婦齊眉（元配）者值年頭，爲利市人，領導後生敬祖分胙，（按本族人口繁衍，有遠至卅六年始獲任年頭一次者）選童生八人值禮，當衆食胙，並佐以水酒，有失儀者罰紙帛敬祖，元旦爲男子習禮之日女子參觀，不得越庭門，否則亦以失儀論，食胙一詞爲余杜撰，俗名吃三串，不詳其義。

初二，仍由元旦作利市人之婦領導本支各新婚媳婦或尚未誕育之婦謁祖參廟，俗曰燒利市，各婦俱紅裙花衣，珠光寶氣，一若大喜時之新嫁娘。

在元旦後互賀新年，食茶葉蛋果盤，賜以麵點，並定期依序上墳拜年，兒童則放鞭炮，敲鑼鼓，舞獅子、更跨馬燈，執紙糊各種武器，扮演戲劇，元宵後十日爲大會燈之期，十七日至十九夜唯佣千遊龍燈三夜，此爲近武倒衍之變節也，各祠所懸祖先喜容，於落燈日收藏，至此新年俗例，方始完畢。

余未及參加燈節，正月五日即買棹東下，抵杭州，至清和坊吳源茂號，晤堂弟厚栽，聞悉店務瀕危，維持無術，余不忍置諸不顧，乃籌三千元創設大中華油漆店，委宗兄茂生經理，厚栽副之，藉維其生活，仲叔等雖於余寡恩惟深於箕豆之痛，不欲求人以德而期自我以光吾宗門楣，故決然爲此，雖有不少人笑余爲傻貨，「自創事業，全委他人，資自我出，而人享受」，余不顧也，種因得果，物質之享受徒眼前一剎那間事耳。

## 八，政海生活

### 1. 灌雲縣

民國十九年春三月，辭中央國術館編審處處長職，江蘇省政府葉主席楚傖胡民政廳長樸安乃委充靖江縣警察大隊長，是月下旬到差，整軍經武，以應付如皋泰興沿界河一帶匪患，不滿一月，接觸二次，末次以廣陵鎮，戰況較烈，自後四鄉安謐，我境絕無匪蹤，旋遷灌雲縣公安局局長。

是月于師向余索　總理墨寶影印以贈全國運動會優勝者，託用

> 尚武樓三字爲　總理書贈中華武術會者，　總理生平不習書，亦無暇習書，而其渾厚淵穆之氣，自入於古，所謂人書俱高也。中華全國運動會，開幕於杭州，因從吳志青同志索來影印，以贈得勝者，尤願　總理之奮鬥精神，普及全國也。十九年黃花崗紀念日于右任敬記。

四月奉省調訓，五月上旬循運河北發，經揚州高郵淮安淮陰然後登陸越西壩，再乘舟沿鹽河溯水而達灌雲，（板浦）行程中適屆中天佳節，河中船舶悉於檣上張桂旗幡，鑼鼓喧天，爆竹震天撼地，更見龍舟競賽，令節勝事，有手揮五絃，目送飛鴻之概。

舟泊灌雲東門外稅關前，新雨初晴，乃着膠鞋登岸，每移步輒爲粘土所吸，步履維艱，余度此地人民必富情感，蓋土已先告我矣，以語同行，皆掩口胡盧，灌雲爲東海要港，陸有「雲」台山之勝，水有「灌」河之利，故縣卽綴此爲名，隴海鐵路之尾閭也，新闢商港亦卽東西「連」島及「雲」台山而名連雲港，東南有響水口，西北有大浦，魚鹽雜糧雲集，輪船輻輳，與青島祇隔一衣帶水，與上海輪船交通亦稱便行，其形勢不亞海南之香港也。

余等下榻東門旅邸，旋謁胡縣長劍峯，公安局卞前局長業已離職，由王科長光谷代辦移交，交接既竣，亟從事整飭內部，並調查地方病態，研究對症下藥之方，又召集各分局局長，舉行夏防警務會議，按部就班，循序而進，漸見規模，各界人士遂多好感。

下車伊始，參加第一週之縣政會議，黨部區公所及款產處等出席人員竟圖予我以下馬威，謂黨部區公所及若干民衆團體向無的款以充經費，數來均挪借公安經費以資挹注，因余新來，諸多未諳，乃欲聯合削減公安經費，余不甘示弱，返敬以當頭棒，申某以奉命來貴邑，爲時不過三日，想諸位絕非對余個人有所愛憎，余敢相信，惟地方財政不敷支配，汲此注彼，在財政原則上本無不可，然查公安局現況，實力極爲單薄，爲治安計極應擴充，但經費原已有限，僅敷維持現狀，今欲抱薪救火，捨已耘人，事勢有所不許，余忝掌公安，職責所在，不能不鄭重聲明，對諸君所議未敢贊同，諸君倘有決議，亦須待民廳批准，方可執行，余亦當呈廳請示，在未奉明令前，此案可暫保留恕未便遽然遵命。」散會後，卽檢擋案，將公安經費之來源，支配之現狀，不能削減之理由，詳細呈報，不久民廳卽有「公安的款，不得移作別用，如違致干未便，」之通令，於是各方欲染指公安經費者，俱啞口無言，反與余聯合親近，黨

啟士紳打成一片，嗣後余有所提議，莫不迎刃而解，計在灌雲凡八閱月，所有興革各事之較大者，如左

一、公安局連分局在內，共祇舊槍二十餘支，經借忙銀萬元購備補充。

二、本縣公安經費由自三分畝捐，年收六七萬元，今支出減縮不足四萬，歷任力爭，但未挽回，經根據民廳公令，懇切呈籲，獲准公安經費不得擅自挪移。

三、派送分局長赴省應試。

四、添設中正小板橋分駐所，及戒烟所，偵緝隊，國術研究會，消防隊，並籌設衛生公廁。

五、設全縣公安訓練所，抽調九個分局長警輪流受訓，本縣城門崗位原由緝私局派出者，改由公安局長警擔任，以維警權。

六、舉行全縣公安大檢閱。

七、修整拘留所，加舖地板，添發犯人口糧。

八、厲行烟賭禁令，並緝捕匪徒，本年中獲烟賭犯四十五名四鄉匪案破獲一百餘起，並會剿陷新安鎮之匪及楊家集雲台山一帶股匪。

秋九月財政部鹽務署調稅警團駐防板浦，鹽運運使胡某乃咨請灌雲縣府籌備營房，查灌雲縣府所在地是板浦鎮，昔為鹽場，公共建築極少，縣府為昔日書院之一部，公安局則舊文昌閣一時欲駐一團人之營房，無乃太難，黨部縣府區鎮公所以及板浦場等分頭派人尋覓，余主張不侵用民房之旨，惟在可能範圍內設法或則租賃，各團體均贊同余言，迨該團到達，表示房舍不能滿意，縣府運署交相諉過於余，該團乃指索公安局長辦宿舍，及黨部民衆館等處為其駐所，復派連長某向余交涉，詢其理由，則謂「所備

之屋不衛生，」余曰，「貴團駐鹽場不衛生豈我警士寓之卽衛生，強索房屋，豈卽三民主義平等之解釋乎？抑爲蔣總司令不擾民不住民房之眞意乎？壓迫地方政府機關，吾意蔣司令決出此。」來人瞠目無以應，悻悻而返，次日又另易連長來，尤蠻不講理，率謂「局長如不令弟兄遷讓，本團卽以武力入駐，幸勿後悔，」。余曰，「軍人武力祇可臨敵，絕不能內向對我，余亦曾歷戎行，幸勿威嚇。貴團武器之犀利素所熟知，惟借徽局非用武之地何？」來人又憤憤而去，移時營長某來，以緩和之語調婉商遷宿舍，余曰，「如貴團長需借徽局，則徽局整個奉讓亦無不可，特公事不能不顧，卽當請示省府，倘奉批准，夕卽遷讓，」[illegible]少安毋燥，靜候佳音，」又無結果而散，時空氣緊張，有隨時有發生意外之可能，知此事者莫不爲余[illegible]捏一把汗，[illegible]爲余不屈不撓之正氣所籠罩，亦絕無長蠻之態，不一月該團奉令開赴西竄，隨[illegible]又[illegible]伕役百名，當[illegible]得二十名，再補充淸道夫二十名，但彼仍以未足，輒責警長，縱兵在市衞[illegible]，[illegible]鋪閉歇，全市紛擾，勢將罷業，黨部及地方團體推余設法抵抗強暴，維持治安，乃一面電陳財政部省政府鹽務院軍事委員會呼籲，一面推舉代表分赴京省兩方請願，旋經財政部查明，撤團長張某職，事方解決，不旋月復調返板浦，地方恐其尙懷舊恨，必將報復，深自慄懼，幸新團長某懔於前事，頗能約束部衆，秩序安然，一場虛驚，竟屬烏有，天下事原不能憑直覺臆度，如二次之自相驚恐，徒見庸人自擾。



秋間先後發生兩事，其一、縣承審員某素有寡人之疾，兼具烟霞之好，卜寓於僻靜處，公餘聚劣紳三五，左擁右抱，吞雲吐霧，假關說民刑，包攬訟事，旋爲黨部偵悉，常委某君率警闖入，當場人贓並獲，承審某平日公堂吆喝，聲勢驚人，一旦作階下囚徒，羞愧萬狀，無地自容，胡縣長忠厚糊塗，被

歷世紀　灌雲縣　五〇

邀來此，覩狀但頻讚「好所在」不已，旋因縣長再三商請酌留體面，使釋去，縣祕書某平日亦其同道，經此打擊，竟成驚弓之鳥，終日惶懼萬狀，誠官場活現形也。

糧櫃差役，把持公務，壓抑鄉民，各地如出一轍，而灌雲尤甚，平日各機關領款，必須先承意旨，仰其鼻息，否則故靳不予，百般留難，財政科征收稅賦俱係櫃房私人期條，素無現金見面，各機關索賦一次，則縣長比征稽書，用盡苦心，始得分發若干期條，而後視具領機關之手面如何，定其能否得到現金，與時間之遲早，公安局以實力關係，到期派警往提，尚稱爽快，他如黨部民衆團體則常有延緩改期之事，教育建設等局及學校更一再延期，常餐畫餅，須費不少周折與時日，始獲走馬式套兌若干現金，地方行政之進退，不管由三數行吏暗中操縱，現象之怪，得未曾有，推考所以如此，始由歷任執政者之姑息養奸，放任所致，積怨太深，終有爆發之時，某日各機關之首長偶聚一處，仰屋興嗟，互歎無法，某君忽謂，各個嗜賭頭目，日集俱樂部中，花天酒地，其樂無窮，我輩徒歎無益，不如報公安局，加以逮捕，置之法律，稍紓不平，一言甫出，衆咸歡和，乃報局請捕，一網成擒，全無遺漏，若輩態度倔強，聲言「我等縣府公務員公安局其奈我何，見機速報縣署。」縣長與財政科長則不願送署，但請按違警律早日處罰，俾彼等恢復工作，惟此種虎狼之徒，仍一味要求送縣，冀獲無罪開釋，而可反噬公安局，堅持一夜，次日仍未就範，余遂飭司法科開庭預審，按律法辦，至此始面面相覷，漸行軟化，但對罰款建築衛生廁所仍表拒絕，余忍無可忍，令警士一律收押拘留所，有抗命者强制執行，甫收禁而作說客者已來，願遵例具結了案，余乃諷示曰，「若輩所刮民脂民膏，苟能略移些許利及公務，則今日之辱又何從而來，種因得果，理所故然，後勉諸。」

後胡縣長以賣放民刑，槍殺無辜，為當局撤職查辦，其據余所知，胡某並不如何貪污，特太糊塗耳，代人受過，亦復可憐，按該縣民風強悍，風稱難治，好訟之風，甲于他邑當事人不問事之曲直，但求獲得勝利，不計任何犧牲，故為民牧者，稍一不慎而種惡因；歷任縣長，因十九為民衆告發而被驅逐，胡縣長特其中之一而已。

十二月奉調升泰縣公安局長，然余經手籌備之消防隊及元旦檢閱典禮，不因遷調而懈怠，且益加足精神促其完成，不僅留去思，抑亦慎始終之意也。

民國廿年元旦之前夕，瑞雪紛霏，大地舖銀，豐年之兆也，昧爽雪霽，與家人同事互道恭喜，余在局中備茶點及茶葉蛋長麵等，供來縣各分局員警早餐，旋率隊往民教館參加擴大慶祝，既于縣署外廣場開始公安大檢閱，消防隊同時舉行成立典禮，各機關及地方士紳來參加頗衆，盛極一時，檢閱之際，咸稱係本縣空前盛舉，對於員警之精神奮發，譽為地方長城余一番努力，得此成績，亦自慶幸，

離去之日各商業團體機關等之領袖均送至河干，銀盾銀屏歟匾紀念品等，扛抬塞途，爆竹聲自局至江干連續不斷，熱鬧之狀，據謂亦屬破題兒第一遭也，余沿鹽河經大伊山張店五[illegible]河新安鎮漣水西壩至淮陰，改乘淮揚輪抵揚州，晉謁江蘇綏靖公署督辦張之江氏，休息兩日，乃乘裏下河揚泰班輪蒞泰。

2. 泰縣

泰縣為蘇省之大邑，其面積在蘇北僅次于東台，昔為直隸州，民國改縣，分十五區，公安分局亦十五，市鎮如姜堰曲塘海安等，俱為穀米雜粮匯集地，江北裏下河之總匯也，東南通如皋南通，東北接鹽城，西北高郵揚州，南則與泰興毗連，水陸交通俱稱便利，人民富庶，鄉村生活亦不亞城市，昔時科甲

不斷，文風素著，今日亦不乏碩學之士，如韓國鈞如地質學者丁文江又如藝人梅蘭芳，胥泰州之人傑也，然正因人才鼎盛，祖先顯赫，遂不少藉勢干政，魚肉平民者，其最顯著者名破靴黨，此間之官吏實可為而不可為，與地方劣紳沆瀣一氣，上下其手，不但囊槖充盈，且無人訐發，得長保祿位是可為也，如治事一秉大公，剛正不阿，必致顛倒黑白，不能終位，是不可為也。

余下車後，張縣長燡折節相招，遇事予以便利，竊以為異，但自思省廳以余能破除情面，努力革新，故調此缺，故無論如何威逼利誘，當絕不為動，必須衝鋒邁進，大事振作，揭除黑幕，樹立楷模，方不負上峯知遇與我光明之人格，乃草擬計劃，添設巡邏隊，辦理戶籍登記，添立衛生隊，組織市政設計委員會，召集全縣警務會議，取消乾薪，裁撤冗員，補充警額，訓練長警，研究黨義，以及靖緝匪盜破靴黨，嚴禁紅丸烟土毒物，詳陳利弊，呈省請准實行。

夏五月本縣因查獲紅丸五販陳鮮熙一案，引起泰縣軒然大波，公安局縣政府情勢惡劣，形同對壘，試究其故，一言以蔽之則地方民牧勾結劣紳，劣紳包庇煙販，相互利用，上下分贓，各為自身利害，不得不悖然掙扎而奮鬥，為孤注之一擲，官方蕩然，良用浩歎，先是九日夜十二時許，本局督察長徐碧山率同員警在天德巷著名土販陳鮮熙家，搜獲大批烟土毒丸烟具紙竹牌等，並事主陳鮮熙烟犯鄧寅（前任公安局長）李某劉某袁某（縣署法警）及土娼陳王氏等七名口帶局，事為張縣長所悉，即手令致余，移縣辦理，余以此案內有前公安局長及現縣署法警，未便解縣，即電民廳請示，張縣長大憤，竟派衛隊法警包圍公安局，加以監視，禁人出入，黨部商會至此，已不容緘默，均電省請派員查辦，以免影響地方安，旋奉省令，各犯依法嚴辦，督察長撤職，余則調民政廳及保安處檢閱保衛團委員，余其實仍可留任，惟思長此敵對，鬼蜮伎倆難測，或不免中其暗算，乃決然離去，此事全因余過于認眞，袒護屬員，致代人受過，至余個人純然第三者而已，事後思之，不覺好笑，後此敵余之輩，入省多方運動，務欲迫余離蘇，但余之人格，余之作事，早在省廳當局洞鑒之中，終得屹然不少搖動，小人伎倆究不敵正氣也。

## 王鼎三先生讀歷世紀感言

社交數十年，遇人多矣，咸知道德之優尚，而能實行者，十難獲一，其能實行矣，而能持久不變者，又十難獲一，蓋以風俗薄，環境劣，雖有意志，遭遇困境，則不勝其迫脅，乃遂爲之轉移矣，致公理窮屈於惡勢之下，不克伸張，推原其故，胥在缺乏正義之氣，堅卓之志者然也，今讀吳志青先生歷世紀，乃知所遇之境，或順，或逆，或優，或劣，一皆秉持正義以行之，不計其他，推立一己之人格，以冀轉移他人，而不爲他人所轉移，異乎衆人之所爲，豈非會滌生先生所謂轉移風氣之說哉，今世風日下矣，轉移之者誰乎！吾惟仰企先生堅其志，宏其量，不激不隨，不屈不撓，中道而行之，盡其在我已，虞舜伊傅，耕稼版築，初豈冀其德業於天下，方爲聖人之行耶？亙古以來，爲舜與伊傅之流，而不肯有其名位者，何可勝數，皆不以窮通變節，始終一如，於以轉移人心，挽救風俗，潛移默化之功，有不期然而然者，又豈恆情所能測度哉，是仁人君子之用心，稟天上興亡匹夫有責之義，有非一時一刻得而終止也，孟子之大行不加，窮居不損，中庸之素位而行，其斯之謂歟？

中華民國卅三年七月廿日王鼎三敬識于濱南近日樓

### 3.檢閱保衛團

秋七月某日檢閱句容縣保衛團，是日天氣炎熱，立稍久即汗流若淋，而准時到中山公園者共有五區之衆，計四百二十三人，尚有四，五，六，九四區，因阻于水未能到達，由朱家慶指揮操演，檢驗歷時甚久，精神尚佳，檢閱畢，余乃致詞，對于句容民團，冒暑參加檢閱之精神，加以讚許，並謂保衛團乃民衆之武力，與正式軍隊不同，不費政府一錢，而負保衛地方之責，現兩粵（按此為民廿年事）軍閥叛變于南，石友三反動于北，共黨復竄擾贛湘，中央大軍紛往討伐，內地治安，全恃地方保衛團隊負責，我國軍隊雖多，過去因訓練不佳，素為外人輕視，如上海五卅慘案。（工人顧正紅）南京下關事件（和記洋行）外人在中國內地自由殺人，最近如萬寶山事件日人企圖吞併滿蒙，竟鼓勵朝鮮人在國境內殺我同胞，凡此皆我國軍備不振，人民缺少團結之故，保衛之組織，即給與人民以團結訓練之機會，亦即保衛國家，地方治安有保障，訓政方有辦法，希望本此日之精神，繼續努力。練成地方勁旅，衛鄉衛國云旋復檢閱丹陽儀徵江都揚中鎮江等縣，各地輿論界對余印象尚不惡，一致鼓勵督促，余乃如服興奮劑，泰州所受一肚皮骯髒，至是一掃而空。

各縣保衛團組織極不一致，甚至一縣中有募兵徵兵之分，而槍械則有公有私有之別，長矛短刀，十八世紀之火槍均其武器，[illegible]環境較優，地方人士尚未感覺保衛團與地方之切膚關係，不經若干打擊，原不易做到完善美備之地位，且五日京兆，遷調頻繁，甫一展布，遽易新人，功虧一簣，遂成常態，黠者乃專事敷衍門面，內容腐朽不暇顧也，縉紳團總則認為私人護符，憑藉之以臨鄉民。利民之政變為害民，誰復再肯重視而提倡，至若上海無錫鎮江之商團，因與國家地方有深刻之歷史，主持得人，經費無缺，團員俱屬商家優秀份子，故其訓練實力，已從正規之軍隊而上，特此止百分中之一二耳，全國苟能盡臻此境，則國勢復振，寧有疑義也耶？

## 4. 六合縣

民國二十年秋九一八前夕，調余往六合縣公安局局長，是年長江大水為災，自七月至九月江水未退，內河小輪俱停，余率隨員由南京乘小輪至通江集，換乘民船入滁河，經瓜埠鎮桂山吳港灘而至六合，時城中大水尚未盡退，街頭猶架木板以便往來。

南門口有浮橋，橫聯若干木船，繫以鐵鍊，上鋪木板，俗名龍津，為六合通京之孔道，上下游船隻通過此橋時，橋中段臨時啓閉，每日上下午開放各一次，惟需納費若干。

縣境南臨大江，與龍潭棲霞山巴斗山等處隔江對峙，北毗天長縣，此處昔為南北之咽喉，今受津浦鐵路影響，已行旅無人矣，西臨來安江浦，東通儀徵揚州，又有滁水經此入江，昔韓蘄王戰金兀朮。即在滁水出江處大河口附近之黃天蕩，在地理上六合實掩護南京之屏障，軍家必爭之地也，紅羊時與太平軍相持數年，終未陷落，有鐵打六合之稱，邑人夙勵武事，尤以遠姓為甚，縣被圍，克保完璞者，達保雷公之力也。

縣西北多山，東南多圩，而習慣圩田常多報蘆課，不升正稅，國課因而年受若干損失，固由縣民之朦蔽，實以民牧苟安顢頇所致，國課既輕，收入又豐，於是人民晏安，不圖上進，雅片嫖賭如日常功課矣，西北山田恰相反，收入微薄，國課轉重，胼手胝足，終年難得一飽，不獲已者，遂多為伏莽流為盜寇矣。

此地昔既爲南北孔道，故北運貨物皆先以船運此。而後發車馬北行，南運貨品亦以六合爲終點，駁載頻繁，商務稱盛，今則熱鬧處僅城中十字街耳，山河陵谷，變遷無常，彈丸小邑亦莫不如是也。

全縣分八區，縣城及竹鎮集陳橋瓜埠八百橋馬家集葛塘集施光集等處爲區公所所在地，縣府之佐治機關也，過去地方行政權多操諸士紳之手，東南與西北地理各殊，環境互異，每有興革利東南則西北反對，利西北則東南反對，所以百舉而無一成，但維持現狀，無政治之足言，余在省當局刷新政治之策勵下，與句容縣長洪縣燮君同調來此，滿擬振作精神，大事革新，無如惡勢力根深蒂固，剪拔不易，洪君來此甫三月，便以水災撤罷調省，余一鑒於泰縣之事，二因洪君之調，不得不變更策略，採不多事，不怕事，對外安定現狀，對內積極訓練長警，充足實力作緩進政策，萬事待人以誠！能辦者立即解決，否則亦慎重處理，故余居此三年，尚能相安。

就前一般民風，江北之悍，江南之浮，兼而有之，文化在昔稱盛，翰林進士之盛，世代不斷，今日則已寥寥，較有發達者，祇修甲馬客談盛蕩奇姜北澄數子而已。

此地有靈岩山龍池果老灘諸勝，靈岩山距城東約十二華里，與瓜埠山相對峙，故老相傳靈岩山龍池縣城三處，面積相等，周圍各九里十三步，此山離羣獨立，別無延蔓，地質爲冲積層，産雨花石，一如南京雨花台所産，表裏通明，光彩奪目，浸入水中，當顯現人物山水花鳥之形，更有一種天然石罐，內空而外則爲石子沙坭凝成，大小不等，收藏家視同珍寶，石罐之成，余以爲在若千千萬年前大水冲積而成山，石子亦因冲刷而明潤，當積聚成山之時，不少罅隙容留空氣，而其外殼則年深月久沙石凝固，遂成此狀，證諸罐內色調不同，似氣之作用可知，惟確否仍待諸地質學家之驗證也，山腳有白菓樹一章，其幹之粗，五人不能合圍，樹直立枝葉繁密，所產之葉，味別他樹，邑人視爲珍品，樹下有古井，水甘而冽，量之重不亞惠泉，又有塔，圮於民初，今祇剩塔基一片，邑人名此塔爲文鳳塔，謂主本邑文鳳云，三茅宮在峯北，住有香火道人，屋甚簡陋，然每逢清明重九踏青登高之遊侶甚多，香火稍盛，蓋附郭無山，物以希爲貴。

龍池位于滁河之南距城約三四里，周圍約五六里，池邊光潔，無樹木點綴，池西北隅有龍王廟，相傳昔有人於水涯拾得一卵，歸置米甕，而米日盈，取用不缺偶乏水，試置水缸轉瞬水溢，頃刻成池，人屋俱沉水底，後人疑此爲龍卵，遂呼爲龍池，深不見底，不通外河，而水無異味，產鯽魚鮮美，與松江四鰓鱸同享盛名，遠近莫不知有龍池鯽魚，專制時代，列爲貢品之一，魚肉腴而美且無滓，大者重可三五斤，他處所無，脊爲青色，黑色者爲贋品，捕魚期爲每年冬令，大寒季節，爲期甚短，池有主，外人不得染指也。

果老灘在滁河之陰，沿浦橋之南，距城約五里許，田疇間建亭院式廟宇數棟，內供佛像，懸幽冥鐘，朝夕鳴鐘，聲聞數里，院內丹桂玉蘭數章，尙不俗，相傳八仙中之張果老隱息於斯，故名果老灘，神話流傳有足紀者，城中某街有某氏女，有殊色而賢，待字閨中，年已花信，果老邀冰人通款曲願締百年之好，冰人謝曰，田舍翁老而且醜，尙妄冀天鵝肉吃耶？騶之亟，厚其酬謝，冰人無奈，姑爲試言，女之雙親見果老爲一行將就木之鄉愚，倘慕少艾，亦異聞，因戲曰締姻不難，惟須自彼寓處起以金磚舖地至女宅，則眷屬可諧，蓋明知果老爲窮措大，特出難題，絕其奢望耳。冰人返報，果老毫無難色，立允之，並促擇吉行禮，女父母以七夕，至夕，果老金磚舖地，音樂悠揚，果老已命輿來迎娶，遂締姻好，翌日往探女，則廬舍依然，人跡杳然，始悟神仙遊戲人間。雖齊東野語，至今猶膾炙人口也。立院門外南望，冥山遙拱，川流如抱，風物從平淡中見雋美，，留傳仙跡，殆非無因。

民國二十一年一月廿八日，十九路軍淞滬抗戰事發，六合既是南京之屏障，則戰時準備亦遂積極進行，沿江各要口，如大河口青龍山划子口通江集九里埂卸甲店均構築陣地，余日夕督率，未敢懈怠，二十三日淞滬戰正烈，駐六合之第五路梁冠英部騎兵連，乘夜譁變，擬攻縣署公安局，甫近縣府，警衛唱問口號，叛兵驚其有備，斬水關而逸，連長某于譁變之時措手無策，逃入公安局求援，一夜事變，劫去四十餘騎，翌晨市中尚不知宵來之事，誠大幸事也。本縣長警，日受嚴格訓練，實力充足，叛兵早存忌憚，故不敢騷擾、因之余益信地方之實力不可不充，訓練不可不嚴，平日勤勞，收功一旦，諺曰「豫則立」是也。

是年秋訓練全縣保衛團幹部，余每日更親往教授國術，參加十月民團警察大檢閱，成績斐然，頗博好評。

民國二十二年春陳冰伯縣長去職，而包安保縣長來繼，一切乃日趨下流，賄賂公行，貪婪無厭，堂堂邑侯，領導士紳僚屬以猜字謎爲風雅，麻將爲酬酢，秘書連某更橫吹一榻，了無品格，誠怪現象也。

夏五月西北鄉蝗虫爲災，余率警赴鄉撲滅，歷時一月告肅清。

秋八月第五軍調防，第七師金漢鼎。（津浦路警備司令）部一營來，亦將特貨爲餉源，長官俱爲南人，不免存地域之見，苦差盡委北人，優差則屬南人，待遇欠平，又種叛變之因。是月某日之午後，西北隅忽起劈啪響聲，崗警奔告，夫子廟駐兵譁變。余即令城門緊閉，長警分佈各街口要道，再派一部進迫夫子廟。因我調動迅速，叛兵尚未出門，即遭圍殲，當令未參加之士兵退出，而與叛兵相持達二小時，叛勢孤，盡數被捕，首犯一名旋經斬決。當時城內，除七師一部外，僅警察八十餘名，勢力懸殊，亦云險矣。語云「有備無患」，此之謂歟？

余長六合公安三年，中除兩次兵變外，東門外冶浦橋曾出綁案一件，但三日即破獲，肉票安然返家，此外雖有匪警，但均在天長盱眙境內。

余積極訓練警士之餘，更節各費，修葺局所，一年一小修，三年一大修，打破「官不修衙」之謬，于是宮殿式之公安局，乃六邑唯一新式建築。

是年初夏包縣長被撤，楊思鐵來接替，每況愈下，一蟹不如一蟹。會省府擬將各縣公安局改科，徵詢各縣意見，地方士紳以余長局，擬保留局所，楊則圖謀要挾，詢余應存應改。余以公安局存否，權操縣府，需要與否則在地方，本人並無意見。余深知彼醉翁之意不在酒，但余豈藉孔兄以固祿位之人乎？楊又要余幫忙，謂我局亦須任督察，未得同意，遽下委狀，余婉詞退還，手續辦清，即洒然相處三年之六合而去。

## 九、表彰賢毋

### 1. 全國運動會之捧角

秋八月余受聘任鎮江縣聯合運動會江蘇省分區運動會及全省運動會國術裁判，重理舊生涯，與會彌佳。

第二十三度國慶日全國運動大會舉行於上海市中心區，余又任爲國術裁判，集二十八省區之男女青年于一場，觀衆每日不下十餘萬人，誠空前勝況也。

此次會中有最出色之一項，即蒙古摔角隊之南來參加，誠民族團結最佳之表現。蒙古隊一行八人，體魄魁偉，膂力過人，一種雄糾糾氣昂昂之漠北雄風，當不減其始祖帖木兒時代。服裝奇異，着紅黃醬紫各色，寬袍博袖，腰繫荷包，足穿牛皮靴，戴蒙古歡帽，摔角時則戴綴銅釘之皮兜牟，衣窄袖敞胸之皮甲、甲上亦滿綴銅釘，威武之狀，乃若天王殿前之四金剛。觀衆爲之吸引而來者至夥，在未競賽前，先手舞足蹈跳躍良久，蓋爲一種恰合體育原理之準備運動也。其摔角術擅長下把，脚勁亟大，凝立如山，手亦亘而多力，故爲所擒，甚難掙脫，所向披靡，全場失色。漢人某君登場請試，兩相對立，僅及蒙選手之肩，數回合後某君用上把右手捉住蒙選手之甲，左手摟腰，進以臂，期一摔成功，但蒙選手以身偉力大故，得不敗。又一次蒙選手兩手抓某君肩上之摔角衣緣提空繞轉一週，乘勢下摔，某君脚尖點地，竟屹然不動。某君之技固佳，然體力竟不如，數十回合後，卒戰敗下場，勝負在最後五分鐘」，誠不誣也。魯人穆華亭，爲魯省有名之摔角家，年近花甲，猶不服老，要求出場試賽，技巧有餘，實力不足，屢戰屢挫，下場時憤而自摑其頰，嘆曰老矣。齊魯多豪俠稟性尤剛强，觀此信然。蒙人之獲操勝算，余意約有三點，一、體魄雄偉、體重平均在三百磅上下，二、脚步沉穩，三、所著衣甲，皮製綴以銅釘，緊縛在身，不易彼人抓住，使對方無下手處。漢人之摔角衣多寬鬆柔軟，處處可爲人利用，腦步亦欠眞實功夫，體重僅百數十磅，技巧身法雖嫻熟靈活，實力相差太遠，相形之下，未免見拙矣。

民國二十四年春三月，偕內子蘇之回鄉掃墓，余等結婚已二十有四年，終年栗六、屢欲偕歸而未得，至此始獲如願。蘇之年年苦病，最憚遠行，今此抱決死心返里、冀盡婦道。由鎮江乘京滬火車抵上海，留三日，探訪親友，再往錢塘，抵杭州官巷口大中華旅店，休養多日，疲勞盡復，間或游六橋三竺靈隱岳墳，無所勞心，體魄漸健，留杭八日，乘徽杭長途汽車經餘杭臨安於潛昌化而入皖境，沿途路轉峯迴，青翠滿山，繼以紅艷杜鵑，流水淙淙，爲景至秀美，而野鳥啁啾，有渾然忘機之概。車行四小時，抵昱嶺關，此爲皖浙分界之處，在此午餐換車，內子怡情山水，精神大好，繼盤昱嶺老竹嶺而達老竹鋪站，站前有紀念亭，爲紀念前建設廳長程振鈞者。昱嶺關老竹嶺兩山奇峻，坡度竟達8/10，公路未闢前，行旅視爲畏途，今則大道蕩蕩，無跋涉之勞，程振鈞先生誠今之武丁也。過山陽坑站，車又盤山曲折升降，路險工鉅，此路行車只宜單行，有西行車須先電告齊武站，令東來車暫停。山行約一小時達霞坑站，改乘肩輿，越石潭而抵昌溪，日已銜山，村童婦孺偵知異鄉人來，羣趨探望，其形親熱，其實好奇心耳。內子恭執子婦禮，謁祖掃墓，訪親問戚邀宴闔族，日夕酬酢，倏忽半月，竟忘病痛，而睹此處山明水秀，風俗古樸，大有終老是鄉之意。惟江浙事業經理需人，不得不重作征人，長途往返，內子乃獲出乎意外之健康，與鎮江出發時判若兩人，從知人無志不立，既有決心，誓之以死，則事之不成者幾希。語云「有志者事竟成」誠不我欺。

離鄉之前夕，族叔祖增根公告余，某年族中某婦以節孝蒙大總統頒給匾額，擬懸太湖祠，惟族衆俱不同意，蓋吾族關於「仁壽」「節孝」祖先俱有定制，不得獨自懸匾，只可在寢殿丹墀兩側之節孝匾上題名，富貴至極，地位至崇，不得僭越祖德也。身登翰苑，位極人臣者，祇可在大堂前及廡下懸匾立銜牌，堉根公謂「苟因家中富有即可恃財單獨懸匾，則吾族如是繁衍，將來安置之隙地亦無之矣，果其婦竟能旌表于祠，以晉隧嫂（指先母亦恆公夫人）之苦節，我儕不當集資立坊，以存百世耶」？衆雖是議，其某婦之懸匾遂止，而表揚余母之議乃起，但余惟恐一二人非議，致求榮反辱。堉根公曰，「令慈青年守節，世間一切不能動移其心志者，其堅苦卓絕之志，近世不可多得，誰復能持異議耶」？遂逕為辦入祠手續，分赴祠堂文會，六八大分（文會者即鄉董也，六八者六房分與八房分抽象之稱即吾族之概稱也。）復將先母苦節傳讚採入歙縣志，余母歿已廿餘年，以其賢節乃能發揚潛德幽光于身後，可知賢與不肖，非一己所可掩飾與宣揚，天下雖無眞是非，眞理究難磨滅，蓋棺定論，善褒惡貶，吾人豈可不愼行于生前乎？

是年四月老友吳琢之先生召余，在首都任總經理之江南汽車有限公司稽查室主任。公司為現代化之商業機關，精進不息，日見發展，聘余來此，蓋為稽查內外，使各部益臻健全，而竟百年之大業也。

## 十、開闢藝苑

余愛好美術，數十年如一日，提倡贊助無不竭力以赴，是年冬創藝苑流通社于首都，並舉辦京滬名家書畫聯合展覽會，于中華路青年會，其經過始末及其用意。

馬筱良君曾代余為文紀之，甚詳「藝苑流通社這個名詞和他所作事業。在本月（十一月）五日以前倘稱陌生，來得也似乎突兀，但在我個人卻遠在民國七年已種下因子了，那時我在上海開始創立了一個中華武俠會，在以前武與俠兩個字是沒有人把他聯繫起來用過的，我大膽把它聯繫起來了，同時在社會上一向都提倡智德體三育，我們這個武俠會卻於智德體三育以外又加上一個「美育」，美育這兩個字，現在是本來盡知的，但那時也和武俠一樣，雖不敢說沒有人知道，至少會沒有人用過。我深深覺得人生除了須具有□德體三育以外，還須有「美」，所以極力提倡美育。那時會員中如已故名記者，戈公振，如目前革命畫師梁鼎銘先生，都極力贊助。至民國八年，武俠會改稱現在的中華武術會，但對于美育，我總時時努力尋覓其發展機會；一直到了最近，謝公展先生託我向青年會租禮堂擬開個人展覽會，到期因了種種原因，接洽失聯，別的我都沒有甚麼，只是對于信用二字有點委決不下，我怎樣好開口去同青年會商量呢，時間是迫促得使人沒有迴轉餘地，于極端窘急之下，便忽然想到了正是一個大好機會，也正是我念念不忘的美育的一個發展機會，立刻便把組織藝苑流通社的意見，徵求京滬幾位書畫家的同意，宗旨是為給個藝術界服務，盡力幫助無名無力的天才藝術家的發展，把古今有價值的藝術作品，用最經濟的代價，介紹于社會人士，這樣竟獲得了意外的圓滿答復，並且都立時挑選了許多精品來交給我作第一次聯合展覽會之用，如果展覽有好收穫，如果流通社有發揚光大之一日，這得先感謝他們幾位先生慷慨贊助的盛意，但因展覽會籌備時間太忽促了，從三日與分頭接洽起，到八日晚上便勉強開幕，僅僅五天自然不免疏陋不週，還要請各界人士加以原諒與指導，開幕後有許多同情于我們這流通社的畫家，都陸續參加不少優美作品，使得本社更加生色，我除了感謝以外，覺得流通社總算本着既定宗旨，在那裏腳踏實地一步一步往前進，此後我還是于敬謹接受各界君子指導之下為術藝為美育而努力。」（此文于開會時發刊之言論）

當時情況之熱烈收獲之圓滿，確出意料之外如中國日報，南京日報，新民報，中央日報，朝報，以及郭冷厂張慧劍馬宛然諸先生俱有長文發表，詞多溢美，而尤難得者，則為蔡元培經亨頤高劍父郭冷厂諸先生蒞會題贈詩詞使大會生色不少。此次參加作品者，計有于右任王一亭何遂梁鼎銘張小廔謝公展楊予谷許士獻楊緩華張書旂錢雲鶴周伯敏汪采白汪曷予臨時參加者有汪仲山荊林等二十餘人，會期僅八日，每日來參觀者平均約三千人，售出書畫達九十九件，以梁鼎銘謝公展張小廛柳予谷荊林諸君作品佔多數，全部潤資二千八百餘元，展會經費於售得之款中提取十分之二，不足由余彌補，計開支約七百餘元，收支相抵，尚短一百八十餘元，余雖耗十餘日之心血，且賠墊一百數十元，但因此而能掀起社會波濤，令人感覺樊與

城市山林於畫中證之　蔡元培

豔與桃李同性乃松筠比石以素心人引之爲知己

昔年與介子弟聯吟題菊豔圖十首之公展書于藝苑流通社

太華之松皆五絲鬅然濃密有奇姿高寒如此仰天外猶覺首陽日出遲　太華松

經頤淵書于藝苑流通社

舊說平原爭繡絲今從畫裏見雄姿長空盤闢知何是眼底蒼生醒太遲

題鼎銘鷹

志青鼎銘兩先生法正借頤淵先生韻口占如上

冷厂未定草

不是一番寒澈骨怎得梅花撲鼻香

張小廛書于藝苑流通社

人生之關係，而開始加以注意，則提倡美育之旨，初步已達，所得大足償其所失也。

流通社之事業，包括極廣，苟能順利進行，實足爲社會事業放一異彩，當時發名贊助者，有王一亭柏文蔚梁鼎銘經亨頤楊綬華許士騏汪克劭張之江王用賓高劍父陳之佛何遂馬客談于右任張繼路邦道王寧肩張小屢施紳鵬謝公展姚雨平張人傑唐熊高尚文潘淇阮敬峯陳之龍王仁輔張聿光汪仲山壽逸民趙璞黃少強黎慶恩諸先生，惜其後因國難嚴重，余復南下服務，致遭停頓，惟後如天假機緣，仍當奮勉，繼續進行，竟此未完之志也。

## 十一，與佛有緣

民國二十六年夏四月朔，於首都毗盧寺皈依聖露上師受金剛亥母大法，九日入寺，師親爲薙髮，十日起閉關，晝夜修持四座，經五日又四分之一日，蒙上師加持圓滿開頂，十七日上師傳無量壽佛大法及六皈依四臂觀音法，往生咒金剛持大法，十八九兩日更傳蓮花生大士法，金剛上師爲雲南麗江縣普濟寺呼圖克圖，年七十有九，精神矍鑠，愷悌慈祥，上師卓錫康藏，數十寒暑，此次振錫東來，駐首都秦淮河畔毗盧寺，爲朱上將軍培德等居士所供養，傳金剛亥母大法，（識名頗哇法）凡四次計一百零三人，復往吳縣及海南棉市各傳法一次，前後不滿二百人，而皈依弟子俱有所成就，在雲南曾傳法三次

中土傳此大法尚屬初次，即西域亦不數數有，曠世勝典，誠衆生之福，乃七七盧溝橋之變，八一三釁起淞滬，上師返駕南天，不克竟其宏願良用遺憾，此次隨錫東來者，有喇嘛篤巴實松篤巴樂都篤巴他修闥嗎濤寶嘎嗎實樂嘎嗎品楂按篤巴嘎嗎俱係藏語喇嘛之品級也，呼圖克圖即尊稱活佛也。

附金剛上師廿八年奉召入陪都修護國息災法會丼傳法于重慶十月二日國民政府晉封聖露上師敕令

聖露呼圖克圖，宏修淨業，夙具慧根，戒律精嚴，道俗信仰，年來講法各地，卓錫麗江，本佛學之仁慈，作護國之宣傳，跋涉無輟，備著辛勤，願力熱忱，深堪嘉尚，着給予普善法師名號，用示優崇，此令。

余等為第四次受法者，同參者有柏烈武蔣維喬張小廬路邦道孫揆西章阜春周遠村韓子衣劉顯廷張賓秋蓮菩提女居士有朱培德夫人等卅九人，金剛亥母法，莊嚴宏偉，得未曾有，修法時須澄心淨慮，一日四座，每座兩小時，參師上座各各運用靈熱，幻觀，夢觀，淨觀，中陰，轉識等六成就，法轉識「即頗哇法」有成其他五法迎刃而解。

先是余未聞　上師來首都，在傳法之前一日，定興居士小廬內兄由申蒞京，邀蔣竹莊居士同參，余叩詢所以，小廬兄謂「此法為解脫生死無上瑜珈大法，在中原及東土絕未前聞，現由上將軍培德夫人供養於毗盧寺，為學密同志結緣，收極廉之費用，成無量之功德，」經此說法，余遂決然隨同往謁　上師，參加修法竟蒙我佛加持　上師慈悲，在短期中圓滿成就，（在西藏要三年三月三日三時方得成就）事前不知，偶然得到，所謂「踏破鐵草鞋無覓處，得來全不費工夫」，是也。然而因緣二字實係主因，事前有不少居士已早報名，準備參加，臨時適因事未能如願，其中有張某者，第一次授法，即欲加入，屆時因事未果，二次授法，又值患病，三次授法，恰又傷足，四次授法，足傷猶未愈，因緣未熟，強求不來，諺云「瓜熟蒂落，水到渠成，」誠確論也。

修法重持行，但求儀式經咒外表之佛法，以為如此，即能度世，蓋欺世盜法之人，皆成正覺，不待我佛滅度矣。修法意義，既爲有恆，朝乾夕惕，克苦自約，儀式亦力求莊嚴，孟子曰，「天將降大任於斯人也，苦其心志，勞其筋骨，餓其體膚，」亦即此意，若徒修不行，甚或藉修法以濟其惡，則原意全失，成就毫無，惟力行佛道，則不修亦能行，是即 孫總理「知難行易」之意。

佛法所謂「戒定慧」者，戒是不妄行之南針。定是不妄念之光明，慧則是以慧鑰啓愚昧之門。人不妄行，在國爲守法，在社會爲良民，不妄念，則心正而光明，不爲物所蔽，是爲君子，所以君子能以自己之慧鑰啓自己之愚昧，有餘更啓迪他人，是更進一步爲人中之活佛矣。

以余身經體會覺得金剛亥母大法，確含科學之眞理，實操生之祕寶，人類之福音，世界文明之先導，細繹此法，第一着重「觀空」，一切皆空，則已亦空無所有，尙何權利義務之足言，若放得下「名利」即成 金剛亥母，已登極樂世界，又何煩惱之有，第二着重點爲「幻觀」觀想自身，爲 金剛亥母封閉已身十一竅，努力丹田，熱力上達梵孔，（頂門）練精化氣、練氣化神、晝夜不息，一念不雜，一心貫注，漸漸生理受此極端變化，將骨脊腦三髓由透明體而流體，由流體而氣體，體內之垢膩遂盡得伺隙由頭頂外洩，功力圓滿時，氣聚一點，冲開頂門，是名「開頂」即破哇也，按筋骨之垢膩，爲疾之前因，病根既除、康健可待，一般但以神祕目之者，實未窺堂奧耳。

其實密法，並非密而不傳，不過要得其人而傳，因此日趨神祕（按自唐傳至明代被禁）苟欲發揚光大，必須揭開祕幕以眞正之事實公開昭示於人，庶一般研究科學者之疑團盡釋，而密教度世之旨，乃克益收宏效，修密法匪難全在立志堅定與否，因緣成熟，原非善知識亦成善知識，稍一點逗，即能領悟，所謂「放下屠刀、立地成佛」是也，惟徒持法本，不顚師傳，則犯盜法之戒，且盲人瞎馬，易入岐途，危險堪虞。

夏六月某夕剛參路子韓兄偶云，「慧師後日有漢口之行，返京期無定，久擬請兄參加，奈時促不果」云，余詢今夕何如，曰，「師已上座十時下座即須出席賑事會恐無暇耳」，余曰，姑試之，至斛斗巷，慧明心社，師適上座，當寧明大師兄陳曉智，殷懃招待、囑少候，師允授法靜坐兩小，師下座；即囑調師授法，又蒙大師兄演繹心地法門之精義，時已深夜天曉次夕師又多所開示、旋即乘輪西上。猶憶二十年前，與唐新雨時明行君，在上海寶昌路尙賢堂，聽法虛大師講唯識宗，興趣濃郁，津津有味，時君介紹閱讀六祖壇經，旋越若干時日、翻檢出一讀，知是禪宗、奈無門可入，民十四年還戍西北，辦理包（頭）寧（夏）長途汽車事，往返跋涉，甚感勞頓，有趙站長者，傳余「唵嘛呢白米吽」六字眞言，謂常捧誦，可解險厄，余信而不疑，虔誠持誦，果然後來有不少兇險，俱能一一平安度過，一切疑難亦迎刃而解。

慧明師配合禪密二宗，成心地法門，以授余等，昔之不可解不可說之六字大明咒及六祖禪宗即在其中，一旦豁然，二十年之迷夢頓覺。

余以芸芸衆生之一，獨獲　普佑法師諾那呼圖克圖　普靜法師安欽呼圖克圖　普善法師盤[illegible]呼圖克圖　慧明上師之啓迪，殆眞與佛有緣，此後當力求精進，期不負諸位　上師之敎誨也。

馬無驥先生讚　達摩祖師並題長句畀予

志青先生今之古人也，正直不阿，嫉惡如仇，惜生不逢時，際茲道德淪亡，人心不古之秋，奮鬥四十年，仍屬難展懷抱，際遇坎坷，謹作達摩祖師面壁十年圖，願志青先生仿此大毅力，終成偉大之事業。

中華民國三十年　鐵人周覺　敬識

# 十二，西南小休

七七蘆溝橋事變，不啻東亞火藥庫爆發，我國忍無可忍，被迫抗戰，全國在政府積極領導之下，紛紛作抗戰準備，首都南京首先籌組防護團，江南汽車有限公司佔京市交通最重要地位，防護團之組織尤屬需要。總經理吳君琢之，有鑒及此，即委余主持其事，其組織計分救護警備兩大部門，余任警備部。關於警報之傳佈，燈火之管制，公司附近之警衛，俱屬之。並組大刀隊一隊，爲警備之實力，所以防漢奸也。籌備就緒，定八月十四晚演習，詎八月十三日侵略者之猙獰面目又在淞滬暴露，十五日下午瘋狂敵機開始衝破首都之和平空氣而來襲，余等之工作乃形緊張。

九月二十日突奉令調南越軍事委員會西南進出口物資運輸總經理處任視察工作，爲時既促，眷屬亦不暇安置，滿擬南來佈置稍具端倪，再北返料理，孰意時纔兩月，首都竟淪陷，同仁眷屬類多遷離，唯我家獨陷於泰州之湯家莊，「國爾忘家」余之謂歟？我一生搜集當代名人書畫及古今圖書集成四庫全書珍本四部叢刊四部備要以及各種藝術作品，本擬在家鄉建圖書館，紀念先母，乃俱不及送去，全付刼灰，痛心之至。

廿一日乘輪離京，上溯漢皋，轉乘粵漢車經南嶽越五嶺，於廿六晚抵羊城，余等下榻西壕口中央酒店六樓，余與總經理吳君同一室，馮君銳沈衍琰馬覺鮑信沭馮燊峰諸君則又一室，是夜警報乃達三次之多，水電因受管制，俱告缺如，翌晨七時起至下午六時，又竟日在警報中，一連數日，莫不皆然，商舖無形歇業，廣州乃成死市，俟治安當局綜管改善，始維原來繁榮。

[illegible]

[illegible]

[illegible]

十一月二十日奉令出發贛省視察粵贛公路，十四日返粵，十九日又視察廣九路，十二月五日二次奉令往湘贛各路，十六日返省，以後數赴深圳運車，並赴橫岡勘察聯運站。

民國二十七年四月十六日下午，奉急令即刻率隊出發香港，星夜行抵深圳已十七日晨四時半矣。此次出發，事前並未頒示任務，惟飭至港聽候調用，在深圳，沙深東站晤張君志鈞，知有車貨三十輛運粵，但此時此地負責無人，余乃於六時趕香港請示，始知車貨一切由鄺科長負責，又急回深圳，負責人仍不見，遂由張君引見鐵路運輸課長及駐深押運員凌君，因向凌君請領燃料，據謂須請示，一時候信，午後再往，則謂鄺科長五時方能來，直至晚九時半鄺始至，此時苦力又因工資問題，不允裝卸，是夜遂無法出發，鄺囑明晚再行，至十八日下午一時，尚無動靜，余以責任所在不能延誤，即以電話請示香港，促鄺早來，至下午六時許全部物資始裝竣，乃分四批先後出發，為慎重起見，同來人員全體出動護送，余則與馬筱良殿後，一路督率，十九日下午四時半方抵廣州，差幸物資無損失，深慶工作之美滿，至於數夜不眠之辛勞非所計也。詎事有出乎意料之外者，副主任吳公奉主任電諭，以余延誤時刻，着即撤職，晴天霹靂，使人震暈，而一勺冷水，滿腔熱血盡涼，余以事實俱在，乃直陳經過，吳公乃命速具報告，明晨同赴香港面謁主任，行裝未卸，即提筆草報告，筱良君手不停揮寫至二十日晨三時始竣事，七時同登佛山輪去港，廿一日上午，主任命唐組長海安負責查明具報，唐組長即調詢一切，結果認余為代人受過，遂據實呈復，文末並加按語：「誠實吃苦耐勞」，又如「在此路運緊張，需才日亟，應請羅致，破格獎勵，以資激勸，」云云，主任批「初次聯運技術不嫻，致生隔閡，吳某辦事勤勞應予嘉獎」一天風雲，遂化作漫空祥氣，余回省後，感於過去數月，終日奔走，毫無休息機會，至是受此挫折，益覺心力交瘁，乃入仁濟路搏濟醫院休養，經中西醫檢驗後，僉認爲內部全無病狀，祗被勞過度而已，但如仍此操勞，或不免引起眞病，蓋年歲已增，血氣究異，每日注射補血針，並對肌肉痙攣部份施以電療，十住兼旬，身心俱泰，病榻無俚，乃將余大半生歷世情形，筆而記之，竟獲完成，亦意想不到之收獲也。

綜觀余半生事業，多爲人作開路先鋒，辛苦有成，人來坐享，好在余素持社會服務之志願，人不願爲者我爲之，人之所享受者亦即我之所享受，故雖終身耕耘，物質毫無所得，亦從未介介，詎屢次挫折，不旋踵即是非大白，轉因而得人尊敬，心血全未虛耗，是即我最大成功之代價，余復何求哉，眞是「不是一番寒徹骨，那得梅花撲鼻香」。

（歷世紀完）

民國卅三年十月十二日致中央日報函

# 響應知識青年號召

編輯先生：

竊以「國家興亡，匹夫有責」，乃先古明訓。今我國正在作生死存亡奮鬥，七年于茲，已予敵人以莫大打擊，敵最近爲打通其所謂大陸運輸路線，以避免我盟國強大海軍之威脅，不惜孤注一擲，以大軍先後奪我平漢及粵漢兩鐵路企圖，繼則乘勢進兵廣西，冀將湘桂路攻下而與安南接軌。敵不僅陰謀殊大，而野心亦殊奢。此項陰謀，萬一成功，則我全國疆土。勢將被切爲東西兩半，以後欲行反攻，困難較多。正爲此故，我亦不惜廣大犧牲，對於陣地，堅欲固守。最近我軍事當局因鑒于戰局嚴重，特發動知識青年從軍運動，以增進軍事力量，而奠下日後反攻勝利基礎，此項運動，各地現已紛紛響應，年邁老翁，參加者亦大不乏人。鄙人之雖年已五十有七，早過從軍年齡，然以鄙人體格尚稱強健，精神尚未就衰，以最近輸血而論，鄙人尚能以三百西西捐輸，足證鄙人身體尚未衰弱。且鄙人出身體育界，並曾任職軍中，對軍事知識，略知一二，故頗願于此軍事緊急之際，將此僅存殘軀，獻給國家。俟昆明辦理知識青年從軍之機構正式成立，當即往報名參加，昔「八一三」事起時，李根源張一麐諸先生曾組織「老子軍」請纓殺敵。現政府既提倡知識青年從軍，吾輩雖已非青年，然願體格強健者，乘此大好報國良機，羣起參加，以盡匹夫職責，並爲青年先導。此事關係今後抗戰至深且巨，倘望貴報響應提倡。倘能將此信發表，則尤爲盼望。專此即頌撰安　聯大訓導員吳志青敬上。十月十二日。

國立西南聯合大學知識青年志願從軍徵募委員會

公函

志青先生大鑒：逕啓者，從軍運動台端首先報名參加以爲倡導曷勝欽佩惟按中央法令台端已超出規定年齡未能保送入營至深歉疚專此奉達順頌　公祺

徵募委員會敬啓

卅四年一月十日

編者按：吳君擅太極拳，曾著太極正宗一書行世，現在西南聯大訓導。本報昨日星期論文査良釗先生之「這是我們的中國」一文中，所述聯大職員吳君，年近花甲，於十月七日慷慨捐獻熱血三百西西，即係此公。以五十有七之老翁，不僅捐血獻給前線戰士，抑且響應知識青年從軍運動，實堪欽佩故亟將此函披露，以爲知識青年提倡。

## 太極正宗源流正誤表

| 頁 | 行 | 字 | 正 | 誤 |
|---|---|---|---|---|
| 1 | 5 | 3 | 坊 | 仿 |
| 5 | 4 | 17 | 得李道子 | 李道子得 |
| 8 | 6 | 9 | 斤 | 門 |
| 14 | 5 | 31 | 少 | 小 |
| 17 | 17 | 22 | 由 | 缺 |
| 29 | 1 | 1 | 枚 | 收 |
| 43 | 16 | 35 | 折 | 析 |
| 45 | 10 | 40 | 愆 | 額 |
| 5 | 2 | 9 | 合 | 會 |
| 3 | 2 | 16 | 擠 | 缺 |
| 11 | 9 | 37 | 字 | 子 |
| 17 | 17 | 14 | 攤 | 缺 |
| 26 | 12 | 46 | 生 | 缺 |
| 30 | 2 | 33 | 養 | 缺 |
| 45 | 2 | 28 | 手擊 | 擊手 |

## 國術論叢正誤表

| 頁 | 行 | 字 | 正 | 誤 |
|---|---|---|---|---|
| 5 | 6 | 32 | 愆 | ○ |
| 22 | 13 | 10 | 筋 | 筋 |
| 26 | 12 | 1 | 自由，且運動 | 由動且自，運 |
| 32 | 10 | 43 | 傳 | 缺 |
| 21 | 7 | 36 | 筋 | 筋 |
| 26 | 4 | 2 | 共起力行 | 共行起力 |
| 32 | 10 | 2 | 愆 | 拳 |
| 32 | 13 | 1 | 蓋 | 若 |

## 國術理論體系正誤表

| 頁 | 行 | 字 | 正 | 誤 |
|---|---|---|---|---|
| 2 | 13 | 40 | 愆 | 重 |
| 3 | 10 | 16 | 亦 | 示 |
| 19 | 15 | 26 | 愆 | 有 |
| 2 | 14 | [illegible] | [illegible] | 且 |
| 7 | 14 | [illegible] | 動 | 動 |
| 19 | 15 | [illegible] | 愆 | 其 |

尚武樓叢書第三種　正誤表

一

## 尚武樓叢書第二種　正誤表

| 頁 | 行 | 字 | 正 | 誤 |
| --- | --- | --- | --- | --- |
| 22 | 16 | 1 | 露彈 | 楊露 |
| 23 | 17 | 32 | 爲入室 | 脫爲字 |
| 26 | 9 | 5 | 符 | 背 |
| 27 | 16 | 4 | 度與人 | 與人度 |
| 34 | 12 | 1 | 忽 | 忽 |
| 49 | 8 | 29 | 金 | 金 |
| 23 | 15 |  | 圖 | 點 |
| 24 | 14 | 13 | 隨 | 規 |
| 26 | 16 | 29 | 目 | 且 |
| 28 | 13 | 17 | 補 | 述 |
| 46 | 17 | 17 | 中 | 在 |

二

## 歷世紀正誤表

| 頁 | 行 | 字 | 正 | 誤 |
| --- | --- | --- | --- | --- |
| 1 | 4 | 15 | 勢 | 努 |
| 3 | 8 | 21 | 冱冰 | 冰冱 |
| 4 | 4 | 33 | 故 | 教 |
| 6 | 17 | 35 | 擇 | 在 |
| 7 | 17 | 30 | 傳 | 缺 |
| 13 | 14 | 16 | 客 | 究 |
| 24 | 9 | 18 | 而 | 面 |
| 29 | 9 | 27 | 艦福 | 艦藍 |
| 33 | 17 | 30 | 俱有條理 | 俱條有理 |
| 49 | 16 | 11 | 吐 | 呼 |
| 52 | 17 | 2 | 寒 | 漏 |
| 68 | 3 | 40 | 時 | 漏 |
| 71 | 1 | 25 | 飲 | 蕪 |

| 頁 | 行 | 字 | 正 | 誤 |
| --- | --- | --- | --- | --- |
| 2 | 7 | 34 | 寒 | 塞 |
| 3 | 14 | 39 | 愆 | 張 |
| 4 | 12 | 34 | 土 | 士 |
| 7 | 16 | 26 | 由 | 甲 |
| 12 | 4 | 36 | 武 | 式 |
| 17 | 9 | 36 | 人 | 缺 |
| 26 | 16 | 12 | 僉 | 簽 |
| 33 | 9 | 39 | 軍 | 車 |
| 42 | 10 | 10 | 辦 | 辦 |
| 51 | 2 | 20 | 夙 | 風 |
| 53 | 14 | 44 | 下 | 比 |
| 70 | 5 | 17 | 赴 | 趕 |

中華民國三十四年初出版

太極正宗源流　國術論叢
國術理論體系　歷世紀
合刊本

定價國幣　　　　　正



作者　吳志青

發行　自　兼

印刷　致文印刷鑄字所
昆明武成路中和巷五十七號

北門書屋
昆明北門街九十七號

建　　　　館
昆明正義路四〇七號

正宗

# 太極要義（附武術叢談）

黄元秀 編著

文信書局 民國三十三年十一月初版

# 太極要義

附武術叢談

董英傑 誌

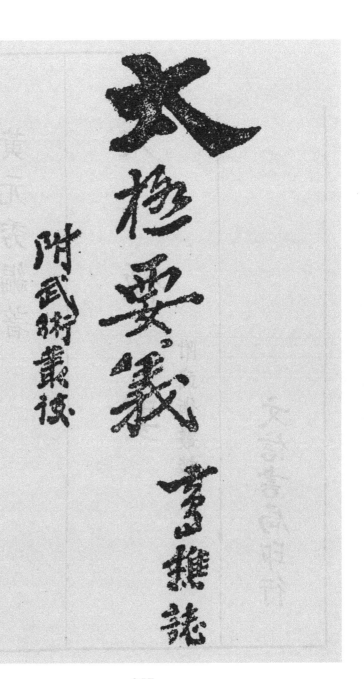

黃元秀編著

# 太極要

附武術叢談

文信書局印行

# 目錄

目

目錄

太極拳要義　　　　陳

## 題序（一）

民國二十三年春三月，余至南昌，謁　委員長。遇行營黃處長文叔先生，出其太極拳要義一書，囑余題句，余因之有言矣。余聞諸　楊夢祥先生曰：研究太極拳之要訣有三：

一：盤架子，初學者，宜勻、宜緩、宜正、宜展，所謂勻者，劃圈宜圓，兩圓須成切線，兩圓相交，須通過圓心，蓋求其整齊也。所謂緩者，使所儲之內勁，漸漸達於指梢，蓋求其血氣舒暢也。所謂正者，全身中正安舒，重心無傾斜之弊，蓋求其姿勢之優美也。所謂展者，使筋肉骨節自然展開，蓋求合符生理上之運動也。

二：推手　架子盤熟，工夫稍進，則學推手，或曰搭手，又曰靠手，推手者，敵我二人，以一手或兩手靠搭，用拈、連、黏、隨、四字工夫，劃陰陽兩圈。其法有二：

1. 甲劃圓圈，乙隨而走，或乙劃圓圈，甲隨之而走。

2. 甲乙兩人，各劃半圓圈，合成一整圓圈。

然無論一整圓圈，或兩半圓圈，均於此圓圈上，研究掤、攌、擠、按、四字要訣。惟應注意者，甲乙兩人，各有一重心，甲乙兩人靠手時，又於靠手之交叉點，自成一重心，此三重心點，由甲乙兩人互相爭奪，得重心者勝，失重心者敗，此一定之理也。

三・發勁與化勁　推手練習純熟，然後練習發勁與化勁，初學者，可練手上發勁，所謂合掌，或曰補手是也。工夫較深者，練習腰勁或足跟之發勁，所謂發於足跟形於手指是也。發勁宜直，化勁宜圓，化之不盡。發之不遠。初學化勁者，方向宜斜，上乘工夫，則向自身化之，所謂引進落空是也。或曰：以夫子之道，反制夫子。卽借敵人之力，以打敵人，借敵人之勁，以制敵人也。

然發勁化勁，必須拈、連、黏、隨、挪、攦、擠、按、採、挒、肘、靠、合而運用。否則不克生效也。

余對於太極拳，夠學而未專研，茲承　黃先生囑，不敢推諉，謹錄師語，以留紀念，並非臆造也。

永新譚夢賢於南昌識

# 譚序（二）

余友黃君元秀，字文叔，軍界之宿將也，性恬淡，廣交遊，公餘之暇，輒喜擊技之術，昔日曾與李芳宸楊澄甫杜心五諸先進遊，潛心研習，歷有年矣，著有太極拳要義一書，壽將付梓，供諸同好，問序於余，余因之有言矣。夫古代拳術，不知創自何人，史册難稽，近代拳術，其流派雖演爲武當少林兩宗，然其鍛鍊之結果，其成功則一也。夷考少林拳術，有龍拳練神，虎拳練骨，豹拳練力，鶴拳練精，蛇拳練氣之分，五拳鍛練純熟，則體魄雄厚，膽氣充足，手足靈活，眼光銳利，基礎既立，然後研求對敵致用之方，於是少林之拳法備矣。武當拳術，創始於張三丰先師，此拳不重表面筋皮骨之形態，而重內體精氣神之充實。其致用之法，主張以靜制動，以柔克剛，以短勝長，以慢擊快，以無力打有力，即兵法所謂動於九天之上，藏於九地之下是也。初習三丰藝術者，先練十三式架子，盤此架子之期間，最短百日，最長三年，姿勢鍛練正確，手眼身腰步已趨一致，而動作呼吸用意三者，均能協調，然後再練着法，由着熟而練習懂勁，由懂勁而階及神明，一旦臨敵，則着勁合一，身意協調，吾人一舉手，一抬足之間，無不得機得勢，所向無敵矣。練武當拳如是，練少林拳想亦大同而小異也。今之習技擊者，應以黃君之要義爲法，幸勿存內外二家之謬見，而生分別之心，則習拳之要旨得矣。質諸文叔兄，未卜以余言爲河漢否耳，聊爲序。

民國三十一年冬譚夢賢又序於桂林習是齋

# 姚序

黄君文叔，博學多能，崇尚武俠，少居鄉里，好與突鬢垂冠者，縱談技擊，未嘗不心領神會。其時風氣未開，輒爲父老所阻，長而奔走國事，職務鞅掌，無暇及此。中年以後，始與田紹先楊澄甫，諸國術名家，先後相識，乃從學太極拳，暨各種武藝。旋又游李芳宸將軍之門，習武當劍法，繇是十餘年來聲應氣求，交遊益廣，學業亦日益精進，近出所著太極拳要義見示，都凡一萬四千餘言，詳論拳術工夫，並學者用功方法；而於調節體力，修養身心諸端，言之尤詳。至若師門派別，拳家慣例，亦略舉大概，足供參考。夫拳術諸書，不乏善本。惟斯編乃不僅拳法論理，並能切實指示學者以用功要旨。蓋本其經驗所得，加以悉心體會，故着眼有獨到之處，語似尋常，而體用賅備，願讀者勿以其近而忽之，斯可已。

民國紀元二十有三年甲戌仲春弟姚憶華謹跋

# 蔣序

擊技總別爲武當，爲少林，少林宗達摩，武當宗張三丰。考武當之擊技，亦不一其途，就余所知者，如太極拳、八卦遊身連環掌、武當劍術，皆三丰祖師所傳留。太極拳之登峯造極者，在唐代有許宣平夫子李，在元代有張三丰，在明代有張松溪。松溪乃三丰之高足，於浙之鄞縣，傳授門徒，厥後名家輩出，要皆松溪一派。八卦遊身連環掌，則董海川太老師，在江南謝花山，受之道人避燈俠。武當劍術，則先師宋唯一，在醫巫閭山，受之道人避月俠，乃避燈俠之師兄也。二者之術，似同而不同，不同而同，其左旋右轉，右旋左轉，擰蔴花則不同而同者也。其換勢一則自下，一則自上，自下者，乾用九，進陽火。其旋轉，則如盤中衮珠，其變化則身如風中之柳，手如織布之梭。自上者，坤用六，退陰符。如衮圓石於萬仞之山，其法主於誘，即所謂善戰者不鬥，善爭者不怒，此同而不同者也。尤宜辨者，武當丹字派劍術，則張松溪在浙江鄞縣之四明山，受於張三丰，故又稱曰四明劍術。松溪本少林名家，遍歷南北無敵手，在四明爲張三丰所折服。遂盡棄少林所學，而歸於武當，所存者僅少林之五行陰手棍，又名達摩過江棍，故凡松溪一派之劍客，均熟於少林陰手棍法。甲子秋余從先師宋唯一受教時，談及太極拳之意義，則不知有太極拳之名，質之演練太極拳者則不知有武當劍術之名。太極拳之要義，爲拈、連、黏、隨，武當丹字派劍術之要義，爲背孤擊虛，完全用離，所謂往來無踪、影者也。以其時代地點考之，均松溪所傳留，固無疑意。余友虎林黃文叔先生，既著太極拳要義，武術叢談，徵敍於余，余不敏，不能文，則就武當各派之源流，略述梗概，後之學者，攻擊之風，於以泯滅，斯則余之厚望焉。

甲戌秋，河北蔣馨山敍於天津淨業菴國技研究社。

# 鮑序

虎林黃文叔先生，學識通明，亦儒亦俠，而胸懷坦摯，肝胆照人。少卽有志於技擊，顧其時斯道尚未大彰，武術名家，亦不爲當世所引重，先生方有志焉而未之逮。尋且投筆從戎，以軍界先進人物，盡瘁國事，倥偬不遑者，彌歷年歲。而先生志願所結，卒以全國國術大會之機緣，與太極泰斗楊澄甫先生親炙，得精究噪傳一世之楊無敵露禪先生拳術遺傳，因以廣交海內國術名家，不一其人。更從李芳宸將軍研習武當劍法，以與太極拳術相輔，由斯應求會合，廣益集思，益諳斯道之奧妙。邇者退食自公之暇，著太極拳要義一書，而附以經驗所得之武術偶談，其於拳術之宗法規約，與夫致力之方，稱名之義，體力之調節，身心之修養，均剴切致意，有志斯道者，洵堪奉爲典要。回憶去夏，行營成立，先生奉召來贛，佛田亦附驥奔走於斯，旅社傾襟，備覺歡洽。自是公餘晝晉，觀摩漸漬，益承先生不棄，忘形爾我，始知先生固深嫻武術，佛田愧於斯道，素少研究，方思學步，而苦於靡所問津。今對先生之逸興遄飛，趨嚮之意，彌形堅決，顧以公務忙迫，人事拘牽，卒卒未果。直至今歲元月，始得償半載以來之結念，由是每夕追陪，於練拳練劍之餘，時飫聞先生名論。凡古今來端人賢哲之嘉懿言行，堪垂法鑒，與夫一切涉世應務之方，植品謹身之道，莫不懃懃懇懇，垂爲雅言。其對於青年後進，允力勉其轉練身體，以及種種作人要義，更孜孜於皈依念佛中，放生濟貧老弱。蓋先生雖精劍術，不僅以練習拳術強壯身體爲要義，亦惟以練拳術強壯身體歸其要。實以武術家而兼道德家慈善家之所長者，含涵泳品性，以保持健康，利濟群生，諸要義，以一貫之。同此佛門從遊年餘，獲親見先生蘊藏於胸中，故曲體以驗於心者撰編，以冀與讀是書者，共喻焉爾。

中華民國二十三年十月京都鄉佛固序於衛昌衍管

# 林序

余習太極拳於田師紹先，得識黃文叔先生。其為人深沈果毅，勇往直前，每習一藝必至精熟而後已，故其進境之速，造詣之深，非余所能揣測也。本年春，黃先生於効勞黨國之餘暇，出其多年苦心所得之經驗，筆之於書，彙為太極拳要義及武術偶談欲示初學者，以實練入手之法，其有益於世，詢非淺鮮。書成以余稍習醫學，命將拳術於生理上之益處，簡括言之，重違其請，謹為條例如左：

一：太極拳之為術也。一動無有不動，一靜無有不靜，其動其靜，莫不身心兼顧。內外並修，絕無偏重之弊。且其練習順序，由淺入深，按步以進，尚柔和不尚拙力，以努氣為大忌；絕無過勞之弊，故能發達全身臟器，使其肥大，則身體日益堅強矣。

一：太極拳之實練也，以秉精傾神，以發號施令，一舉一動，皆有意志，為其主宰，非漫無統率者可比。故能靈思集中，精神日以鞏固。

一：呼吸為吾人生命所賴以維持，其為重要，不言可知。然在實際上，每被忽視，常見有摒其氣息，以求最大努力，致面色紫漲，脈絡怒張，或竟灰敗苦悶而倒地，此皆不知注意呼吸，無以應體內氧氣之需求故也。太極拳則不然，集中心意，以行呼吸，一呼一吸，皆應身體之動作，虛實轉換之間，皆以呼吸貫運之。即所謂以心行氣，以氣運身，身心之間，介以呼吸，故能身體靈活，呼吸順遂，而肺活量日以增大矣。

凡上三端：僅其大概，聊舉以塞責，固不足以盡拳術於生理上之益也。

民國二十三年一月南昌行營第八臨時醫院院長林鏡平謹識

太極拳要義　　1934

# 自序

余自幼喜弄拳棒，好聞古俠士行，從鄉入學，數年未成，壯求科學，旋即從軍，無暇及此。民國八年，同學斯參謀鏡吾，聘北平田兆麟先生來浙．邀余加入，學纔數月，江浙軍興，奔走勞瘁，遂至中輟。民十八張靜江先生主浙，開全國國術大會，國術名家，聯袂蒞止，邇時見獵心喜，乃從廣平楊澄甫先生重習太極拳；并從老友孫祿堂，張兆東，如兄杜心五、劉百川，研究各技；復承李芳宸先生傳授武當劍術，由來六易寒暑，愧無所得，而向慕之私，愛好之念，實未嘗一日去懷。上年孟春，日寇關東，爲友人邀往第八軍參贊戎幕，入夏南來，委座囑在行營工作。公餘之暇，拳劍自娛，同營中，不乏同好，爰錄此譜，以餉諸友，又有余習拳經驗談數則，當另附焉。

民國二十三年元月中澣黃元秀識於南昌百花洲行營

# 張三丰傳（錄北平太極拳研究社許先生序）

張三丰名通，字君實，遼陽人，元季儒者。善書畫，工詩詞，中統元年，曾舉茂才異等。任中山博陵令，慕葛稚川之爲人，遂絕意仕進，遊寶雞山中，有三山峯，挺秀蒼潤可喜，因號三丰子。世之傳三丰先生者，不下十數，均未言其善拳術。洪武初，召之入朝，路阻武當，夜夢玄武大帝授以拳法，且以破賊，故名其拳曰武當派，或曰內家拳。內家者，儒家之意，所以別於方外也。又因入門五步，爲此拳中之要訣，故名十三式，言十三法也，後世誤解以爲姿勢之勢，則謬矣。傳授松溪，張翠山。先是宋遠橋，與俞蓮舟，俞岱岩，張松溪，張翠山，殷利亨，莫谷聲，等七人爲友，往來金陵之地，將同往武當山，訪夫子李先生不遇，適經玉虛宮，晤三丰先生，七人共拜之，耳提面命者，月餘而歸，自後不絕往拜。由是而觀，七人均曾師事三丰，惟張松溪，張翠山，傳者名十三式耳。或曰：三丰係宋徽宗時人，值金人入寇，彼以一人殺金兵五百餘，山陝人民慕其勇，從學者數十百人，因傳技於陝西。元世祖時，有西安人王宗岳者，得其眞傳，名聞海內，著有太極拳論，太極拳解，行功心解，搭手歌，總勢歌等，溫州陳同曾多從之學，由是由山陝而傳於浙東，又百餘年，有海鹽張松溪者，在派中最爲著名，見寧波府志後傳其技於寧波葉繼美近泉，近泉傳王征南來咸，清順治中人。征南爲人勇而有義，在明季可稱獨步，黃宗羲最重征南，其事蹟見遊俠佚聞錄。征南死時，曾爲墓志銘。黃百家主一，爲傳內家拳法，有六路長拳，十段錦等歌訣。征南之後，又百年，始有甘鳳池，此皆爲南派人士。其北派所傳者，由王宗岳傳河南蔣發，蔣發傳河南懷慶府陳家溝陳長興，其人立身常中正不倚，形若木雞，人因稱之爲牌位先生，子二人，曰耿信，曰紀信。時有楊露蟬先生福魁者，直隸廣平永年縣人，聞其名，因與同里李伯魁共往師焉。初至時，同學者，除二人外，皆陳姓，頗異視之，二人因互相結納，盡心研究，常徹夜不眠，牌位先生見楊之勤學，遂盡傳其秘，楊歸傳其術遍鄉里，俗稱爲軟拳，或曰化拳，因其能避制強硬之力也。嗣楊游京師，客諸府邸，清親貴王公貝勒多從受業焉。旋爲旗營武術教師，有三子，長名錡早亡，次名鈺字班侯，三名鑑，字健侯，亦曰鏡湖，皆獲盛名。余從鏡湖先生游有年，諗其家世，有子三人，長曰兆熊字夢祥，仲名兆元早亡，叔名兆清字澄甫，班侯子一，名兆鵬，務農於鄉里，當露蟬先生充旗營教師時，得其傳者蓋三人，萬春凌山全佑是也。一勁剛，一善發人，一善柔化。或謂三人各得先生之一體，有筋骨皮之分，旋從先生命，均拜班侯先生之門，稱弟子云。有宋書銘者，自云宋遠橋後，久客項城幕，精易理，善太極拳術，頗有發明，與余游善，日夕過從，獲益匪鮮，本社教員紀子修，吳鑑泉，劉恩綬，劉采臣，姜殿臣等，多受業焉。

# 太極拳要義

## 太極拳理詳解

富春陳智傒　杭州黃元秀述註

### 太極拳術十要（此十要，從拳譜拳論中，擇其要旨，分別詳釋之耳）。

一、虛靈頂勁。

頂勁者。頭容正直，神貫於頂也。不可用力，用力則項強，氣血不能通流，須有虛靈自然之意。非有虛靈頂勁，則精神不能提起也。

二、含胸拔背。

含胸者。胸略內涵，使氣沉於丹田也。胸忌挺出，挺出則氣擁胸際，上重下輕，脚根易於浮起。拔背者。氣貼於背也。能含胸則自能拔背，能拔背，則能力由脊發，所向無敵也。含胸，非彎胸出背，僅含而已。

三、鬆腰。

腰爲一身主宰。能鬆腰然後兩足有力，下盤穩固。虛實變化，皆由腰轉動。故曰：「命意源頭在腰際」。有不得力處必於腰腿求之也。

腰固要鬆，而肩肘腿手，皆要鬆。否則不能靈活不能沉，發勁不長。

四、分虛實。

太極拳術以分虛實爲第一義。如全身皆坐右腿則右腿爲實，左腿爲虛。全身坐在左腿，則左腿爲實，右腿爲虛。虛實能分，而後轉動輕靈，毫不費力。如不能分，則邁步重滯，自立不穩而易爲人所牽動。

此節僅以足爲例，如手之出動，亦有虛實，或一手中亦分虛實，腕中亦有虛實，此理非有純熟工夫，不能領悟。

五、沉肩墜肘。

沉肩者。肩鬆開下垂也。若不能鬆垂，兩肩端起，則氣亦隨之而上，全身皆不得力矣。墜肘者。肘往下鬆墜之意。肘若懸起，則肩不能沉。放人不遠。近於外家之斷勁矣。

兩背沉下，兩肘亦向沉下，但不可僵硬，仍須鬆活兼備。

六、用意不用力。

太極論云：此全身用意不用力。總太極拳，全身鬆開，不使有分毫之拙勁，以留滯於筋骨血脈之間，以自束縛。然後能靈變化，圓轉自如。或疑不用力，何以能長力？蓋人身之有經絡，如地之有溝洫，溝洫不塞而水行，經絡不閉而氣通，如渾身僵勁，充滿經絡，氣血停滯，轉動不靈，牽一髮而全身動矣。若不用力而用意，意之所至，氣即至焉，如是，氣血流注，日日貫輸，周流全身，無時停滯，久久練習，則得其正。內勁，即太極中所云：「極柔軟然後能極堅剛也」。太極工夫純熟之人，臂膊如綿裹鐵。分量極沈。練外家拳者，用力則顯有力。不用力時，則甚輕浮。可見其力乃外勁浮面之勁也。外家之力最易行動，故不尚也。

內家拳，不重外表之僵勁，而重內部之心意，意之所到，即精氣神所到之處，如是血脈方能運行，如法修練，日久自得無窮妙用。譜中所謂行氣如九曲珠無微不到，其行氣之法，全在意也。

七、上下相隨。

上下相隨者，即太極論中所云：「其根在腳發於腿，主宰於腰，形於手指，由腳而腿而腰，總須完整一氣也」。手動，腰動，足動，眼神亦隨之動。如是方可謂之「上下相隨」。有一不動，即散亂矣。

上下不相隨，即不能完整一氣。術語云，手到腳不到必定瞎胡鬧。

八、內外相合。

太極所練在神。故云、神爲主帥，身爲驅使，精神能提得起，自然舉動輕靈。架子不外虛實開合。所謂開者。不但手足開，心意亦與之俱開。所謂合者。不但手足合，心意亦與之俱合。能外內合爲一氣，則渾然無間矣。

九、相連不斷。

外家拳術，其勁乃後天之拙勁。故有起有止；有續有斷。舊力已盡，新力未生，此時最易爲人所乘。太極用意不用力，自始至終，綿綿不斷。周而復始，循環無窮，原論所謂：「如長江大河，滔滔不絕」；又曰：「運勁如抽絲」，皆言其貫串一氣也。太極拳。自第一動起，至結束，相連不斷。如一元環無斷間處，無凹凸處。

十、動中求靜。

外家拳術，以跳躑爲能，用盡氣力。故練習之後，無不喘氣者。太極以靜禦動，雖動猶靜，故練架子愈慢愈好。慢則呼吸深長，氣沉丹田。自無血脈僨張之弊。學者細心體會，庶可得其意焉。

練此拳時，外面雖動，而內部沉靜，此靜字，心意中有冷靜之意。

# 太極拳論（張三丰祖師著）

未有天地以前，太空無窮之中，渾然一氣，乃為無極。無極之虛氣，即為太極之理氣，太極之理氣，即為天地之根荄。化生人物，始初皆屬化生，一生之後，化生者少，形生者多。譬如木中生蟲，人之生蝨，皆是化生，若無身上的汗氣，木無朽氣，那裏得這根荄，可見太極的理氣，就是天地根荄之領袖也。（此處疑有遺漏）

一舉動，週身俱要輕靈。

不用後天拙力，則週身自然輕靈。

尤須貫串。

貫串者。綿綿不斷之謂也。不貫串則斷，斷則人乘虛而入。

此指氣血脈絡貫串全身。

氣宜鼓盪，神宜內斂。

氣鼓盪則無間。神內斂則不亂。

神宜內斂，即恬靜之謂，靜者冷也。

無使有凸凹處，無使有斷續處。

有凹處有凸處，有斷時有續時，此皆未能圓滿也。凹凸之處，易爲人所擊。斷續之時，易爲人所乘。皆致敗之由也。

其根在脚，發於腿，主宰於腰，形於手指。由脚而腿而腰，總須完整一氣。向前退後，乃得機得勢。

莊子曰：「至人之息以踵」。太極拳術，呼吸深長。上可至頂，下可至踵。故變動。其根在脚。由脚而上至腿。由腿而上至腰。由腰而上至手指，乃完整一氣。故太極以手指放人而跌出者。並非盡手指之力。其力乃發於足跟，而人不知也。上手下足中腰。無處不相應。自然能得機得勢。

所云得機得勢處，有二人接觸之機，相交之勢，有個人內外相合之機，前後轉動之勢。

有不得機得勢處，身便散亂，其病必於腰腿求之。

不得機不得勢，必是手動而腰腿不動。腰腿不動，手愈有力，而身愈散亂，故有不得力處。必留心動腰腿也。

上下前後左右皆然，凡此皆是意不在外面。有上即有下，有前即有後，有左即有右。

欲上欲下，欲前欲後，欲左欲右，皆須動腰腿，然後能如意。雖動腰腿，而內中有知己知彼，隨機應變之意在。若無意，雖動腰腿，亦亂動而已。

如意要向上即寓下。意若將物掀起，而加以挫之之意。斯其根自斷，乃壞之速而無疑。

此言與人交手時之隨機應變。反復無端。令人不測。使彼顧此而不能顧彼。自然散亂。散亂則吾可以發勁矣。

虛實宜分清楚。一處有一處虛實。處處總此一虛實。週身節節貫串。無令絲毫間斷耳。

練架子要分清虛實。與人交手，亦須分清虛實。此虛實雖要分清然全視來者之意而定。彼實我虛彼虛我實。實者忽變而為虛。虛者忽變而為實。彼不知我，我能知彼，則無不勝矣。週身節節貫串。節節二字，以言其能虛空粉碎，不相牽連。故彼不能使我牽動，而我穩如泰山矣。雖虛空粉碎，不能相連，而運用之時，又能節節貫串，非不相顧。如常山之蛇。擊首則尾應。擊尾則首應，擊其背而首尾俱應。夫然後可謂之輕靈矣。譬如以千金之鐵棍。非不重也。然有巨力者可持之而起。以百斤之鐵鍊。雖有巨力者不能持之而起。以其分為若干節也。雖分為若干節，而仍是貫串。練太極拳亦猶此意耳。

虛者非無也，僅虛而已矣。實者非僵與硬也，實在而已。

以上係武當山張三丰祖師所著願天下豪傑延年益壽不徒作技術之末也。

# 王宗岳先師拳論

太極者。無極而生。陰陽之母也。

陰陽生於太極，太極本無極。太極拳處處分虛實陰陽。故名曰太極也。

此論王宗岳先師所造。

動之則分。靜之則合。

我身不動，渾然一太極，如稍動，則陰陽分焉。

無過不及，隨屈就伸。

此言與人相接相黏之時。隨彼之動而動。彼屈則我伸。彼伸則我屈。與之密合。不丟不頂。不使有稍過，及不及之弊。

剛我柔謂之走。我順人背謂之黏。

入剛我剛則兩相抵抗。入剛我柔則不相妨礙。不妨礙則走化矣。既走化。彼之力失其中則背矣。我之勢得其中則順矣。以順粘背，則彼雖有力而不得力矣。

剛與僵不同。柔與軟不同。黏與滯不同。鬆與散不同。

動急則急應。動緩則緩隨。雖變化萬端，而理性一貫。

我之緩急隨彼之緩急，不自爲緩急，則自然能粘連不斷，然非兩臂鬆淨，不使有絲毫之拙力，不能相隨之如是巧合。若兩臂有力，則喜自作主張。不能捨己從人矣。勁之方向緩急不同。故曰：變化萬端雖不同，而命之粘隨。其理則一也。

由著熟而漸悟懂勁，由懂勁而階及神明。然非用力之久，不能豁然貫通焉。

著熟者，習拳以練體。推手以應用。用力既久。自然懂勁而神明矣。學者須注意階及二字，其工夫如升階然，須一級一階而升堂入室，久練功到自然成。

虛靈頂勁。氣沉丹田。不偏不倚。忽隱忽現。

無論練架子及推手，皆須有虛靈頂勁，氣沉丹田之意。不偏不倚者，立身中正，不偏不倚也。忽隱忽現者，虛實無形，變化不測也。

此節所云之頂勁，其頂中寓虛靈，非硬提也，若硬提則僵滯矣。其沉，非硬壓丹田也，若硬壓，日久成病，切忌切忌。

左重則左虛，右重則右杳。

此兩句即解釋忽隱忽現之意，與彼粘手，覺左邊重則吾之左邊與彼相粘處即變爲虛。右邊亦然。杳者。不可捉摸之意。與彼相粘，隨其意而化之，不可稍有抵抗使之處處落空，而無可如何。

此節工夫，須與人推手時練習之。

仰之則彌高，俯之則彌深，進之則愈長，退之則愈促。

彼仰則覺我彌高，如捫天而難攀。彼俯則覺我彌深，如臨淵而恐陷。彼進則覺我愈長而不可及。彼退則覺我愈逼而不可逃。皆言我之能粘隨不丟，使彼不得力也。

一羽不能加，蠅蟲不能落。人不知我，我獨知人。英雄所向無敵，蓋由此而及也。

物不能加，蠅不能落，形容不頂之意。技之精者，方能如此。蓋其感覺靈敏，已到極處，稍觸即知。能工夫至此。舉動輕靈。自然人不知我，我獨知人。

此節完全是聽勁工夫，與人交手粘連不離，非熟練聽勁不可，否則易爲人制，習聽勁，先從推手起。

斯技旁門甚多。雖勢有區別，概不外壯欺弱，慢讓快耳。有力打無力，手慢讓手快，是皆先天自然之能，非關學力而有爲也。

以上言外家拳術，派別甚多，不外以力快勝人。以力以快勝人，若更遇力過我者，則敗矣。是皆先天自然之能，非有巧妙如太極拳術之不恃力不恃快而能勝人也。

此節所提旁門，常有以太極之名，而無太極拳陰陽虛實之分，徒取外表之形式，而無內部意氣脈絡之脩練，故視爲旁門外道。

察四兩撥千斤之句，顯非力勝。觀耄耋能禦衆之形，快何能爲。

太極之巧妙，在以四兩撥千斤。彼雖有千斤之力，而我順彼背，則千斤亦無用矣。彼也快，乃自動也。若遇精于太極拳術者，以手粘之，彼欲動且不能，何能快乎。能練到四兩撥千斤耄耋能御衆之形，始得太極拳真工夫。

立如平準。活似車輪。

立能如平準者。有虛靈頂勁也。活似車輪者。以腰爲主宰，無處不隨腰運動圓轉也。立如平準，並非硬直僵立。活如車輪，並非亂動。

偏沉則隨，雙重則滯。

何謂偏重則隨，雙重則滯。臂兩處與彼相粘。其力平均，彼此之力相遇，則相抵抗，是謂雙重。雙重則二人相持不下。仍力大者勝焉。兩處之力平均，若鬆一處，是爲偏沉，我若能偏沉，則彼雖有力者亦不得力，而我可以走化矣。有彼我之雙重，有本身之雙重，彼我之雙重，必至於頂，本身之雙重，必至於笨滯。

每見數年純功，不能運化者，率自爲人制，雙重之病未悟耳。

有數年之純功，若尚有雙重之病，則不免有時爲人所制，不能立時運化。試驗雙重，須在推手中求之。

若欲避此病，須知陰陽，粘即是走，走即是粘。陰不離陽，陽不離陰，陰陽相濟，方爲懂勁。

若欲避雙重之病，須知陰陽，陰陽即虛實也。稍覺雙重，即速偏沉，虛處爲陰，實處爲陽，雖分陰陽，而仍粘連不脫。故能粘能走，陰不離陽，陽不離陰者。彼實我虛，彼虛我又變爲實。故陰變爲陽，陽變爲陰，陰陽相濟。本無定形。皆視彼方之意而變耳。如能隨彼之意，而虛實應付，毫厘不爽，是眞可懂勁矣。

此論中有稱陰陽，有稱虛實，足見陰陽與虛實有別。

懂勁後愈練愈精，默識揣摩，漸至從心所欲。

懂勁之後，可謂入門矣。然不可間斷。必須日日練習，處處揣摩，如有所悟，默識於心，心動則身隨，無不如意，技日精矣。

懂勁者明白對方之勁如何，與自己之勁如何入門而已，由此而升堂入室，漸至從心所欲。

本是捨己從人，多誤捨近就遠。

太極拳不自作主張，處處從人，彼之動作，必有一方向，則吾隨其方向而去，不稍抵抗，故彼落空或跌出，皆使用力太過也。如有一定手法，不知隨彼，是謂捨近而就遠矣。

斯謂差之毫厘，謬以千里，學者不可不詳辨焉。

太極拳與人粘連，即在粘連密切之處而應付之。所謂不差毫厘也。稍離則遠，失其機矣

長拳者。如長江大海，滔滔不絕也。

太極拳亦名長拳。楊氏所傳，有太極拳，更有長拳，名目稍異，其意相同。

十三勢者。掤攦擠按採挒肘靠。此八卦也。進步退步右顧左盼中定此五行也。掤攦擠按，即坎離震兌，四正方也。採挒肘靠，即乾坤艮巽，四斜角也。進退顧盼定。即金木水火土也。

此論句句切要，並無一字敷衍陪襯。非有夙慧，不能悟也。先師不肯妄傳，非獨擇人，亦恐枉費工夫耳。

太極拳之精微奧妙，皆不出此論。非有夙慧之人，不能領悟，可見此術不可以技藝視之也。

## 十三勢歌（王宗岳先師作）

十三總勢莫輕視。命意源頭在腰際。變轉虛靈須留意。氣遍身軀不可滯。靜中觸動動猶靜。因敵變化示神奇。勢勢揆心須用意。得來不覺費工夫。刻刻留心在腰間。腹內鬆淨氣騰然。尾閭中正神貫頂。滿身輕利頂頭懸。仔細留心向推求。屈伸開合聽自由。入門引路須口授。工夫無息法自修。若言體用何為準。意氣君來骨肉臣。想推用意終何在。益壽延年不老春。歌兮歌兮百四十。字字真切義無遺。若不向此推求去。枉費工夫貽歎息。

十三勢歌之意義，前已申述，故不復注解。

# 十三勢行功心解

以心行氣，務令沉着，乃能收斂入骨。以氣運身，務令順遂，乃能便利從心。

以心行氣者。所謂：意到氣亦到。意要沉着，則氣可收斂入骨，並非格外運氣也。氣收斂入骨，工夫既久，則骨日沉重，內勁長矣。以氣運身者。所謂氣動身亦動，氣要順遂，則身能便利從心。故變動往來，無不從心所欲。毫無阻滯之處矣。

行功心解四字，即道家煉氣修心之法，行功是外，心解是內，即內外兼修，即是動靜雙修，便是性命雙修。前人稱爲太極手法，今人改稱太極拳。

精神能提得起，則無遲重之虞。所謂頂頭懸也。

有虛靈頂勁，則精神自然提得起。精神提起，則身體自然輕靈。觀此，可知捨精神而用拙力者，身體必爲力所驅使，不能轉動如意矣。

意氣須得靈，乃有圓活之妙。所謂變轉虛實也。

與敵相粘，須隨機換意。仍不外虛實分得清楚，則自然有圓活之妙。

發勁須沉着鬆淨，專注一方。

發勁之時，必須全身鬆淨，不鬆淨則不能沉着。沉着鬆淨，自然能放得遠。專注一方者。

隨彼動之方向。而直去也。隨敵之勢，如欲打高，眼神上望。如欲打低，眼神下望。如欲打遠，眼神遠望。神至則氣到，全不在用力也。

立身須中正安舒，撐支八面。

頂頭懸則自然中正。鬆淨則自然安舒。穩如泰山則自然能撐支八面。

行氣如九曲珠，無微不到。

九曲珠。言其圓活也。四肢百體、無處不有圓活珠，無處不是太極圈子，故力未有不能化也。

運勁如百鍊鋼，無堅不摧。

太極雖不用力，而其增長內勁。可無窮盡，其勁如百鍊之鋼。無堅不摧。

形如搏鳥之鶻，神如捕鼠之貓。

搏鳥之鶻，盤旋不定。捕鼠之貓，待機而動。

靜如山岳，動若江河。

靜如山岳，言其沉重不浮。動若江河，言其周流不息。

蓄勁如張弓，發勁如放箭。

蓄勁如張弓，以言其滿。發勁如放箭，以言其速。

曲中求直，蓄而後發。

曲是化人之勁。勁已化去，必向彼身求一直線，勁可發矣。

力由脊發，步隨身換。

含胸拔背，以蓄其勢。發勁之時，力由背脊而出。非徒兩手之勁也。身動步隨，轉換無定。

收即是放，放即是收，斷而復連。

黏化打雖是三意，而不能分開。收即粘。化放是打。放人之時，勁似稍斷，而意仍不斷。

往復須有摺疊，進退須有轉換。

摺疊者。亦變虛實也。其所變之虛實。最爲細微。太極截勁，往往用摺疊。外面看似未動。而其內已有摺疊。進退必變換步法，雖退仍是進也。

極柔軟然後極堅剛，能呼吸然後能靈活。

老子曰：「天下之至柔，馳騁天下之至堅」。其至柔者，乃至剛也。吸爲提爲收。呼爲沉爲放。此呼吸乃先天之呼吸與後天之呼吸相反。故能提得人起，放得人出。

氣以直養而無害。勁以曲蓄而有餘。

孟子曰：「吾善養吾浩然之氣。至大至剛。以直養而無害。則塞乎天地之間」。太極拳蓋養先天之氣，非運後天之氣也。運氣之功，流弊甚大，養氣則順乎自然。日習之養而不覺。數十年後積虛成實。至大至剛。致用之時，則曲蓄其勁以待發。既發則沛然莫能禦也。

心爲令，氣爲旂，腰爲纛。

心爲主帥以發令，氣則爲表示其令之旂。以腰爲纛則旂中正不偏。無致敗之道也。

先求開展，後求緊湊。乃可臻於縝密矣。

無論練架子及推手，皆須先求開展。開展則腰腿皆動。無微不到。至功夫純熟，再求緊湊。

由大圈而歸於小圈。由小圈而歸於無圈。所謂「放之則彌六合，卷之則退藏於密」也。

又曰：先在心，後在身，腹鬆淨。氣斂入骨。神舒體靜。刻刻在心。

太極以心爲本，身體爲末，所謂：「意氣君來骨肉臣」也。腹鬆淨，不在絲毫後天之拙力，則氣自斂入骨。氣斂入骨，其剛可知，神要安舒，體要靜逸。能安舒靜逸，則應變發暇，決不慌亂。

切記：一動無有不動。一靜無有不靜。

內外相合，上下相連。故能如此。

練到節節貫串，上下相隨，即有此工夫。

牽動往來，氣貼於背，斂入脊骨。內固精神，外示安逸。

此人與人比手之時，牽動往來，須涵胸拔背。使氣貼之於背，斂於脊骨。以待機會。至則發。能氣貼於背，斂於脊骨，則能力由脊發。不然仍手足之勁耳。神固體逸，則不散亂。

外示安逸，便是冷靜態度。

邁步如貓行，運勁如抽絲。

此仍形容綿綿不斷，待機而發之意。

步履，如貓行之輕靈、沉着、穩固。

全身意在精神，不在氣。在氣則滯。有氣者無力，無氣者純剛。

太極純以神行，不尚氣力。此氣，言後天之氣也。蓋養氣之氣，乃先天之氣。運氣之氣，為後天之氣。後天之氣有盡。先天之氣無窮。

氣如車輪。腰似車軸。

氣為旂，腰為纛。此言其靜也。氣如車輪。腰似車軸。此言其動也。腰為一身之樞紐。動則先天之氣如車輪之旋轉。所謂：氣遍身軀，不滯也。

## 推手歌（按推手即打手，又稱搭手，又有稱柔手者。）

掤攦擠按須認眞。上下相隨人難進。任他巨力來打我。牽動四兩撥千斤。引進落空合即出。粘連粘隨不丟頂。

認眞者。掤攦擠按四字，皆須照師傅規矩。絲毫不錯，日日打手，功夫自然能上下相隨。一動無有不動。雖巨力來打，稍稍牽動，則我之四兩，可撥彼之千斤。彼力既巨，力必長而直，當其用力之時，不能變動方向，我隨彼之方向而引進，則彼落空矣。然必須粘連粘隨。不丟不頂，方能引進落空，四兩撥千斤也。

平常通稱推手，如原地推手，活步推手。

又曰：彼不動已不動。彼微動己先動。似鬆非鬆。將展未展。勁斷意不斷。

打手之時，彼不動則我亦不動，以靜待之。彼若微動，其動必有一方向，我意在彼之先，隨其方向而先動，則彼必跌出矣。似鬆非鬆，將展未展。皆言聽彼之勁，蓄勢待機。機到則放，放時勁似斷而意仍不斷也。

練拳架時，自始至終，其動作式式不同，似有斷續之處，而其內部之意與氣，實一貫不斷，此所謂勁斷意連也。

## 推手法之原理說明（譚孟賢著）

十三勢根據五行八卦之理而成，由練架子之十三勢，而發生推手之十三勢。所謂五行，又分爲「內」「外」二種。

1.形於外者爲進、退、顧、盼、定。

2.發於內者爲拈、連、黏、隨、不丟頂。

至於八卦亦分「內」「外」二種。

1.形於「外」者爲四正，四隅，卽東南西北四正方及四隅角是也。

2.蘊於「內」者爲掤、攦、擠、按、採、挒、肘、靠。

但形於「外」者爲「勢」，蘊於「內」者爲「勁」，用勁之時其根在脚發於腿主宰於腰，而形於手指。故太極拳練架子時，蓋所以練「勁」，練推手時，蓋所以求懂「勁」也。

「拈」如兩物互交，拈之使起，在太極拳術語，謂之拈勁，然非直接拈起之謂，實間接拈起之謂。而含有「勁」「意」雙兼之兩義。譬如敵我兩人推手，或交手時，敵人體質強壯，氣力充實，馬步穩固，則勢難向敵人撼動，或移其重心，則用「拈」勁，卽能使敵人自動失其重心。其法先用「意」採之使敵人氣騰，精神向上注，則敵體上重而脚輕，其根自斷，此即敵人之自動力所致，我則順其勢撤手以不丟頂之「勁」，引敵懸空，是謂拈「勁」。

「連」貫串之謂。手法毋中斷毋脫離，接續綿綿，無停無止，無休無息，是謂連勁。

「黏」即粘貼之謂。彼進我退，彼退我進，彼浮我隨，彼沉我鬆，丟之不開，投之不脫，如粘似貼，是謂黏勁。

「隨」隨者從也。緩急相隨，進退相依，不即不離，不後不先，捨己從人，贏敵而進，是謂隨勁。

「不丟頂」丟者離開也。頂者抵抗也。即不脫離，不攘先不落後之謂也。

掤勁義何解。如水負舟行。先實丹田氣。次緊頂頭懸。周身彈簧力。開合一定間。任爾千斤力。飄浮亦不難。

攦勁義何解。引導使之前。順其來勢力。引之使長延。輕靈不丟頂。力盡自然空。重心自維持。莫被他人乘。

擠勁義何解。用時有兩方。直接單純意。迎合一動中。間接反應力。如球撞壁還。又如錢投鼓。躍躍聲鏗然。

按勁義何解。運用如水行。柔中已寓剛。急流勢難當。遇高則澎滿。逢窪向下潛。波浪有起伏。有孔必竄入。

採勁義何解。如權之引衡。任爾力巨細。權後知重輕。轉移只四兩。千斤亦可秤。若問理何在。棍桿作用存。

挒勁義何解。旋轉如飛輪。投物於其上。脫然擲尋丈。急流成漩渦。捲浪若螺文。落葉墜其上。倏爾便沉淪。

肘勁義何解。方法計五行。陰陽分上下。虛實宜辨清。連環勢莫當。開花捶更兇。六勁融通後。用途始無窮。

靠勁義何解。其法分肩背。斜飛勢用肩。肩中還有背。一旦機可乘。轟然如倒碓。仔細維重心。失中徒無功。

## 大攌約言

我攌他肘。他上步擠。我單手擄。他轉身攌。我上步擠。

他逃體。我一攌。他上步擠。

## 楊鏡湖先生約言

曰：輕則靈。靈則動。動則變。變則化。

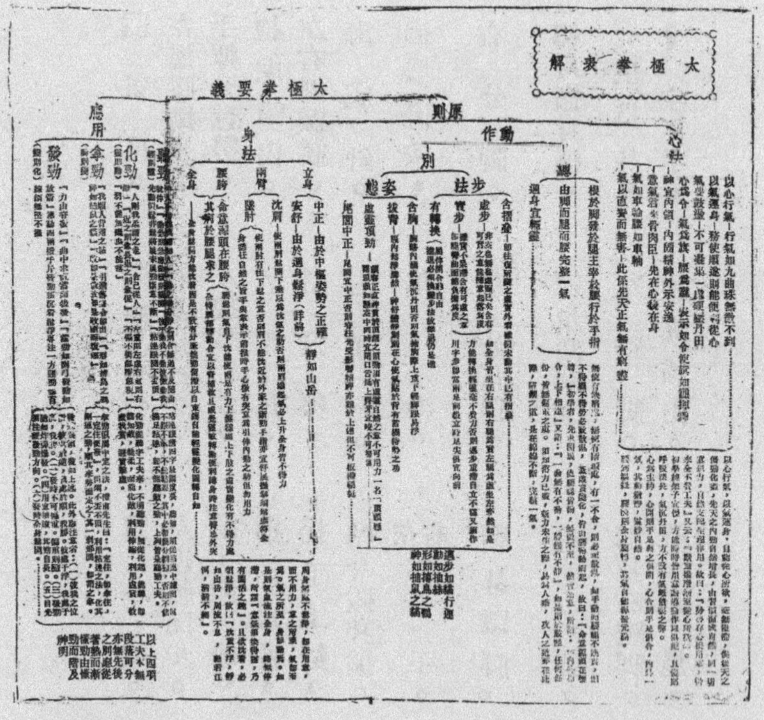

太極拳表解
太極拳要義
原則
心法
以心行氣—行氣如九曲珠無微不到
以氣運身—務使順遂則能便利從心
神宜內斂—內固精神外示安逸
意氣君來骨肉臣—先在心後在身
氣如車輪腰如車軸
動作
總
根於腳發於腿主宰於腰行於手指
由腳而腿而腰完整一氣
週身宜輕靈
別
步法
含猎叠
虛步
實步
有轉換
邁步如貓行
運勁如抽絲
形如搏兔之鶻
神如捕鼠之貓
姿態
含胸
拔背
虛靈頂勁
尾閭中正
身法
立身
中正—由於中樞姿勢之正確
安舒—由於遇身鬆淨（詳靜）
靜如山岳
兩臂
沉肩
墜肘
腰胯
命意源頭在腰胯
其病於腰腿求之
全身
應用
化勁
拿勁
發勁

# 太極拳名稱

太極出勢。攬雀尾。掤攦擠按。單鞭。提手上勢。

白鶴展翅。左摟膝拗步。手揮琵琶勢。左摟膝拗步。右摟膝拗步。

左摟膝拗步。手揮琵琶勢。左摟膝拗步。進步搬攔捶。如封似閉。

十字手。抱虎歸山。攬雀尾。掤攦擠按。斜單鞭。

肘底捶。左右倒攆猴。斜飛勢。提手上勢。白鶴展翅。

左摟膝。海底針。蟾通背。轉身撇身捶。上步搬攔捶。

上勢攬雀尾。掤攦擠按。單鞭。左右雲手。單鞭。

高探馬。右分腳。左分腳。轉身蹬腳。左右摟膝拗步。

進步栽捶。轉身撇身捶。進步搬攔捶。右蹬腳。左右打虎勢。

右蹬腳。雙風貫耳。左蹬腳。轉身右蹬腳。上步搬攔捶。

如封似閉。十字手。抱虎歸山。攬雀尾。掤攦擠按。

## 太極拳要義



斜單鞭。左野馬分鬃。右野馬分鬃。左野馬分鬃。上步攬雀尾。

掤攦擠按。單鞭。左右玉女穿梭。上步攬雀尾。掤攦擠按。

單鞭。左右雲手。單鞭。斜身下勢。左右獨立金鷄。

左右倒攆猴。斜飛勢。提手上勢。白鶴亮翅。左摟膝拗步。

海底針。蟾遠背。轉身撇身掌。白蛇吐信。進步搬攔捶。

上步攬雀尾。掤攦擠按。單鞭。左右雲手。單鞭。

高探馬。轉身右蹬脚。左摟膝指襠捶。上勢攬雀尾。掤攦擠按。

單鞭。斜身下勢。上步七星。退步跨虎。轉身雙擺蓮。

彎弓射虎。上步搬攔捶。如封似閉。十字手。合太極。

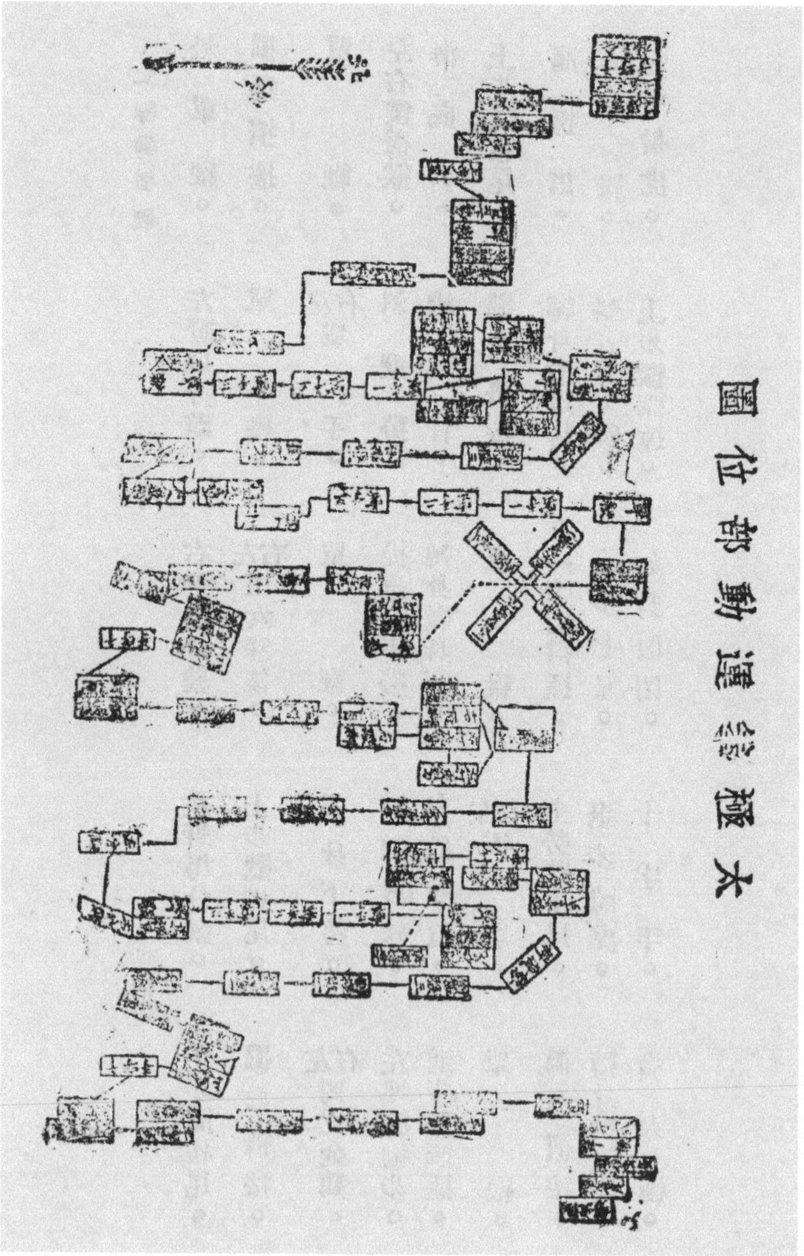
太極氣運動部位圖

## 太極長拳名稱

四正四隅。 掤攦擠按。 左右雲手。 魚尾單鞭。 鳳凰展翅。
摟膝拗步。 手揮琵琶。 雀尾勢。 彎弓射雁。 琵琶勢。
上步搬攔捶。 簸箕勢（即如封似閉十字手）。 抱虎歸山。 掤攦擠按。
斜單鞭。 提手上勢。 肘底捶。 倒攆猴頭。 摟膝指襠捶。
轉身蹬腳。 上步栽捶。 斜飛勢。三 攬雀尾。 魚尾單鞭。
轉身撇身捶。 上步玉女穿梭。 兩掌兩拳 左掌右拳 攬雀尾。 左右野馬分鬃。
斜身下勢。 左右金雞獨立。 左右倒攆猴。 斜飛勢。 提手上勢。
白鶴展翅。 摟膝拗步。 海底珍珠。 蟾通背。 轉身白蛇吐信。
上步搬攔捶。 上步攬雀尾。 單鞭。 左右雲手。三 單鞭。
高探馬。 左右分腳。 轉身蹬腳。 左右摟膝拗步。 左右雙風貫耳。

飛　脚。　左打虎勢。　右雙風貫耳。　左蹬脚。　轉身蹬脚。

上步撇身捶。　白蛇吐信拳。　進步搬攔捶。　上步攬雀尾。　掤攬擠按。

單　鞭。　左右雲手。三　單　鞭。　高探馬。　轉身單擺連。

上步指襠捶。　上步攬雀尾。　轉身單鞭。　下　勢。　七星跨虎。

轉身雙擺連。　彎弓射虎。　撇攔捶。　如封似閉。　十字手。

合太極。

## 太極長拳歌

太極長拳獨一家。無窮變化洵非誇。妙處全憑能借力。當場緩急莫輕拿。掌、拳、肘、台、腕。肩、腰、跨、膝、脚。上下九節勁。節節腰中發。

約言：順人能得勢，借力不須拿。

# 太極劍名稱

三環套月。魁星勢。燕子抄水。左右邊攔掃。小魁星。
燕去入巢。靈貓捕鼠。鳳凰點頭。黃蜂入洞。鳳凰右展翅。
小魁星。鳳凰左展翅。釣魚勢。左右龍行勢。宿鳥投林。
烏龍擺尾。青龍出水。風捲荷葉。左右獅子搖頭。虎抱頭。
野馬跳澗。勒馬勢。指南針。左右迎風撣塵。順手推舟。
流星趕水。天鳥飛瀑。挑簾勢。左右車輪。燕子啣泥。
大鵬展翅。海底撈月。懷中抱月。哪吒探海。犀牛望月。
射雁勢。青龍現爪。鳳凰雙展翅。左右跨攔。射雁勢。
白猿獻果。左右落花勢。玉女穿梭。白虎攪尾。魚跳龍門。

左右烏龍絞柱。　仙人指路。　朝天一柱香。　風擺梅花。　牙笛勢。

抱劍歸原。

## 太極劍歌

劍法從來不易傳。直來直去是幽玄。若仍斫我如刀割。笑死三丰老劍仙。

# 太極刀名稱歌

七星跨虎交刀勢。騰挪內展意氣揚。左顧右盼兩分張。白鶴展翅五行掌。
風捲荷花葉裏藏。玉女穿梭八方勢。三星開合自主張。二起腳來打虎勢。
披身斜掛鴛鴦腳。順手推舟鞭作篙。下勢三合自由招。左右分水龍門跳。
卞和攜石鳳回巢。吾師留下四方讚。口傳心授不能忘。教斫剁剁。截刮。撩腕。

## 太極黏連槍

頭一槍進一步刺心。二槍進一步刺腋。三槍進一步刺膀。四槍上一步刺咽喉。（此進步由退即進，因他之進而後進也）。退一步採一槍。進一步挒一槍。進一步　一槍。上一步擴一槍。（此四槍，在前四槍之內也）。

# 武術偶談（黃元秀 文叔 著述）

自光復以還，凡百學術，無不鵲起，即消聲匿跡已久之國術，亦乘時而興。邇來各省備設專館，市間出版風行，但偏屬於槍、刀、拳、棒、之方法，所謂教也。而於育字方面，未嘗加以研究。至於煅煉之目的，收效於何處，皆未明白了悟。故練而強者有之，練而致疾者亦有之。余以爲對於工夫固屬重要，對於身體，尤宜注意。故須先知鍛鍊之方法，效用之目的，然後加以練習之功，乃至國術界中一切習慣，亦須知所謹守。玆將經驗所得，分述於左：

（一）練武術之目的　吾儕提倡吾國武術之目的，非直接致用於戰鬥，係間接收效於事業也。邇來機械化學之戰爭，不能以血肉之軀相抗，有常識者，類能知之。但研究科學，使用火砲，駕駛飛機，非有強壯之體力，不能運用自如，非有雄偉之氣概，不能指揮若定，非有充足之精神，不能深刻研究，即通常社會之事業，亦莫不然，倘學者對於武術，果能按照程序，依法鍛練，既不過分，又不中輟，循序漸進，則其精力定能增長，以之從事教育，必能發揮其蘊奧，從事實業，必能擴建其事業，從事軍政，必能達成其任務，從事科學，必能輔助其研究，此即直接保持健康，間接助其事業，能使全國民衆，增加自衛之奮鬥力也。此種教練，既不必如球場之鋪張，又不必有多人之集合，寒暑晴雨，舞劍月下，論藝燈前，深山窮谷，代有傳人，實吾國數千年來，強身健體之絕藝也。

吾人所謂快樂者，舉止有爽快之感覺，思慮有歡樂之興趣，探其原因，皆從精神充足而來。例如兒童活潑跳躍，其心中隱有無限快樂，此即精神充足之故。嗜煙酒者，以煙酒提神，貪一時之快，雖知其害，而不能去。不知練國術者，精神飽滿，身體爽適，其快樂之處，迥非煙酒之提神於一時者可比。一則日久成疾，形成癱廢，一則練成絕藝，卻病延年，其利害相較，不可以道里計也。

（二）調養　邇來練拳術者，皆因身體孱弱而學習，其初學之時，對於調理身體，尤宜注意。如四季中，春季應服清補之劑，夏季應服卻暑等品，秋宜滋潤，冬可峻補，凡屬補品，為習武之人，長年所不可少，吾鄉有言：窮文富武是也。蓋時讀書者。一部四子書，可以終其身，為價不過數百文而已，然習武舉者，長年培補，所費不貲，即器械用具，亦非一部四子書所可等量齊觀也。至於應進何種補品，則因個人身體不同，不能固定，總之藥補不如食補，通常以魚肝油、牛乳、雞蛋、蹄筋、肝腰、脊髓、等物為宜。其他奇異怪誕之物，如虎筋鹿脯，以及龜、鱉、鱔、鰻、等類，肥濃厚膩，久食恐生疽毒，宜屏除之。

以上所列，如肝則補肝，腰則補腰，魚油補肺，脊髓補髓，蹄筋補筋。此外如豆料植物，亦極滋補，勿以園蔬而忽之。總之食品不尚名貴，食量不在多貪，要宜平均使之消化，所謂平均者，不可過多過少，所謂消化者，務使咀嚼爛熟。如國術名家孫祿堂先生，太極、形意、八卦、各種拳法，皆負盛譽，年逾古稀，無疾而終。其平日食品，皆極清淡。又廣平楊澄甫先生，太極泰斗，名滿南北，身極魁梧，而食量並不過巨，杜心五劉百川諸少林派名家，飲食皆如常人，同學曾婁海兒，身體偉岸，武藝精深，於浙江全國比試會，名列第四，上海全國比試會，名列第一，殊不知其係長齋茹素者。上列諸君，並皆點酒不問，考其經驗，或保鑣冀北，或久懸戎行，足跡遍江湖，大名盛南北，而平時眠食起居，皆極珍攝。可見在於調養，並不在過分之飲食，古稱斗酒十肉者，無非形容其豪邁之行耳。

調節時間　即煅煉時間與休息時間，互相調節，其平日所辦事務，切宜節約，勝出光陰，以養其身心，此為最要之言。余見數友人，因煅煉之後，精神旺盛，對於業務，盡力使用，一年之後，衰象突呈，有友人以此精神供冶遊，不及二載遽致殞命。故練不得其道無益，練得其道而不知養，更有害也，願熱心此道者，三復斯言。

（三）戒忌　凡人一習拳捧，豪氣自生，輒忘其平日怯弱之態，每有縱酒浪遊，或好勇鬥狠之行。故曩年風氣未開之時，一般家長，皆禁其子弟弄拳棒等事。一則防其損身，二則慮其鬧事。余嘗見國術館附近街肆中，有以拳架式與人鬭毆者，此為往年所無，年輕子弟，最易犯此。狂酒則傷身，浪遊則廢業，若好勇鬥狠，必致惹禍招殃，其招致之由，實誤認血氣之勇，為任俠之舉，結果以愛之心，反而害之，是不可也，深宜戒之。

練習國術者，忌在飽食，忌在過飢，忌在酒後，忌在風前。遺精之後，病愈之後，房事之後，業務疲勞之後，皆宜休養一日，或二三日，自覺精神無異，則繼續之，否則必致疾病。

練習後，因汗脫衣，或遽飲冷汁，或即安坐睡眠，俱大不可，輕則感冒風寒，重則勞傷氣痛，於練習工夫，反有妨礙。

練武人，遠離女色爲要義，手淫尤爲禁忌，即自然之遺精，亦有礙氣體，況斵傷乎？若犯之自促其壽命矣。凡閱淫畫淫書，以及聲色之場，切勿沾染。即有室家之人，房事亦宜節制，年在卅以後，一月一度，四十以後，一季一度，五十以後，一年一度，或且不可矣。習武修道之士，其所以爲資糧者即精氣神三寶而已，若無資糧，實無可練也。此個中人云：「練武身，貴如金，週身毫髮值千金」，足見古來武士之重視保養矣。

（四）運動與煅煉　古德云：練精化氣，練氣化神，練神還虛，由虛成道，實千古不易之名言。試觀近日國術比試場，及表演會場，往往有皤然長鬚，鶴髮童顏之壯士。而歐美運動名家，未必盡享大年，即最近日本運動著名之人見娟枝。自得盛名之翌年，即自長眠地下，此何故耶？是不知精氣神三者之修養也。

先哲有言：「眼珠光澤，舌底津津者，其精必盈。發音洪亮，言語清朗者，其氣必盛。眼皮紅滿，指甲亦潤者，其血充行」。又曰：「精足不思淫，氣足不呻吟，神足不惛沉」。

凡人每日三餐飲食，入胃化爲胃養汁，至腸化爲腸養汁，經各部吸收後溶而成精，（此節所謂精非精蟲之精，係精液之精，是營養之精華生活之要素）。修鍊之士，以命門火蒸騰，化而爲氣爲血，升而爲神，發而生肌，動而爲力，變化自然，神奇莫測，其經過大致如此。若治灘之徒，則易借道而入腎臟，故其氣衰，其血虧，其力弱。或再戕之以酒，加之以勞，則營養不敷，必耗其本原，本原既虧，百病自生，促其壽命也。

天地之間，以氣爲本，曰氣象，曰氣運，曰氣數，凡百盛衰，皆視氣之盛衰爲轉移，人亦何獨不然。歷來貴人氣之上者，如氣沖霄漢，氣化長虹。其次若氣概雄偉，氣度非凡，力大聲洪，叱咤風雲。其衰者，尸居餘氣，氣息奄奄，故強弱盛衰，全憑之氣，不知其氣，實由精液而成，其所存之處，在丹田，其所成之由，在命火與精液，道家所謂水火既濟，所謂內丹者，即此也。例如近世機器，凡有動力者，皆仗蒸汽而動，以火蒸水，水化爲汽，以汽衝動而行百械，有電力云云者，仍仗蒸汽之力摩擦而生，若水涸油盡，非爆烈即崩潰矣。

氣血行於內者，謂之運，軀殼表於外者，謂之動。運動二字，係表裏運行之稱，所謂流水不腐，戶樞不蠹，推陳出新，借假錬真，是方外修鍊之補助。故道家有五禽經，佛家有易筋經，道家背服三年，佛家有達摩祖，考其運行之資源，捨精氣神無他道也。

煅煉者，寒暑不易，風雨無間之謂也。人身組織，除黃梅時節外，伏臘二季爲最大變換，故歷來習此道者，於酷寒盛暑，無不加意調攝，刻苦煅煉，以其能長工夫，且不易退轉也，所謂煉者，每次演習至出汗，否則謂之裝腔作勢，膚淺無效。常人初汗始於頭部與兩液，繼則腰腹，或兩股，若至小腿有汗，則宜止矣。如吾散馳馬，若見馬耳背有汗，則須停馳，不然，有傷其生命。

通常拳廠中，每日未明前四點即起，練一小時後復臥，待天明早餐後，向野外散步，呼吸清新之氣，歸來午餐，下午中睡一小時，三四時起，復練一小時，或二小時，七時晚餐，夜間八時練至九時止，十時即睡，此為專門練習。吾輩有職務者，當以早晚三小時為度，或早晚合為一小時，或合為半小時皆可，總求其歲月之久，不求一日之長也。

（五）太極拳各派談　太極拳。近年來風行南北，可謂國術界中最普遍之拳術，遍觀各處，各人所練，各不相同，可大別為三派：

一、河北郝家派　此派不知始於何祖，因係河北郝三爺所傳，識者忘其名，世以郝三爺稱之。三爺於清季乾隆年間，身兼絕技，譽盡載，名傳綠林，鏢局爭聘之，實為山陝道上之雄。余見天津蔣馨山劉子善等，皆練此拳，南方習者不多。吾師李勞嚴先生南來時，其家人及同來各員，皆善此。手法極複雜，其動作較楊陳二派增添一倍，約有二百餘式，表演一遍，時間冗長。據吾師云：「此於拳式之外，加入推手各法，復較他派手法齊備，因太繁細，頗不易記，諸君既習楊家派，其理一貫，毋須更習」。余懸茲朋儕學習之，計費六十餘日，亦不能卒業，亦可見其繁細矣。孫祿堂先生云：「此拳之長，極盡柔順之至」。爾時余忘索其拳譜，不知與陳楊兩派之理論，尚存無異同也。

二、河南陳家派。　即河南溫縣陳家溝世傳之拳，余所稔者，如陳君伯璣，及績甫叔姪三子明昆季等，皆陳氏之裔，而世其術者。據子明續甫二兄云：其先世以此報國保鄉，立功勳者纍纍，故合族皆習太極拳，略分新架子與老架子兩種：並有所謂太極砲拳者。余閱其動作，及所示拳譜，完全與楊家所傳者不同。其手法剛，其步法重，運勁一切，都有獨到之處，可異者，即陳氏各人表演，亦覺不盡相同。近聞張之江館長，派人至陳家溝考察，攜帶其世傳拳譜付梓，與子明兄所刊行本，亦有歧異。揣其緣由，想因歷次傳抄，不免魯魚亥豕，或有心得者，從而修改增減之，輾轉變易，遂有出入矣。

三　北平楊家派　即世稱楊無敵楊露禪先生所遺傳，如楊班侯、楊健侯、楊夢祥、楊澄甫、許禹生、吳鑑泉等，亦各不同，大致分為大架子與小架子兩種。余嘗以此事問之澄甫先生，先生答曰：「先求開展，後求緊湊，初習者，宜大架子，能使筋脈舒展，血氣充行，確定方位，表示工夫，到用時，要快要便，宜小架子也，家兄現在練的。都是打人法則」。其意若曰：基本工夫尚未做到，欲越而學打人，等於小孩，平路尚不能走，先要學跳，其可得乎？例如學游泳，平穩靜水之中，尚不能浮泳，欲涉驚濤駭浪之江海可乎？又習騎馬，細淺之慢步，未有把握，而欲跳越障礙可乎？古人所謂登高必自卑，行遠必自邇，實為至理名言。總之打人之事，非日常所需，而康健實為須臾不可離，試問吾儕，何者為要，何者為急，未儘所述，皆屬平庸之談，卑無高論，倘讀者能循此而進，日計不足，月計有餘，於康健上不無裨益。至於好奇駭俗之論，好高務遠之談，是非鄙人所知矣。近日一般學者——非徒弟之則，指普通學者。——

往往求速求快，最好能太極拳五六步工夫，數十年學力，在三兩日內學成，故近年學太極拳者，由北而南，黃河流域，長江流域，浸至於珠江流域，不下數十萬人，卽以浙省而論，十餘年來，亦有數千人，至今能稍有成就者，幾寥若晨星，卽以普通能在推手上將掤、攌、擠、按、四字分得清楚者，亦不多見，其原因何在耶？一在求速，二在無恆，好高務遠者，決無成就。總之吾人先從基礎上練起，決無錯誤，第一求氣血充足，然後能精神飽滿，身體強健，遂使架式正確，舉動合法，使其有利而無弊，循序而漸進，不在思想之急迫，而在學力之勤惰，與方法穩妥否也。楊夢祥先生，拳架小而剛，動作快而沉，常使冷勁，偶一交手，肌膚覺痛，無指示者，頗多應用方式，其工夫，確得乃祖真傳，惜非常人所能學。文弱者，不堪承教，無根底者，無從領悟，且性情剛烈，頗有其伯楊班侯之遺風，同志中，每興難學之慨，故其名雖盛，其從不多。澄甫先生卽夢祥先生之胞弟，架子開展而柔順，手法綿軟而沉重，所謂綿裏藏鐵強，柔中有剛，好太極拳者，均歡迎之。但仍有不願與其推手者，每一發勁，輒被撲跌尋丈以外，爲弟子者，仍難領受其內勁滋味。余嘗問澄甫先生，教人何必如此，先生曰：非如此，無以示其勁，若隨隨便便模模糊糊，君等何必來，豈不徒耗光陰。虛擲金錢耶？十八年秋，楊爲浙江國術館教務長，余常與推手，某次比演健按，楊順勢一撲，其手指並未沾着余之衣襟，而余胸間隱隱作痛移時，照常理論，手臂既未接着，何來疼痛之感？殆所謂拳風者耶？余詢之楊，楊曰：內勁耳，氣耳，余至今仍不解其所以然也。據田紹先先生云：當年學習時，以拳盡力雖楊健侯老先生之腹，老先生腹一鼓，紹先跌出庭外。而老先生仍安坐椅上，手持菸筒呼吸如常，若不知有所舉動者。後與澄甫比試，被擊於右脅，而痛於左脅肩胛，凡此種種，皆爲技術上不可思議之事。然考紹先之工夫，其手法之妙，出勁之沉，實非普通太極拳家，所能望其項背，余非爲其宣傳，凡有太極拳有歷史者，莫不知田紹先爲太極拳名家也。他如武匯川、褚桂亭、陳微明、董英傑諸君，同爲澄甫先生入室弟子，行道於南北者，亦有名，聲譽籍籍，頗爲社會人士所欽仰。而手法仍各有不同，理論亦各有其是，其他私淑者可知矣。以上三派拳法，各有特長，各臻其妙。不能從同，亦不能強同，其中並無軒輊可分。在學者，更不得是此而非彼。要之一種藝術，能歷千餘年而不廢，博得一般人士之信仰，其中確有不可磨滅之精義，令人莫測之妙用存焉。

據以上情形，無論係何派何師，一家所傳，一人所傳，其動作多少，皆不能同，亦不必盡同。不僅太極拳如此，即彈腿一門，有練十路者，有練十二路者，此爲回教一門之藝，尚且有兩極之分。又若少林門各拳，有宋太祖拳，有岳家手法，此傳彼授，各是其是，各非其非，惟情理論總須一致，設或理論不同，則其宗派顯然有別，不得謂爲同門矣。以此質之海內專家，以爲如何？

練拳（一）　練太極拳全套架式，每日學一二式，繼續不斷，以常人資質，約一月可以學全。須經兩月之改正，再加一月之苦練，共計四個月，其式樣姿勢，即離開師傅一年，可以不致變換。——若僅一月光陰，粗知大略。不經改正，則不得謂之學會，因稍有間斷，其方向與動作，早已走變矣。——但每日仍須復習，不可間斷，若每日兩遍，能使純熟，每日三遍，能增工夫，每日一遍，不過不忘而已。

練拳（二）占學習拳架，自第一動起至末尾止，謂之一套，其中名目百餘，式式皆要綿綿周到，而且要輕鬆沉着，無有一式可以隨便，無有一式可以丟頂。——丟者離也，頂者僵也。——四肢百骸，從輕，從綿，從柔。輕而不可忽，綿而不可斷，柔而不可疏，若注意而起僵勁，此所謂頂，便離太極門徑矣。學者切宜注意之：

練拳（三）　練太極拳一遍，其經過時間，是急捷愈妙，有練一遍，需一小時以外者。練慢之後，亦須練快，有以數分鐘內練五六遍者，無論慢快，總以均匀爲貴。譜曰：『毋使有缺陷處，毋使有凹凸處，毋使有斷續處』。　初學之人練一遍，最少八分至十分鐘，如經五六年後，工夫已深，則可練快，惟須式式到家，不可因快而草率。　至於架式分三種：初練以高架子，繼則四平架子，（眼平，手平，腿平，襠平），再則工夫日深，逐漸而進於低架子矣。由高而平而低，皆從工夫上來，不可强求，否則弊病百出，無益於學者。

練拳（四）　練架式，外面注意動作，務使匀靜。譜曰：『由腳而腿而腰，總須完整一氣。』內部氣分呼吸，亦要匀靜，若無事然，萬勿迸氣。心意不可呆滯。譜曰：『精神能提得起，則無滯重之虞，所謂頂頭懸也，意氣須換得靈，乃有圓活之趣，所謂變化虛實也，』此外各變勁工夫，例如本係提手上勢之勁，一變而爲白鶴亮翅之勁，再變而爲摟膝拗步之勁。各式各氣，各氣各勁，由此式而變彼式，交接之間，換式換法，換法換意，由換意而換氣，由換氣而換勁。此中變換轉動之間，與學者內部之意氣運用，外部之四肢伸轉開合，有極大關係，務須依照譜中各論，而適合之。

練拳（五） 所謂增工夫者，即學者之氣日漸增長，——不致氣喘身搖，——手足日漸經鍛，腰腿日漸柔順，手掌足底日漸增厚，頭部與兩太陽穴日漸充滿，精神充足，思慮周到，發聲洪亮，耐肌耐寒，能鎮定，能任勞，飲食充分，睡眠舒適等事，可以證到。

練拳（六） 第拳法雖皆有益，而學者身體，確有相宜不相宜，乃有博學與選學之分別。如年富力強，環境許可者，不妨由博而約，各派門徑，均可涉獵，結果則專修一門。若年事已長。且有業務關係者，則選其與己相宜者習練之易於得益也。

練拳（七） 例如身軀肥大者。可學通臂拳，摔角等技。如身材中等，而強壯者，可學搓角拳、八吉拳、太祖拳、形意拳等技。如身輕靈小巧者，可學地躺拳、猴拳、醉八仙等技。如年事已長，身體柔弱者，可學八卦拳、太極拳、金剛十二法等技。中國拳技繁多，今余不過舉其大概而已。

練拳（八） 專練拳架，是鍛鍊衛身之術，修己之事也。學推手與散手，爲攻避方法，及練勁之術，敵人之事也。若年事已長，身有宿疾者，專練拳架，亦可却病延年。如年力富強，環境優裕者，儘可尊聘名師，爲升堂入室之研究。

練拳（九）　據友人云：太極拳中各式，實兼備各家拳式。全套中有八種法：如掤、攦、擠、按、採、挒、肘、靠，又有八種勁：如退步跨虎爲開勁；提手上勢爲合勁；海底針爲降勁；白鶴亮翅爲提勁；摟膝拗步爲進勁；倒攆猴爲退勁；抱虎歸山爲右轉勁；肘底捶爲左轉勁。

又有八種式：如十字手，少林門爲平馬式；摟膝拗步，少林門爲攻步式；下勢，少林門爲撲腿式；金雞獨立，少林門爲獨立式；手揮琵琶，少林門爲太極式；搬攔捶，少林門爲坐盤式；栽捶，少林門爲麒麟式；跨虎，少林門爲懸腳式。其爲八式，無論何種拳法，總不外此八式，故稱拳師爲把勢者，即實八式之訛也。

八快歌　行如風，站如釘，升如猿，降如鷹，鎚發流星，眼如電，腰如蛇行，腳賽鑽。

太極拳中八法八式之外，尚有八腿：如翅。蹬。起。擺。接。套。襯。採。清末時所練者僅四腳：如左右翅腳；轉身蹬腳；二起腳；擺連腳。現在竟致僅練翅蹬擺三腳，其他四法，更無所聞。如接者；見敵腿來時，以我之腿接其腿而踢之，謂之接腳。套者；見敵腿來時，套出而踢之，若敵從左方踢來，我套在右方踢之，敵從右方踢來，我套在左方踢之，謂之套腳，襯者；以我之腳踢敵腳之內側方，如襯其內，謂之襯腳。採者；即以腳橫斜而採之，用在敵來我側方時踢之，謂之採腳。此四腳極不易練，亦不易用，須有長久單練工夫爲之補助，不然，不能應用自如。想後來一般教太極拳者，因不能使人人肯選學習，且年長身弱之人，更難習練，敵除去之，但其應用之巧妙，踢法之齊備，不可不表而出之也。

踢腿要領，有「直起風波」四字：直者：踢腿蹬腳：無論向前向側，總須要直，若不挺直，不能貫澈工夫。起者：高也。踢腿蹬腳：皆要高，能高可滿足企圖，最小限度，亦得踢過腰，練時能高，用時可以如意。風者：踢出蹬出時，快而有風聲，此言其快，不快無風，即不能出勁。波者：踢出之腿，自腰際至腳尖，有波浪形狀，表示腿勁，貫到腳尖之意。有此四字，可以稱踢腳要領齊備，不僅太極拳如是，無論何門何拳，基本要領，莫不如是也。踢腳與蹬腿不同，以腳尖腳邊腳掌打人者，謂之踢腳蹬腿，以腿之全部打人，或以腿之後跟打人者，謂之蹬腿，其要領同。據此道中人云：「手如兩扇門，全靠腿打人。」「八式無真假，指上便打下。」足見用腿之重要矣。

練拳（十）：習練拳術，最要注意手、眼、身、法、步、五大項。所謂手者：即掌拳肘合腕等動法。所謂眼者：即左顧右盼，或向上向下等看法。所謂身者：即肩腰胯等動法，如合胸拔背，轉換等事。所謂法者：即拳術各種名式，如太極拳中各名稱，紅拳中各名稱，花拳中各名稱，各拳各路，各套各法，不勝其述，要皆拳路中，打人之方法也。所謂步者：是練拳人最易疏忽，而最要之事，步爲根基，快遲在步，穩固亦在步，着與不着在步，巧與不巧亦在步。此道中人曰：「手到腳不到，自去尋苦惱，低頭與彎腰，傳授定不高。」此兩句話，五種方法，皆說到矣。

武匯川先生名言　練太極拳之要旨，務須身體中正圓滿；氣要鬆，手按時；要使肩肘鬆鬆提出；兩肩要鬆，兩肘要下沉；尾閭要收。腳落地時，先虛而後實，上下一致，式式均要圓滿。頭要提頂；氣沉丹田；練時要慢，快則氣即上浮。

田兆麟先生名言　（一）『化勁』之最重要者，是順人之勢，尤其是快慢要相合，過快則敵勁易生中變，太慢仍未能化去。（二）「發勁」先要化勁化得好，才有發勁的機會，機會既得，即宜速放，其勁要整，要沉着。（三）『攻人』全在得機得勢，機會未到，不當攻人，『雙分』『單分』時便要合得上，掤勁亦甚重要，發勁先要化得合法，發時要快，要有一定目標。凡此種種，苟非着實久練，不能得心應手。

推手（一）　習練拳架，係一人盤操，其勁之如何？究屬渺茫。故進一步練推手，即實現掤擴、擠、按、採、挒、肘、靠、之用法，換言之：以循環的攻避方法，來試用太極拳打入諸人手段是也。其中最難者，即聽、化、拿、發、此四字工夫。所謂聽者；即以我之手腕身體，與對方接觸時，剎那間，知其動作變化，謂之聽；同時避其攻擊，謂之化；同時定其作用，謂之拿；同時攻其弱點，謂之發。詳言之分此四段，而實在是一剎那間爲之。故此四字工夫，甚難甚難，雖畢生研究，亦無止境。其總訣在一元圈，其化也發也避也攻也，無不以元圈爲之，所謂太極者在此，所謂妙用者亦在此。——（採挒肘靠同）——

推手（二）　以余個人之擬撰。初練習推手者，於掤、擴、擠、按中，先以兩人合作五個大元圈，來試演之，名爲基本方法。一：平面元圈；二：直立元圈；三：斜形元圈；四：前後元圈；五：自轉元圈，先將此法習演純熟。以後可以變化各種元圈，而妙用之。但此五圈，非面授不可，筆墨之間，難以盡其動作。初試元圈大而笨；繼則小而活；再則其圈不在外而在內；有圈之意；無圈之形；一剎那間，而妙用發矣。到此地位，可以意會，不可以言傳，莫知其妙，而妙自生，非有長久克苦工夫，不能到也。

推手（三）　推手爲太極拳實驗之方法，已如前言之，此外須要注意者有三：第一：不可存爭勝負之心。彼此既爲同道，自有互相切磋之誼，動作稍有進退挫折，並無勝負榮辱之可言，何可在此計較而生嫉妒之念？第二：不可存賭力之心。太極之妙是在巧，非在蠻力，譜上云：『察四兩撥千斤，顯非力勝。』若恃蠻力。是非研究太極拳之道矣。第三：不可存作弄之心。凡屬同道，皆當互愛互助，彼高於我者，應謙恭而請教之，彼不如我者，當誠懇而指導之，語云：他山之石，可以攻錯，勿以其力弱可欺，而出我之風頭，似非同道者所可有也。

推手（四）　兩人一交手，即須研究手、眼、身、法、步、五項，並練掌、拳、肘、合、腕，肩、腕、腰、胯、膝、脚、各勁，及掤、攦、擠、按、採、挒、肘、靠，前進、後退、左顧、右盼、中定、十三勢，方始爲推手之目的，推手之本事。每見普通學者，不按上列諸法習練，俗語所謂磨豆腐者，雖千遍萬遍，有何益焉。

推手（五）　初習此者，最好選身體大小相等之人，靜心細想而琢磨之。或有不對處，不領會處，請師詳細指導之。勿憚繁勞，勿稍惡氣，而專心一貫研究，自有水到渠成之一日。

推手（六）　今將拳論上之聽、化、拿、發、等工夫，分註如下：王宗岳先師論曰：人剛我柔謂之走，我順人背謂之粘。此二語，即言我與敵接着時，敵以剛硬來撲，我以柔化之，是爲化勁。借其勁，使陷於背勢，而我處順勢，　仍不與敵脫離，是爲拿勁。上句是聽勁中帶化勁；下句是化勁中帶粘勁；能使敵陷於背，我處於順，向其背處，稍一發勁，則敵必如摧枯拉朽而撲跌之，能得此機會，謂之拿。又曰：『曲中求直，蓄而後發，蓄勁如開弓，發勁如放箭；發勁須沉着鬆淨，專注一方，』是爲發勁。但以上聽、化、拿、發、四步工夫，須從粘字中練出來。又曰：『動急則急應，動緩則緩隨；』即謂敵來步快，快應之，來得緩，緩隨之。但我總不與敵脫開，是爲粘勁。若手臂不粘連，脚步不跟隨，如何能聽，能化？更不能拿，不能發矣。其行功心解曰：『往復須有摺疊，進退須有轉換，』此言與敵貼近時之變換身法也。繼曰：『極柔軟而後極堅剛。能呼吸然後能靈活，』係指示內部運化工夫。再曰：『邁步如貓行，運勁如抽絲』，形容其舉步如貓行之輕靈穩固，運勁如抽絲之不斷不猛，係指外表工夫。要實驗以上所云，皆離不了論中所謂：『由著熟而漸悟懂勁，由懂勁而階及神明。』換言之欲懂勁，非由接着與熟練不可。且如階級的一層一級，而達到神而明之之地位也。但學者，從何而懂勁？從何而接着？從何而熟練？只有從推手做起。

推手（七）　凡學習推手者，身體切不可前傾後仰。若前傾，重心偏於前方，對方用[illegible]

勁，易於向前跌倒。如後仰，重心偏於後方，對方用捌勁，亦必向後跌倒，此其一也。彼此一交手，他方必有攻誘方法，我方必須保留轉換變化之餘地。惟身軀中正，則有餘地可以左右前後迴旋也，此其二也。在推手時，遇對方手腕沉重，或來勢猛烈，一不可兩手縮緊，二不可使用蠻勁，三不可胸中迸氣，四不可身向後退。如兩手縮緊，長度必定減短，不能戳着對方。使用蠻力。全身必定僵硬，猶如笨伯，其原理是與太極相反，所學方法無可使用矣。至於胸中迸氣，血液停滯，面色逐漸變青，會爲有礙生理。身向後退，被人隨勢進攻，無有不敗。學者於此四弊？切宜注意！

推手（八）　凡初學者，無論練拳、練推手、大擺散手等技，一：要觀人練習，凡有身法好，手法純，步法穩，可爲學範式者，皆須一一留意而深記之。二：要聽人講解，如遇前輩，及同學中有心得之談，經驗之論，均宜虛心靜聽而領會之。三：要實地鍛鍊，此爲實際工夫，而達到能實行地位。若只知鍛鍊而不知觀與聽，古人所謂盲修瞎練，小則勞而無功，大則有害身心，結果所得，與目的相反也。

推手（九）　推手與練拳，既已如上述。其屬於本身者，即以虛實二字。四肢百骸，均要有虛實之分，剛柔之別，如進退起落無虛實，必定笨滯，不能輕靈也。兩足固宜分虛實，一足亦須有虛實，非但兩手有虛實，一手亦須有虛實。論中云：『虛實宜分清楚，一處有一處虛實，處處總有一虛一實，』王宗岳先師曰：『每見數年純功，不能運化者，皆自爲人制，卒不能制人，則雙重之病未悟耳」。所謂雙重者，卽虛實不分。先師又曰：『雙重則滯』。滯者，運用不能輕靈，便爲人制。又曰：『偏重則隨』。若偏重一手，或偏重一足，而不寓有虛實者，必隨人受制。又曰：『欲避此病，須知陰陽，陰不離陽，陽不離陽，陰陽相濟，方爲懂勁，懂勁後，愈練愈精』。所謂陰陽者，包含虛實也，剛柔也，收放也，開合也，進退也，起落也，閃轉也，騰挪也，皆在其中矣。

所謂剛柔者。與人推手時，兩手相接，神氣外揚，肌肉堅硬。轉變擴大，發勁能動中心者；是人練械多而練拳少，其勁偏於剛也。兩手相接，動作綿而細，步法身法輕靈，接着如有力，打法猶無物者；是人練械少而練拳多，其勁偏於柔也。若能神氣安舒，身穩如山，上下相隨，發勁沉長，而震動全身者；是人剛柔具備，其勁陰陽相濟矣。學者須知柔勁與剛柔，並非如物理化學之專科，吾人終年練習，有時偏於剛勁，有時偏於柔勁，惟剛柔相濟，爲最少耳。練劈掛八吉拳者，發勁大半偏於剛勁，練八卦太極者，往往偏於柔勁。其實無論何門何拳，均須剛柔兼備，陰陽相濟，方爲拳術之正宗也。

推手（十）　推手動作，表面上雖在手腕，而實際上全在腰中，亦可以說手是三分，肩是一分，胸是一分，腰是五分。若肩不能鬆，胸不能涵，腰不能活，全仗手腕，決不能化人，亦不能發人，此事在練拳架時，卽須注意。此外步之穩不穩，係在檔勁。細言之：卽跨、腿、脚、三部分，連系動作。換言之：能粘混否？是在上身，卽手、肩、胸、是也。能跟隨否穩定否？

之』。腰勁一事，不但太極拳所重視，如形意八卦，均極注重，即少林門亦無不注意之也。以上所言，係形質之論。至於內部，氣之一字，先從意字起，意之所到，雖未必是氣之所達，氣之所達，未必即血之所充。但非由此無從入手，故先以意導氣，以氣行血，久之意與氣，自能合一，氣與血，自能相隨。其行功心解曰：以心行氣，務令沉着，以氣運身，務令順遂。心者，意也。身者，血肉也。但運行之間，於沉着順遂兩語，切宜重視。否則非流入漂浮，即陷於別扭。至於沉着之法，即氣沉丹田。順遂之法，即活用腰腿。內外一致，方合其義。須用默識揣摩工夫，而后能從心所欲，其細微原理，俟罪君稍暇，再詳言之。一般練拳與推手者，大半注重在上部，手法如何如何？身法如何如何？前已言之。但不知下部之關係，實比上部為重要，其變化與進步，須從實地試練出來。教拳人，初則高低大小不能自然，動作不能穩定。繼則動作漸勻，步法漸穩，再進則舉止輕靈，隨心所欲。至於推手經過，初則腰腿硬直，搖擺不定。再則旋轉進退，逐漸穩固。再進則心手相應，腰腿一致。

大握　太極推手工夫分作三步：其初用原地推挽為第一步。繼則活步推手。（即此進彼退彼進此退之法）為第二步。其意為原地練習既熟，繼而練行動中掤握等法，但此不過直線之行動而已。此法練熟，繼而練四斜角行動方法，大握者，即練習四斜角之方法也，為第三步。顧大握之擺者，前進必須三步，方與握者成正直角。若用兩步必斜，至於握者，必退兩步，若用一步，不能避對方之攻擊。此方擺，彼方靠，彼方擺，此方靠，往復循環而演之。無論何方，在擺在靠時，其架式要低，腿胯要正，方合其要領也。

推手中九節勁使用法

掌　雙按掌、單分掌、雙分掌、高探馬掌。

拳　搬攔捶、雙峰灌耳捶、栽捶、折疊捶。

肘　單肘、雙分肘、挾腕肘。

腕　單分腕、雙分腕。

肩　單採靠、雙分靠。

胯　正胯（大擺）側胯（換手）

膝　雙採膝、（獨立金雞）

腳　左右分腳、獨立蹬腳、穿梭套腳，穿梭襯腳、等。

散手　第四步爲散手，計分兩種：

（一）利用太極拳中之各式，兩人對打，例如甲用雙風貫耳打乙，乙用雙按破之，甲用擺打乙，乙用單靠破之；二人聯續對打，如花拳中之對子，惟轉變發勁不同耳。若不習之，則太極拳各式之應用不知，直等於學單人跳舞矣。

（二）上列散手對打，皆係預定方式，雙方編練成套。第二種則不然，雙方均無預定，亦無式樣，各方一作準備姿勢，即開始攻擊。或緩或急；或高或低；或方或圓；用拳用腿；各總自由。大致歷來相鬬方式，一爲圓形方式，如甲在中心，乙游擊四週。其次縱形方式，直來直往，二人中你來我往。我退你進，成一縱形決鬬式，與比試，大牟不外此二式，二人一交手，謂之一合。戰鬬合數之多少，全在平日練架氣分之長短，拳足之準否，發勁之大小，全在推手大擴之精粗。此段工夫，完全實用功夫，亦可謂最後一步功夫，習此者，非常練苦練不可，初期與師傅對打，爲師者，常要讓生徒撲擊。此道中人，所謂喂腿喂拳是也。爲師者，若不喂之，生徒無從得其三味，是爲師者，最難最苦之教授。蓋一則難得機會，既要精神充足，又要無人偸視，且須身授撲擊，不免痛苦。二則防生徒學成，而有欺師叛道行爲，或者忌其優勝於師，而師自失其地位與生計。故爲師者，往往不肯教授，實有不得已之苦衷存矣。學拳如是，學器械亦如是，其困難更甚於學拳。

太極拳散手對打名稱：

（一）上手　上步捶
（二）下手　提手上勢
（三）上手　上步攔捶
（四）下手　搬捶
（五）上手　上步左靠
（六）下手　右打虎
（七）上手　打左肘
（八）下手　右推
（九）上手　左劈身捶
（一〇）下手　右靠

（一一）上手　撤步左打虎

（一二）下手　右劈身搥

（一三）上手　提手上勢

（一四）下手　轉身按

（一五）上手　摺疊劈身搥

（一六）下手　穿搥（開勢）

（一七）上手　橫挒手

（一八）下手　左（換步）野馬分鬃

（一九）上手　右打虎（下勢）

（二〇）下手　撤步攦

（二一）上手　上步左靠

（二二）下手　轉身按

（二三）上手　雙分蹬腳（退步跨虎）

（二四）下手　指襠搥

（二五）上手　上步採挒

（二六）下手　換步右穿梭

（二七）上手　左挒右劈搥

（二八）下手　白鶴亮翅（蹬腳）

（二九）上手　左靠

（三〇）下手　撤步攦臂

（三一）上手　轉身按（攦勢）

（三二）下手　雙風灌耳

（三三）上手　雙按

（三四）下手　下勢搬搥

（三五）上手　單推（右臂）

（三六）下手　右右臂

（三七）上手　順勢按

（三八）下手　化打右掌

（三九）上手　化推

（四〇）下手　化打右肘

（四一）上手　採挒

（四二）下手　換步攦

（四三）上手　右打虎　　（四四）下手　轉身撤步擸
（四五）上手　上步左靠　　（四六）下手　回擠
（四七）上手　雙分靠（換步）　　（四八）下手　轉身左靠（換步）
（四九）上手　打右肘　　（五〇）下手　轉身左獨立
（五一）上手　退步化　　（五二）下手　蹬腳
（五三）上手　轉身（上步）靠　　（五四）下手　搓左臂
（五五）上手　轉身（換步）右分腳　　（五六）下手　雙分右摟膝
（五七）上手　轉身（換步）左分腳　　（五八）下手　雙方左摟膝
（五九）上手　換手右靠　　（六〇）下手　回右靠
（六一）上手　撤步擸　　（六二）下手　順勢靠
（六三）上手　回擠　　（六四）下手　轉身按

以右列上下六十四手，僅利用太極拳全套之半，其餘容暇時續記。

## 簡易擒拿術

裹轉法。外轉法。撩摘法。爪肩法。請客法。反請法。撈腕法。打滾法。別翅法。擱猪法。撕翅法。使逼法。

上列十二種拿法，簡單易學，稍練拳術者，一經指授，便可使用，實爲旅客防備宵小之要術也。

摔手槍法

懷中抱月。湘子挎籃。壯士背虎。童子別肘。倚礎拼紮。貼身靠臂。

上列六種摔法，着正面使用，與背面使用兩法，須拳術有根底，曾習摔角者，方能得心應手，其要領是在心氣沉着，動作敏捷也。

練勁：無論練拳與練器械，總須將內勁練到四肢。如練器械。不論劍槍拳藝，則須將內勁達到器械之尖。劍則劍尖，槍則劍尖。至於勁之大小，因先天稟賦之不同，不能苛論。能到器械之尖，武藝功夫可算到家矣。但練習程序，不可躐等，先在徒手時，將身軀之勁貫達肩、臂、腿、腳、四部，而后到手尖足尖。要此步功夫做到，亦須三四年，然後再用短器械，練到長器械，要使內勁貫到器械上，甚難，非徒手工夫可比。個中人謂透三關，第一關將勁貫到械上，第二關由械柄通過械中心，第三關達到械尖。此三關功夫，不在本身力之大小，而在平日水磨功夫如何？由科班出身者，（從徒弟出來）下過苦功，大半能透三關，一般票友中，所能者無幾矣。

練勁之經過既如上述。今將『太極拳勁』之種類分遙如下：

一、『柔勁』，又名『精勁』。此太極門最初之練勁法。拳譜上所謂：「一舉動，週身俱要輕靈，尤要貫串，無使有缺陷處，無使有凹凸處。無使有斷續處」。初練拳架時全用「柔勁」。否則不能貫串，必有缺陷，與凹凸斷續之病。王宗岳先師論曰：「人剛我柔謂之走。我順人背謂之粘」。「不偏不倚，忽隱忽現，左重則左虛，右重則右渺」。（此係與人交手之柔勁功夫，推手時便可用之）。十三勢行功心解云：「極柔軟而後極堅剛」。又曰：「邁步如貓行。運勁如抽絲」。楊澄甫先生約言曰：「似鬆非鬆，將展未展，勁斷意不斷」。等語：即將柔勁之理，說得極其明顯，其效用在能粘能吸，與敵粘住，總不使其離，將其吸住，使其爲我制。初學者，均須從此入手，若初學之人，不注意於此，便離太極門徑，決難成就。

二、「剛勁」，又名：「斷勁」，有稱「冷勁」，有稱「倒勁」。其名不同，其法則一，其性激烈，發時如炮彈爆炸。譜上云：「動勁如百鍊鋼，無堅不摧，靜如山岳，動如江河。蓄勁如開弓，發勁如放箭，曲中求直，蓄而後發」。「發勁須沈着鬆靜，專注一方」。等語：皆指示剛勁之法，其效用，是將敵人摧毀無餘。練此勁時，注意在猛而長。若發勁短促，雖剛烈，亦無多效用也。

三、「接勁」又名「借勁」，其勁中包含「聽勁」「化勁」「剛勁」「柔勁」諸法。此勁最難練，是爲最後功夫，敵勁到，我勁亦到。譜上云：「彼微動我先動」，換言之：敵勁之到我身，我即化其勁而發之，有時敵勁將到時，我已先敵而發之。總之我接敵之勁，借敵之勁而發之，其方法是在一剎那。敵勁到身時，以一極小圈圈而發之，此圈圈，非用力所能見，非初學所能知，非到微妙程度不能領會。語云：可以意會，不可以言傳也。諺云：「得機得勢」又云：「將物掀起，加以挫之，其根自斷」。歌曰：「引進落空合即出」。「撑勁四兩撥千斤」。「妙處全憑能借力，無窮變化洵非誇」等。省言接勁要領，此中方法，全須面受，又須熟練，非筆墨所能盡也。

比試　即由散手中學習而來。學習散手，有經驗，有進步，再下苦功，到比試時，定有幾分把握，雖然遇到強敵，不能取勝，總不至意外吃虧。故散手一步功夫，實為練武者最後功夫，亦為練武者最後目的。若練武人不會散手，便不能比試，便何能與人決鬭，在倉卒中何能獲到效益，此西人所以譏我中國武藝為單人跳舞也。今將關於比試之管見，試述如左：

比試在教練中謂之散手，在角逐中謂之比試，在衝突中謂之決鬭。其名目雖異，其效用則一，是爭勝敗於俄頃也。吾人五官四肢皆同，雖秉賦同異，而性靈則一。我能見，彼亦能見，我能打，彼亦能打，所以能取勝者是在方法，是在熟練，有方法而不熟練，雖有等於無，單靠熟練而無方法，所謂盲修瞎練，亦徒勞也。　方法與熟練之要素有三：一、要狠；二、要快；三、要準。一：狠者，能取攻勢，出手時能到家，能盡力，能克敵，若心一柔，便無用矣。二：要快，是在同時並發，彼發我先發，彼發短，我發長，彼發軟，我發硬，彼發柔，我發狠，是我勝矣。三：要準，準字為最重要，若出腿出手，皆不準，心雖狠，手雖快，皆無用也。

# 點打五攻法

武當五攻法說明　同門山左韓慶堂記

本法乃一點穴散手，其目的在養成學者，手眼身法步心之統一運用，對敵時不致手忙眼花，身滯法窮，步亂心慌，而能沉着應付以擊敗敵方也。

五攻法名稱圖解（對打時用指尖如指未練成用拳亦可練指法附後）

（一）（甲）單風扇耳　（二）（乙）順風擷葉　（三）（甲）摘星換斗

（四）（乙）雙風展翅　（五）（甲）孤雁出羣　（六）（乙）迎風擺旗

（七）（甲）肋板搗脂　（八）（乙）抽樑換柱　（九）（乙）撥雲尋潭

（十）（甲）餓虎撲食

圖解

## 甲乙對練預備式

起式立正抱肘距兩步對練兩手攻擊後收回以備還擊之狀

（一）

（甲）單風扇耳

上右步右掌打其腮

（乙）用順風掃葉退左步以右手小掌邊斜砍（甲）腮缺順式手背拍右腮

（二）

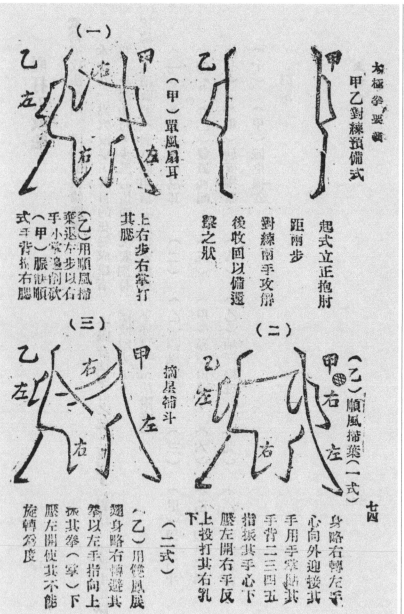


（乙）順風掃葉（一式）

身略右轉左手心向外迎接其手用手掌貼其手背二三四五指振其手心下壓左開右手反上投打其右乳下



（三）

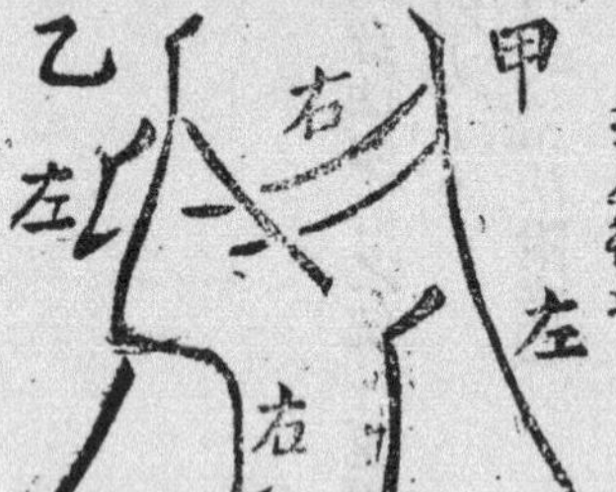


摘星換斗

（二式）

（乙）用雙鳳展翅身略右轉避其拳以左手指向上抓其拳（拳）下壓左開使其不能旋轉為度

（四）

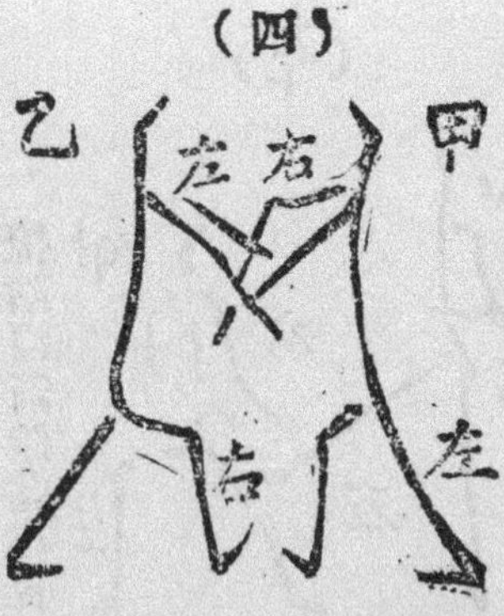


雙鳳展翅

（甲）用孤雁出拳左手鬆開用左掌砍摟其左手右手換打其太陽穴

（五）

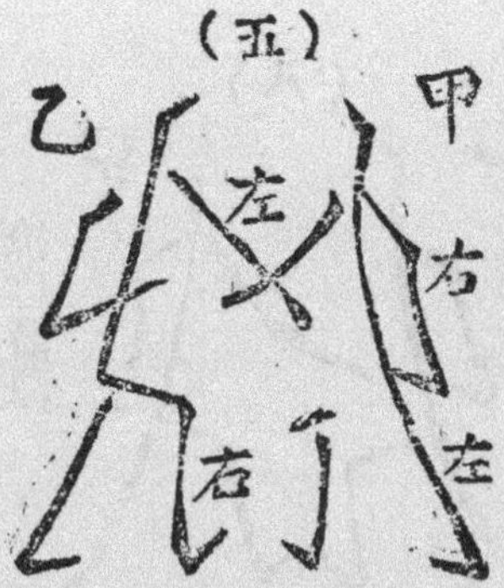


孤雁出拳

（乙）用迎風搖旗右拳向左上方橫開其拳（掌）

（六）

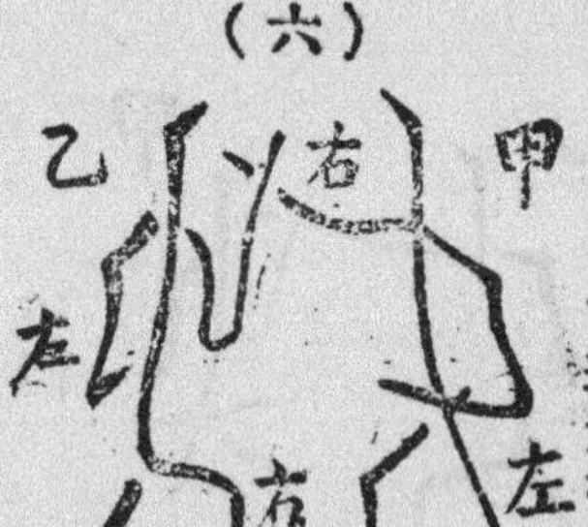


（甲）迎風搖旗

（甲）用肋板掏脂以左拳（指）心向下通打其右脅下

（七）

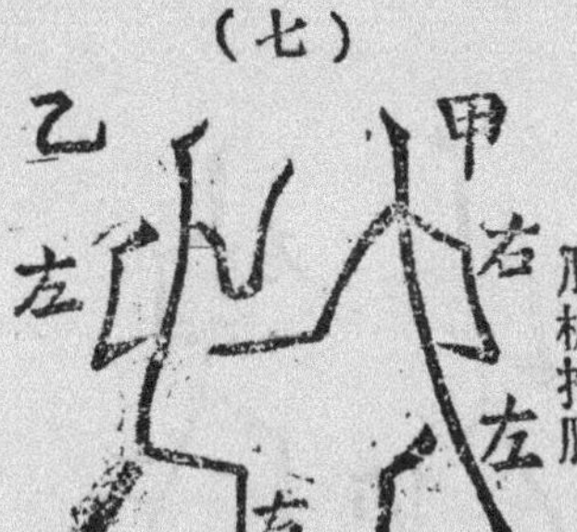


肋板掏脂

（乙）用抽樑換柱右肘抽回肘尖掰開其拳（指）

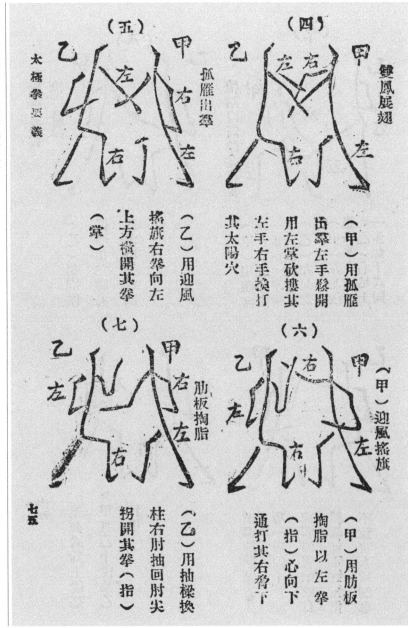

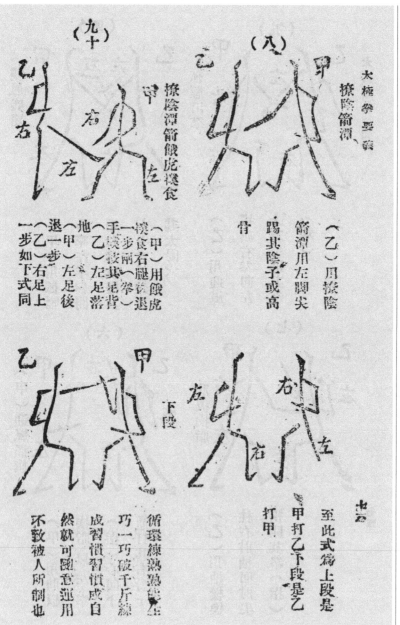

太極拳要義

撩陰箭潭

（八）

（乙）用撩陰箭潭用左腳尖踢其陰子或高骨

撩陰潭箭餓虎撲食

（九十）

（甲）用餓虎撲食右腿後退一步兩（拳）手撲敲其足背（乙）左足落地（甲）左足後退一步（乙）右足上一步如下式同

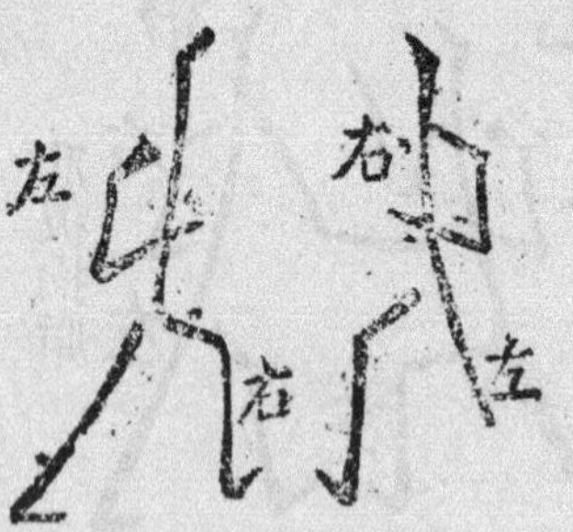


至此式爲上段是甲打乙下段是乙打甲

下段

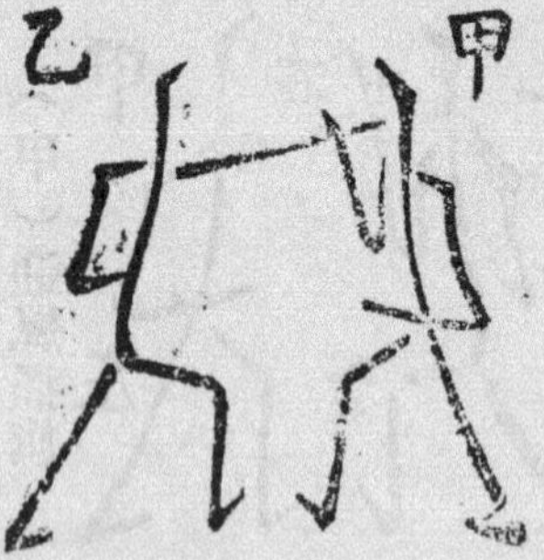


循環練熟熟能生巧一巧破千斤練成習慣習慣成自然就可隨意運用不致被人所制也

點穴受傷藥方

三稜五錢　赤藥一錢五分　骨碎補一錢五分　當歸一錢　莪朮一錢　胡索一錢　桃仁一錢

木香一錢　烏藥一錢　青皮一錢　蘇木一錢

共十一味同煎

若大便不通加大黃四錢　血凝氣滯加砂仁三錢

練指點穴法用油煎滾，滴二指上，遂急擦之使冷，如是三次，指生厚皮，再用砂插之，三年成功。另有煎藥練指法，錄於別冊。

武當對劍名稱

第一套　上下出劍式：對平刺。（陽手）對翻崩。上點腕，下抽腕刺。對提。對走。下翻格帶腰。上翻格帶腰。重二遍。下壓劍擊耳。（灌耳）上帶腕。（崩勢」對提對劈。下刺喉。上帶劍刺喉。陽劍圈。上橫提。下擊頭。上擊腿。下截腕。上帶腕。（保門勢）下左截腕。上抽腕刺胸。下截腕。上帶腕。（保門勢）下翻格。上抽腕。各保門完。

第二套　下上步擊。上擊腕對提。上刺膝。（箭步）下壓劍帶腰。（箭步）對翻崩。上點腕。下斜刺崩。上抽。下刺腹。上左截腕對劈。下反擊斗。上反擊腕。下抽腿。互刺腕抽腰走。重二次。下擊頭。上帶腕回擊。對提。各保門完。

第三套　下劈頭。上格劍帶腰。下格腕帶腰。上格腕帶腰。下格腕帶腰。上格腕帶腰。下壓劍。翻擊耳。（灌耳）上直帶。（崩勢）。下提。上步扣腕撩。下上步扣腕擊。對走。對反抽。下刺腹。上格腕。對繞腕。各保門完。

第四套　上洗。下陽劍圈起手。對陽劍圈。下陰劍圈起手。對陰劍圈。下進步攪。對攪。下抽。上下進退帶抽。重三遍。下崩。上抽。下上步刺。互壓劍。上擊腿。下反擊耳。下直帶。對提。各保門完。

第五套　對伏式。上刺。（中陰手）下擊腕。上抬劍平截。對截腕。對提。對走。上正崩。（中陰手）下帶腕。（保門勢）上進步反格。（中陰手）。下抽身截腕。上上步截腕。下反截腕。上抽手截腕。下抽手截腕。上帶腿換步刺腰。下換步刺腰。上平抽。下刺胸。（獨立金雞式）上平帶。對提。各保門。各伏式。下刺胸。上平擊。對提。對劈。對刺。上格腕。下翻刺腕。上扣腕刺。對轉身劈劍各保門。上下收劍完。

劍法十三勢　武當劍法，大別爲十三勢，以十三字名之：即抽、帶、提、格、擊、刺、點、崩、攪、壓、劈、截、洗、亦似太極拳之掤、握、擠、按、採、挒、肘、靠、前進、後退、左顧、右盼、中定也。此外另有舞劍，未有定式。非到劍術純妙不能學習，非口授面傳，不能領會。以上所編套子，即劍學泰斗李師芳宸以十三勢編練而成。對練時，審來度往，按法練習，初習時，宜慢不宜快，宜緩不宜疾。式式應到家，劍劍須着實，有時須注意用法，與練法不同處，此其大概也。

## 武當劍法筆記（浙江溫嶺胡子謨記）

### 第一路　預備式（上手稱甲下手稱乙）

甲乙各執劍就位——左手執劍反貼左臂外方，右手垂直貼右髈傍，兩足平立，離開之距約與肩等，身體正直，目平視前方。

出劍式

甲乙各交劍與右手——右手戟指掌心向上，屈右腕與腰平，伸右臂向右與肩水平，頭向右轉目視右手，轉左足向左方，轉身上右足，左足微屈，右足着地，同時右手戟指向前一指，目視敵方。退右足同時轉身，兩手自左上向右後方畫一大圈，左右各收至胸前，右掌向上，左掌向下，將劍交與右手，斯時身體作勢下挫，重心寄於右足，目仍視敵方。甲乙各伸劍平刺——斯時左足在前，右足在後，成弓箭步，左手戟指在左額前方，右手極力伸劍平刺，太陽劍。甲乙對反繃——右足進一步立定左足作探步，蹲身向下，左手戟指微屈臂向左，右手以中陽劍反繃，頭向右，轉目注對方之腕。甲點腕——突然起立轉身收左足，向左斜後方，半步着地，即出右足，作預備姿勢，足尖點地，右手以中陰劍尖點敵腕，左手戟指微扶劍柄，目注敵腕。乙抽腕——乙亦突然起立，轉身立定左足，換出右足，向右後方退一步，右手以老陰劍從下方抽甲之腕，同時體重移於左足，成弓步，目觀敵腕。對刺——甲乙各將右足後退，右手提劍前刺，（老陰劍）同時上體竭力向前探，左手戟指，置左額前方，手掌向外，目注敵方。對繞走（換位）——兩劍仍相交，甲乙各起右足，進步向左方繞走，對換位置，仍取前勢停止。乙反格——乙以中陽劍反格甲腕。甲帶——甲將劍轉爲太陽劍，同時將肘往下一沈，劍往左帶，身半向左轉，兩足在原位置，左實右虛，目注敵人劍尖。乙帶腰甲反格乙腕——甲見乙腕避去，已爲我劍所不及，趁勢轉爲太陽劍，帶乙之腰，乙即含胸轉腰，避過甲劍，同時將劍變爲中陽劍，反格甲腕，如是往復三遍。乙壓劍貫耳——俟甲劍反格，正轉變帶腰時，突然將劍變爲中陰劍，往下橫壓甲劍，隨即起身以太陽劍貫甲右耳，左手扶住劍柄。甲直帶腕兼綳——右手用中陰劍左手扶住劍柄。往後直帶復往下一沈，劍尖正對敵腕綳刺。對提——乙避甲之劍尖，提腕變爲老陰劍，刺甲之腕，甲亦提腕，變爲老陰劍以防之。對劈——甲乙各將劍尖自左下方向上繞一小圓圈，變爲中陰劍，直往下劈攻敵之右腕。乙刺喉甲粘帶——乙右手變太陽劍左手扶住劍柄，由下往上正刺敵喉，斯時劍尖向敵喉，劍柄約當自己胸下，甲亦變爲太陽劍，左手扶住劍柄，劍身粘住乙劍，同時身體微向右轉，帶去乙劍。甲刺喉乙粘帶——甲既帶去乙劍，趁勢伸劍刺乙之喉，乙亦轉身粘帶，復反刺甲，如是三遍（太陽劍圈）。甲橫攪乙隨之——甲俟乙劍刺來時，將劍粘住乙劍，向右向下橫攪之，同時舉右足交步向左繞走乙隨之亦交步向左繞走，斯時兩劍相粘不離，隨攪隨走，各俟機會，但攪時各伸出右手，左手戟指置於左方，平掌向外，頭向右轉，目視敵劍。乙擊頭——如前繞走，彼此互換位置時兩劍尖已第二次互攪至下方，乙劍正換至甲劍外方，甲劍正向上攪乙趁勢以少陽劍擊甲之頭。甲擊腿——身微向左後披重點寄於左足，成左實右虛弓步，避過乙劍，同時右手變太陰劍，斬擊乙之右腿。乙截腕——體重寄於左足，舉右足向左前方斜進半步，避去甲劍，同時右手變為太陰劍斜截甲腕。甲帶腕——右手變為太陽，往左肩前帶避，劍尖向敵方劍把，較肩略低，目注敵人。乙上步截腕——右足向右斜方趕上一步，右手用中陰劍，截敵右腕，重心移於右足，成右實左虛弓步。甲抽手——將腕往下一沈，避去乙劍，同時右手變為老陰劍，從左向右抽乙握劍之手。乙抽避甲刺腹——趁乙抽劍避開之時，用中陰劍直刺乙腹，斯時體重移於右足。乙截腕——身微側讓去敵劍，右手用中陰劍橫截敵腕，斯時體重寄於右足。甲帶乙反格——甲用太陽劍姿勢，將右腕往左前方一帶避開，同時收回右足移向左斜方半步，身半向左：目視敵方，乙劍跟隨敵腕由下往上反格，中陽。甲抽腕保門——將右腕往上一翻，變為太陰劍，同時劍尖向下由左往右抽乙之腕，退步（右足往後退一步）轉身，斯時右手微屈高舉在右額前，成中陽劍，劍尖向敵，左手戟指扶住右腕，身體向右，體重寄於右足，左足置於右足左前方半步，足尖點地，目注敵方。乙帶腕保門——乙劍變為太陽，往左帶敵之腕，同時收右足至左足前方半步，然後變

爲中陽劍，右足往右後方退一步立定，成保門姿勢。（完）

第二路

乙上步擊頂——右足前進一步，同時右手以少陽劍擊甲之左頂，左手分開置於左後方。甲上步擊腕——右足前進一步，同時右手用太陽劍擊乙之腕，左手分開置於左後方。甲乙對提——乙先提，甲隨之式如前。甲乙對刺膝——各將右足微起用左足着力一蹬，箭步前進，刺敵之膝，但兩劍相拒，各刺不中（此時另有動作須面授）。甲乙各上步反綳——當刺不中，彼此挨身而過時，各將劍變爲中陰，竭力使用劍身粘住敵劍，（防其趁勢而入帶腰或帶腿也）斯時雙方各將左足前進一步，披身下撲，同時以中陽劍反綳敵腕。甲轉身點腕——以左足着地迅速轉身起立，收回右足，成預備步，同時以中陰劍點敵之腕。乙轉身斜步綳腕——迅速轉身起立，以右足着地，左足隨即向左側方移進一步，收回右足，成預備步，身向下沈左手扶住劍柄，同時劍尖向上斜綳敵腕。甲抽——將腕往右外避去乙劍，右腕下沉抽乙握劍手，同時右足向右前斜方跨出半步，重心在右足。乙刺腹——趁甲抽劍避開之時，用中陰劍直刺甲腹，同時右足向右前斜移半步，重心寄于右足。甲左截腕——俟乙劍刺腹時，將身略偏避去乙劍，同時右手以中陰劍向前截乙執劍之手，重心仍在右足。乙劈甲亦劈——如前對劈之式。乙上步貫耳——右手變爲太陽劍，左手扶住劍柄，上右足探身伸劍貫敵右耳。甲平帶——右手用太陽劍，垂肘轉腰，同時將劍往右後方平帶乙腕，格開乙劍。乙抽腿——趁勢將劍一翻，變爲太陰，轉身抽甲之腿。甲刺腕——向左斜方舉抱右腿，避去乙劍，同時右手將劍尖指敵右腕刺去。乙退步繞避，甲進步追刺——乙向右退步繞避，甲向左進步繞追，雙方各循半圓形之弧線進退。甲抽腹乙含胸轉腰刺腕——甲進至中圓形弧線將終點時，將劍轉爲太陰，抽乙之腹，乙即含胸轉腰避去甲劍，同時將已劍轉爲太陽，刺甲之腕。甲退步繞避乙進步追刺——甲亦向右循半圓形弧線退步繞避，乙進步繞追，如是三遍。乙壓劍上步劈頂——乙繞退將至終點時，突然止步將劍變爲太陽，微抬其腕，讓甲劍從腕下刺過，趁勢將甲劍壓格於外方，隨即上步擊甲之左頂。甲退步帶腕上步回擊——退步避過乙劍，同時將劍往右外方平帶，復趁勢上步回擊乙之左頂。乙退步抽腕保門——俟甲伸劍進擊，轉爲中陽劍，從下方抽甲之腕，同時右足退一步保門。甲退步保門。（完）共十九式不同者十式

第三路

乙上步劈頂——右足上步，右手用中陰劍，正劈甲頂。甲格劍進步翻身帶腰——上右足，用中陽劍格，隨即向左前方進左足，復交步上右足，右手將劍轉爲太陽，帶乙之腰。乙格腕帶腰——一面含胸轉身，退右足避過敵劍，一面將劍尖下指，右腕上提，從左往右外方格甲之腕，甲既翻身避去，乙迅速向左前方進左足，復交步上右足，亦將劍變爲太陽帶甲之腰。甲格腕帶腰——亦如乙之動作，如是互換繞走數過。乙壓劍貫耳——俟甲劍轉爲太

陽，尙未進步帶腰之際，用中陰劍往下横壓，隨即起身上步，用太陽劍貫甲右耳。甲直帶绷——起身微向後挫，用中陰劍直帶兼绷敵之腕。乙提——如以前式，提劍刺敵之腕。甲反撩腕——右足向左方交進一步，身向下蹲，同時將劍從左下方繞一圓圈，側面反撩敵之右腕，左手扶住劍柄，頭向右轉，目注敵右腕。乙反撩腕——亦如甲同樣動作姿勢反撩。對繞走——甲乙兩劍尖各指敵腕，蹲身繞走，從左方向右繞走，至互換位置時停止。乙抽劍刺——突然抽劍向後變爲中陰劍直刺，同時右足開一步向右。甲反格腕——抽劍向後，同時右足開一步向右，用中陰劍，從敵腕下反格之。乙直帶腕——微抬其腕，劍尖向下交敵之腕，隨即將腕往下一洗，向後抽帶。甲反手帶腕——甲將肘往下往左避去敵劍，同時反腕，成中陽劍，抽帶敵腕。各退步保門。（完）共計十五式不同者六式

## 第四路

甲上步洗——右足前進一大步，右手執劍從右下方往上洗，變爲中陽劍，伸直右臂左手戟指，置於左後方，兩足成右實左虛弓步，目視敵方。乙上步帶腕（陽劍圈起手式）——右足向左前方側進一步，身體微蹲，右手執劍，從右上方經右下方向左前方復轉右前方，畫一螺旋形反帶甲之右腕，斯時變成太陽劍，伸直右臂，左手同時扶住劍柄，頭半向右轉，目注敵腕，兩足成交步。甲上步帶腕（陽劍圈起手式）——亦如乙之動作姿勢，反帶乙腕。對陽劍圈——甲乙各先進左足，同時將劍往自己懷中帶回，次進右足，同時將劍由左往右

平走一圓圈，反帶敵腕，如是繞走三遍。對陰劍圈——甲乙各將劍變爲太陰，同時開右足向右側方探步，一面繞走，一面抽敵腕與敵腹，如是繞走三遍。乙進步攪——如前繞走至終圈時，突然將劍往胸前收回，變爲太陽劍，劍尖從右往左（在敵腕上）復從左往右（在敵腕下）繞攪敵腕，一面逐步前進，左手扶住劍柄，此動作全在腰腿手腕一致敏活，否則難以得勁勢矣。甲退步攪——甲亦如乙之動作，但隨乙之進逼，逐步後退，（進退之步法須四平步挫腰）。乙退步抽帶——用太陰太陽劍，從敵腕下方抽帶，一面逐步後退，（此式如太極劍中之獅子搖頭）。甲進步抽帶——亦用太陽太陰劍，從敵腕上方抽帶，但甲用抽，則乙用帶，適與相反，一面逐步前進。乙綳腕——退回原位置時，突然用中陰劍上綳甲腕。甲抽劍避之。兩手相左右分開。乙上步刺頭——斯時見敵方正面無備，上步用中陰劍直刺其面。 甲壓劍——將頭向左側一偏，避過敵劍，同時右手將劍壓住敵劍，向右下方，兩足須左實右虛。乙反壓——將敵劍反壓於左下方，兩足須左實右虛。甲帶腿——趁我劍被壓時，進劍帶敵之右腿，隨即起身，將劍反變敵之右耳，伸直右手，兩足右實左虛弓步。乙直帶兼綳。——身體微向後傾，同時用中陰劍，由前向後直帶敵腕，終仍變爲綳式。甲乙各提劍保門——甲先變爲提，乙隨之。（完）共計十七式不同者十式

## 第五路上

甲乙各作伏勢——身向右後方下披，重點寄於右足，伸直左腿，近貼地面，右手變爲太陽

劍，橫於胸前，劍尖向敵，左手戟指扶右手之腕，目視敵方。甲上步直刺——聳身向前，右足前進一步，右手用中陰劍直刺敵胸。乙上步擊腕——聳身向前，右足前進一步，右手用太陽劍，平擊敵腕。甲指腕平擊腕——指高手腕避過敵劍，同時以太陽劍，平擊敵腕。乙側身截腕——左足向左側開進一步，成左實右虛弓步，體重寄於左足，同時右手用中陰劍，從敵之右前方，側截其腕。甲側身截腕——亦如乙之動作姿勢。(註)對提對繞走——此兩動作已見前第一路中。甲近鋤腕——繞走至互換位置時，突然轉爲中陰劍，鋤敵之腕，乙帶腕避——向左帶腕，避去敵劍，身體同時半向左轉，體重寄於右足，成左實右虛弓步。甲進步反格腕——左足遞進一步，同時以中陰劍，劍尖斜向下方如提劍式，左手扶住右腕，用力自下向上反格敵腕。乙截腕——將右腕抬高，避去甲劍，從甲腕上繞過，用中陰劍截其腕，斯時體重移於右足，成右實左虛弓步。甲上步截腕——速離開左手，將右腕往右一移避過乙劍，同時右足前進一步，成右實左虛步，截敵之腕。乙抽身截腕——略移右腕，同時抬腕，劍尖向下截敵右腕外方，兩足變左實右虛。甲壓腕（或作截腕）——將腕往左避開，同時將劍從敵腕上繞過，下壓敵腕，（用太陰劍若截則用中陰劍）斯時步法變爲左實右虛。乙抽手截腕——仍如前式。甲帶腿——斯時右腕既被敵劍壓住，惟有趁勢從下往左帶敵之腿，同時體重移於左足；收回右足，移至左足前方半步，復趁勢刺敵之腰。乙刺腰——蹺起右足，避過敵劍，迅速起立，將右足移至左足前方半步，身半向左，右手以中陰劍刺敵之右腰。甲抽腕——抬高其腕，一面避去敵劍，一面以太陰劍抽敵之腕，同時收回右足，向右前方移一步。乙金鷄獨立刺胸——右手往左一帶，避去敵劍，隨即以中陰劍，直刺敵胸，並提起左足，全身重點，寄於右足，作金鷄獨立式。甲擊手——用太陽劍平擊敵之手腕。甲乙各提劍保門，甲先提，乙隨之。（上半完）。甲乙各作伏勢——見前。乙上步刺胸——上右足，用中陰劍，直刺敵腹。甲上步平擊。對提——見前各式中。對劈——用中陰劍直劈，取敵之左方，與以前各式中取敵之右方者不同。對刺腹——中陰劍直刺。甲反格腕——中陰劍從敵腕下方反格。乙反帶腕——開左足，向左斜方上，全體向左傾，右手從敵腕上以中陽劍往左一帶。甲反腕帶——與第三路末式乙之動作同。各轉身劈——雙手捧劍，劍尖向下，轉身向右，上左足，復轉身退右足，當轉身退右足時，趁勢將劍舉起劈下。各保門。（完）共計三十式不同者十二式。

武當劍法五路共百二十劍，其中不同者有六十劍，李芳宸先生所傳也。武林黃文叔爲先生入室弟子，余從文叔遊，因得而私淑焉。憶曩年寓杭垣湧金門時，距文叔之西湖新宅不數里，晨夕過從，每當酒酣耳熱，輒相與起舞，意氣豪甚。顧此年衰病侵尋，遂不復習，強半遺忘，是殆余之惰所荒也。今春遇文叔於滬上，彼方以劍法授潘子時雨，傅子秀德，徐子梅岐，且假余廬爲演練之場，於是向之遺忘者，歷歷然復印諸心目，爰錄記之備他日復習之用，且以記此一段因緣云。

民國二十八年歲次己卯三月一日　易簡齋主人子懿跋

摔角之大概　中國拳術於踢打之外，有摔角與擒拿二藝。摔角爲近身扭結時必要之技術，粗看似全仗膂力，詎不知方法之外，實有巧妙存焉。初學者，先以一人單練，如前進後退，轉身變臉，勾脚，挑腿，挺腰，坐馬等方式。但不行打，不行踢，如犯之即違章，爲衆所不許。初與師對練，與同學對比如大別子，挑勾子，抹脖兒等等，全仗實驗工夫。最奇者，變臉一事，如對人使上把，或下把時，雖轉身而不變臉，仍不能倒敵，一變臉敵必撲跌矣。此藝現在江南者，楊方五、佟忠義、王子陸、諸君優爲之。習練工具，用專門褡褳衣一襲，腰帶一根，其行規，服此衣摔死不償命，其優劣以跌倒多次者爲負，比演時相約摔三十交或五十交爲準。善此者，約定三十交，可將對方摔倒三十交，或可將人摔之上樓，或摔斷腰腿，竟至死者。故有人認此爲危險之技藝，其實在教者與學者之性情耳。

摔角方式甚多，另有專書，非片言所能盡，本篇略述大概，爲學太極者一斑之助耳。

東瀛所謂柔道者，實係吾國古代所流傳，考其功力，碻有湛深之成就，考其方法，尚不及吾國摔角之什一。惜吾國上下不能一致提倡，視爲江湖末技，不足當大雅之欣賞也。

擒拿之大要　擒拿術，不行打，不行踢，亦不行摔，專以特種手術，將敵拿住。換言之：將敵之四肢之一部，用一方法，使其不能動，不能崛強，無可脫逃。敵如反抗，則其四肢之一部，必致苦楚難堪，或有折筋斷骨之虞，彼只得聽從我之使命，此之謂拿住。今將各部拿法名目：

開列如下：

第一頭部法　搬頭法，抓臉法，抓耳法，捏喉法。

第二肘部法　纏肘法，向上搬肘法，向上推肘法，轉身抗肘法，橫斷肘法，向下壓肘法。

第三拳部法　掬拳滾身法，捲拳法，扣拳肘拐法，扣拳壓肘法。

第四腕部法　單纏腕法，雙纏腕法，大纏腕法。

第五掌部法　反掌斷肘法，架掌跨肘法，牽手法，扣掌按肘法，扣手拐肘法，捏手背穴法。

第六腿部法　倒坐腿法，搓腿法，牟陰破法。

踢打之部位　八可打，八應打，八不打三法。所謂八可打者，比演時可打而無害。八應打者，懲兇鬬惡之舉。八不打者，打着便有危險。以上三種：亦是學技者，不可不知也。今開列如下：

八可打　兩肩窩，兩上肘，兩背胛，（背之上部）兩大腿，以上八處，可為師徒間練習撲打之用，尚無妨礙。

八應打　一打眉頭雙睛，二打口上人中，三打耳下穿腮，四打背後脊縫，五打兩肘骨節，六打鶴膝虎脛，七打腿下頸骨，八打腳背指脛。如遇暴客凶徒，舉動狠毒時，應打以上八處，而懲之，使其疼痛昏迷，不致作惡也。

八不打　一不打泰山壓頂，二不打兩耳封門，三不打喉咽氣管，四不打胸間穿心，五不打乳下雙脅，六不打海底撈陰，七不打腰心兩腎，八不打尾閭中正。以上八處，踢打中脅，必有性命之虞，故不打也。

**自然門** 此門之拳術，從人身本來自然行動中練習之。其初步煅煉，手足、腰腿、目光各部，而於手尖腳尖；尤爲注意。其練法，詳載於萬籟聲出版之武術匯宗（商務印書館出出）本篇不贅。萬氏於中央歷屆比試，皆佔優勝，其師卽余盟兄杜心五也。杜氏年屆七旬，身懷絕技，目光如電。惜其學道心切，已入羽士之流，比聞遯入山林矣。

**六合門** 此門之拳，可謂少林宗，最細全之技術。其初步，先學五種模子，又名羅漢工，卽基本工夫。而後學各種單式打法，其八種腿法，尤爲他派所無。鍛鍊時，有靜動兩法，極繁細，極深刻。非普通人所能學習。余兄劉百川，精研此藝，清季藉此走鏢北方，革命軍興，隸從蔣總司令北伐歸來，以年老告休，現聘爲浙江國術館教務長。

（六）勁與力之分　吾人四肢運動之效用，體育家名之謂『力』，武術家稱之曰『勁』。考『勁』與『力』之分甚微，所謂力者，天然褁成，其效用隨年齡疾病而增減。明言之：年齡少壯，其力強；年齡老大，其力衰，身體康健，其力充，身患疾病，其力弱。所稱勁者，則不然。由多年苦練而成，其效用，不因年事疾病而退減。總年八卦先師董海川董老公，享壽九十餘歲，于臨命終時，有一壯士爲其更衣，董不欲，一舉手將壯士拋擲丈外，至今八卦門傳爲美談。是見內勁之不因疾病而減弱，可知矣。今將全身之力，可練而成內勁者，列如下：

攝力（掌勁）　合力（擠勁）　射力（挒勁）　推力（按勁）　拉力（採勁）

拖力（擴勁）　托力（肩勁 稱勁）　舉力（掤勁）　提力（提勁）　招力（腕勁）

騎力（沉勁）　排力（開勁）

以上十路分爲十二種，其發勁之源，皆起于脚，出勁於腰，而達於四肢也。

（七）師生間之關係　歷來教拳者，雖口頭法一說教授，毫無分別，而實際確有三種情形。第一種：受業者爲徒弟，教授者爲師傅。學者盡心苦練，教者盡心教授。但學業之外，師家大小雜務，皆須服役，待有技藝程度，初隨師爲幫教，繼則代教，三年五載之薪水，完全供養師傅，其後看師傅之度量，與夫業徒之資格若何？如業徒漸漸老練，則師傅亦漸漸客氣，此後場面，皆歸自己撑持矣。然對於輩分，仍極尊重，門戶亦極重視。

江湖藝規，大半相同。如唱戲者，科班中例規，藝徒儘享大名，儘掛頭牌，能叫座能博彩，而其包銀一千二千，全歸業師收去，待到資格已老，經過滿師手續，方得自由營業。各師皆如此，各徒皆如此，以上情形，雖爲江湖俗例，亦屬人情之常。否則爲師者，既無利益希望，何苦而爲竭盡心力之指教。在學者方面，對於師之本有技藝猶不可得，欲求青出於藍，更爲難矣。

第二種：受業者爲門生，社會中所謂拜門者。教授者爲老師，師弟之間，稍稍客氣，除學業外，不服役私事。其教練亦有相當指授，學業亦有成就者。其門生有爲師傅盡義務者，有不盡者，一門之中，個個不同。

第三種：教授者稱爲先生。如學校學生，軍營士兵，以及時髦機關職員，逢期一次二次，教者既不能精確指導，學者亦無非時髦而已，事實上難以成就也。

從來拜師傅者，須具大紅全帖。第一頁寫生徒姓名某某頓首拜。第二頁寫生徒三代父母，本人年齡，籍貫，住址。有於第三頁附寫介紹人姓名籍貫住址者，有不寫介紹人者，最後寫當時年月日，另設香案，中供本門祖師，邀請師伯叔，及師兄弟等觀禮。先由業師拜其祖，（少林門爲達摩，武當門爲張三丰）其徒繼拜之，跪奉其帖後，向師再拜，起對各師伯叔師兄弟行禮，即舉行宴會。有獻贄見儀者，其數不定，視其師生感情，與附者經濟耳。

少林門（山東滄洲一帶拳廠）習拳之經過

一：拜師。（經二人以上之介紹，具帖請酒，及各種儀式）。

二：習彈腿。（彈腿。爲少林門各路拳術之基礎，故先習此）。

三：拉架子。（拉架子者，即習各種拳術之架子，待所習之拳架子，手足純熟，身法自然，將本身之勁，能作用到四梢，（即手尖足尖），爲期約二三年，然後再學短兵器，若躐等而學便有害，其師亦不許也。

四：學刀劍。（鞭鐧等短器），練大槍。

五：折拳法。（將拳架各式，折開說明用法），折器械：其方法與上同。

六：練拳對子。（各種拳架對手方法）。

七：拿手法。（各種爪拿法）。

八：折器械。（各種器械對打法）。

九：散手。（散手對打，分文武兩種。所謂文者，動手不用腿。所謂武者，動腿不用手，腿手並用，謂之文武並用）。

十：春典。（春典者，江湖上綠林中之黑話，又名江湖術話。此事歷來頗視為重要，故有『儻教千殺藝，莫教一口春』之說。因懂得此類術話，即是個中人，既是一家，便有照顧，即占便宜矣。

（附）『下場不溜腿，到老沒藥救』，此言練拳後，不可停止而坐，須走數圈，而溜其腿，即平其氣和其血脈也。

（八）國術界中之習慣　練國術者，須略約知一般之規例，亦入國問禁，入鄉問俗之意。

凡見人練拳，或練器械，必須起立，不可坐視，否則必遭厭惡，或受人揶揄，如為座師，或直屬長官，及長輩父執師伯叔等，則可以不拘，見其練畢，必須致贊美之辭。若自己表演時，應除帽脫長衣，但不可赤膊赤脚，最小限度，帽子與馬褂必須除去，而後向環衆致歉辭。否則此道中人。以為欺師蔑祖，目空一切。暗中已受人歧視，，或竟當場發生比試等事，因此而生永凡之惡感矣。

凡向人索閱刀劍器械等件，不可徑行開鞘。必須先得其允可，接到手後，應變換側方觀之，其快口尖鋭須對己，不可對人，否則爲大不敬，且防傷人。最要者，勿以手指口沫摩其刀劍，犯之，尤爲一般習慣所痛惡。在宴會席上，有同道人來遞茶，或斟酒，皆係表示尊敬與佩服之禮節，受者當起立而回敬其禮，毋忽視之。平常言論，切忌評人工夫之長短，雖屬一時閒談，並無成見與其他作用。但對方之名譽及生計，或竟因此而受重大之打擊，彼必以全力希圖報復，是不可不知也。

以上各條，略舉大概，一知半解，在所不免。至所述太極之妙用，余在十餘年前，初習此藝，以爲業此者宜傳之辭。今以各師之講授，自身之經過，以及同學朋友之試驗，到爐火純青時，確有神妙莫測之作用。余非小說家，何必過炫其說，要在篤學者，刻苦求之，自得之耳。

中國自古以來，武器甚多，形式各異，名稱不一，而一般所稱之十八般武藝，名式如下：長槍、大刀・戈、矛、戟、槊、斧、鉞、爪、钂、鈀、叉、棍、鎚、劍、刀、鞭、弓、鐧由鞭而成，弩由弓而成，鏢由矛而成，匕由劍而成，故不列。

附　言

鄙見國術名稱，宜改爲武術二字，較爲適當。因國術之稱，範圍過於廣泛，凡屬中國之藝術、圖書、琴棋、百工六藝，皆可稱爲國術，豈獨僅僅乎武術哉？或曰稱爲武術，恐與軍事相混合。實則不然，行陣作戰之學，皆冠以軍字，如軍事計劃，軍事訓練，陸海空軍，陸軍大學，軍官學校，或簡稱爲軍人，軍官，軍佐，軍械等，世界各國皆同，決不與武字相混淆。或曰：此係中國之技術，須加以國字。試問中國一切學術，一切機關，皆冠以國字可乎？東西洋各國，其本國之學術，並不皆冠以國字，其重在事實與性質，明矣。邇來中央國術館，兼研究西洋拳擊，日本擊劍諸藝，不如易以武術二字爲當，質之海內賢達，以爲如何？

# 武當治傷驗病方

同門山左韓慶堂錄

## 武當門治驗傷病方目錄

（32）無名腫毒方　（33）牙痛方　（34）黄水瘡方
（35）胃痛悶漲不消化方　（36）寒熱病方　（37）黄病方
（38）乾疥方　（39）小便發熱方　（40）生肌拔毒散
（41）紅白痢疾方　（42）八脚蝨方　（43）中暑氣方
（44）脚氣病方　（45）瘋犬咬方　（46）久年腹痛方
（47）久年頭痛方　（48）羊角瘋方　（49）破傷風方
（50）小腹扁墜方　（51）治疥方　（52）治痢疾方
（53）脚痔病方　（54）治多年惡毒瘡方　（55）治黄胆方
（56）治脾寒方

共五十六方

（1）跌打損傷總方（共三十六味研細末每服二錢用開水黄酒冲服病重者每天服三次輕者一次或兩次皆可）此方能強壯筋骨養血合氣常用力大無窮

木香五錢　蘇木一兩酒炒　白朮二錢　厚朴六錢薑鹽炒　骨碎補一兩童便炒　三稜五錢蜜炒　紅花三錢
杜仲二錢炒　歸尾一兩酒炒　自然銅五錢　乳香三錢去油　白芷一兩　地必虫卅個　元胡索一兩

兩頭尖三錢卽鼠糞　蒼朮六錢米汁炒　五靈子一兩酒炒　青皮一兩童便炒　川芎一兩　黄芩六錢　枳實六錢炒

香附五錢童便炒，小茴三錢酒炒　紅花七錢酒炒　炙甘草一兩　茯苓四兩　草果五錢去殼　蓬莪朮夏三錢冬五錢

赤芍一兩酒炒　肉桂夏二錢冬五錢　三歧一兩酒炒　落得打三錢　沒藥五錢去油　丁香五錢去皮　沉香二錢

佛手片三錢

藥名九一丹治脚氣　紅升五錢用土埋之　製石膏九錢用童便浸過　冰片少許

（2）打傷年久未愈方（共四味）

升麻七錢　黑丑六兩　莪朮七兩　檳榔五錢（共研爲末另用大皂莢一兩煎水爲丸服之）

（3）皮破止血補傷丹　治壓傷馬踢刀砍踢打等傷

諸傷雖腎子壓出者可治，並能止血止風，不忌風，若傷重血不止，用玉樹神油滴患處，立止痛止血，二藥並用有起死回生之效。

白附子十二兩　白芷一兩　防風一兩　生南星一兩　天麻一兩　羌活一兩　共六味晒乾研為細末，就破處敷上，若傷重用溫黃酒冲服三錢，多飲則麻倒，少刻即愈亦無害也，青腫水酒調敷之立愈。預製愼藏以濟急需，此方曾愈傷及食管，肚腸已出，用此藥得活也。若腸破斷者，用桑白皮線縫好，再用藥敷上，保險全愈。

（4）打傷時節驗治法十二時血行至十二經，如有某時在某經，倘未打傷，切宜忌之。

（子）時血行至胆經　（丑）肝　（寅）肺　（卯）大腸　（辰）脾　（巳）胃　（午）心

（未）小腸　（申）膀胱　（酉）腎　（戌）胞絡　（亥）三焦

春打傷肝三年凶亡，夏打傷心三年凶亡，秋打傷肺即刻凶亡，冬打傷腎三年凶亡，四季三十六大穴，七十二小穴，是人身穴部，信者不可打。

百會穴。咽喉穴。兩太極穴。對口喉穴。太陽穴。太陰穴。尾閭穴。陰穴。

附打傷十二時藥方（觀形察色便知何處受傷）

（子）時傷在胆方

地別（地別虫）八錢　蘇木八錢　五加皮二錢　班節七錢　甘草二錢　砂仁二錢　只亮七錢

柴胡二錢　以上八味，用水淺飯碗，煎四分服之。

（丑）時肝方

香附八錢　桃仁一錢　地別一錢　生地四錢　靈仙二錢　紅花一錢　天香片二錢　甘草二錢

水一碗煎六分服之。

（寅）時肺方

紫花二錢　黃芩一錢　桔梗六錢　玄胡二錢　加皮八錢　款冬花八錢　天花粉八錢　甘草三錢

服法同前

（卯）時大腸方

木通二錢　黑丑八錢　續斷八錢　牛膝二錢　大黃三錢　紅花七錢　澤蘭七錢　玄胡一錢

木香六錢　甘草二錢五分　服法同前

（辰）時脾方

木通五錢　蘇木三錢四分　青鹽五錢　神曲二兩　紅花二錢　白糖四兩　虫草合煉為丸，用白茯苓湯送下。

（巳）時胃方

白芥子二錢　台烏藥二錢　藿香二錢五分　乳香一錢　沒藥一錢　紅花五錢　歸尾二錢

香附二錢　砂仁二錢　大腹皮二錢　甘草二錢　水一碗煎七分服之，其藥渣再煎服。

（午）時心方

川連二錢　棗仁二錢　黃芩二錢　鬱京二錢　茵陳二錢　枝子二錢　夜明砂二錢　甘草二錢

水一碗煎八分服之

（未）時小腸方

木通二錢　車前子二錢　生地二錢　川連二錢　蘇木一錢　紅花八錢　只殼二錢　歸尾一錢

蓯蓉三錢　甘草二錢　水一碗煎七分服

（申）時膀胱方

與巳時胃方相同

（酉）時腎方

檳榔二錢、鋋萱二錢　蘇木六錢　紅花七錢　麥冬二錢　杜仲二錢　牛膝二錢　歸尾二錢
甘草二錢　冰糖五錢　水一碗煎八分服

（戌）時胞絡方

川連五錢　鋋萱二錢　檳榔二錢　紅花六錢　班節二錢　枝炭八錢　水一碗煎七分服之

（亥）時三焦方

枝子一錢　黃柏八錢　干葛二錢　蘇木二錢　生地一錢　知母二錢　桔梗二錢　大黃七錢
水一碗煎六分服之

| | | |
|---|---|---|
| 傷在心經 | 南方丙丁火其色赤 | 五臟受傷表現之色 |
| 傷在腎經 | 北方壬癸水其色黑 | |
| 傷在脾經 | 中央戊己土其色黃 | |
| 傷在肺經 | 西方庚辛金其色白 | |
| 傷在肝經 | 東方甲寅木其色青 | |

（5）玉珍散方及用法（普通損傷服此方必效）

生白附子一兩　生南星一兩　生半夏一兩　川羌活一兩　廣三七一兩　生天麻一兩

生防風一兩　香白芷一兩　赤芍五錢

共爲細末磁瓶裝好待用。此藥專治鎗打力箭諸傷，其用法與金花散同，惟藥力較爲和緩耳。

（止血用）玉珍散專治跌打損傷，外敷傷處，以鷄蛋清調塗亦可，內服每服五厘，陳酒沖服。

（6）吐血方（共十二味）

柴胡一錢　白當三錢　廣三七三錢　柳炭一錢半　荷葉一張　當歸二錢　梔子二錢　寸冬三錢

艾葉灰六錢　藕節二錢　甘草三錢　天參三錢　草紙灰爲引水沖服

（7）內傷不見血方（共十二味）

當歸一錢　水花二錢　梔子五錢　柴胡二錢　白芍三錢　川芎一錢　乳香一錢　沒藥一錢

防風八錢　木瓜三錢　甘草一錢　白芷一錢　水煎服

（8）傷筋動骨輕傷方　共五味

鳳尾單一束　生葱根四五柱　花椒五錢　生薑一塊　陳蘿蔔種子二錢

醫法：（一）將藥備好，用水煮開洗之。（二）不便於洗，將藥切碎，用鍋炒半熟，一熱為度。分爲兩包，一包不熱，再換一包，此包再炒，如此者七次後，此藥不用。病重者。每日兩次。輕者一次。

注意——不要用力洗擦，破皮切忌。

（9）手足破開方　用棱衣草白水滴之患處

（10）年久跌打藥酒方

紅血藤三錢　虎骨三錢　大獨活三錢　羌活三錢　加皮四錢　桑寄生三錢　白細辛一錢

川烏二錢　土別三錢　白芥子三錢　當歸二錢　三稜二錢　莪朮二錢　川牛膝二錢　桑枝二錢

松節三錢　乳香二錢　仲筋草三錢　粉甘草二錢　南星二錢　赤芍二錢　自燃銅二錢火煅

山七 四錢　西簽草 一錢　用好燒酒五斤泡好，每日早午晚三次，每次服一小茶杯，不能飲者，可少飲之，完即愈神效

（11）跌打骨斷洗方

荊芥　防風　透骨草　羌活　獨活　芥梗　蘄艾　川椒　赤芍　枝蕊各二錢　水煎洗一二日即愈

破皮肉者忌之。

（12）接骨館使五虎保骨丹

貴州雷公山五加皮　四錢　小公雞一隻，去毛連骨肉，不用沾水，搗極爛，敷斷骨處，骨即發響，則骨已接好，即將藥刮去，免生多骨切記。

（13）山蟹接骨方

此方治手足折斷者爲妙，若無山蟹，則用大蟹，共取五個，烤焙，取碗研末，用雞蛋黃三個，用陳酒溫熱調[illegible]，兩個和溫酒服之，和醉爲度，骨自合矣，切忌口，勿食發物。

（14）金花內服治傷神妙散　此方霸道不可常服

生白附子　三兩　生川烏　一兩　山七　一兩　生半夏　四兩　生南星　一兩　生大黃　一兩　生羌活　一兩

防風 一兩　香白芷 一兩　馬前子 二兩　去皮火煅存性

前後共研極細末，用小磁瓶裝好應用。此藥專治跌打損傷，未破皮肉者，爲力最大。不可多服，成人可服一錢五分。老年亦祇可服八分爲止。溫酒沖服，不能飲者，以溫開水服之，若服過多，則遍體麻痺難受，可服甘草水解之，服後漱口，以免麻醉。

（15）骨折筋斷久傷復痛洗敷方

如意油渣 四包　五加皮 一兩　川烏 八錢　製乳香 八錢　草烏 八錢　虎骨 七錢

共六味以鍋盛蒸之，蒸得川爛爲止，每日早晚蒸洗兩次，洗後，即同時敷下藥方。楊梅樹皮 六兩

晒乾成粉末，以好白燒酒調勻，以碗盛之，放鍋內蒸透，取起敷在傷處，每日蒸洗兩次後，即敷此藥兩次，三日即愈，切忌勞動。

（16）碰傷血流不止即敷藥

赭石 三錢　白礬 三錢　共爲細末，黃酒送下。

（17）打傷方

地膽草 一兩　黃柏 五錢　五皮風 五錢　赤芍 五錢　敷傷處

（18）內治接骨方

法半夏 大黃 栗子 黃土 五靈脂 恂背頭 鳳仙花葉 續斷 秦歸 川芎 蟹肉 紅花

煎湯用黃酒兌服

（19）刀斧損傷要藥方

雲苓 三七 虎杖 蒲黃 沒藥 丹皮 澤蘭 鹿角 研細末，黃酒沖服。

（20）外治接骨方

三七 牛膝 鬱金 紅花 秦歸 川芎 甘草 續斷 白芍 花蕊石 （右藥藏使合酒炒，包傷處。）

（21）打傷丸丹方

當歸 二兩 川芎 二錢 桂枝 二錢 杜仲 三錢 川膝 二錢 丹參 二錢 羌活 三錢 青皮 一錢

玄胡 二錢 郁金 二錢 香附 二錢 天台 一錢 碎補 二錢 木瓜 一錢 木香 二錢 石乳 三錢

桐皮 二錢 靈仙 二錢 升麻 二錢 附片 二錢 銀精 一錢六分 加皮 二錢 金精 一錢六分

西香 二錢 沉香 二錢六分 丁香 三錢六分 虎骨 五錢 猴骨 五錢 土鱉 一對（雌雄各

大海馬一對　硃砂四錢　神砂三錢　川活二錢　沒藥二錢　小茴二錢　田七五錢　青木香一錢

秦艽二錢　狀元二錢　上桂三錢　元寸三錢　廣皮二錢　紅花二錢　續斷二錢　桃仁二錢

然銅二錢　歸尾二錢　細辛一錢　大力二錢　甘草二錢　以上共五十味

（22）練鐵砂手藥方及練法

川烏　草烏　生南星　蛇床子　半夏　地骨皮　花椒　力蘆　百部草　狼毒　海浮石　柴胡

龍骨　龍爪（乃高梁之甕根）　木通　虎爪（乃扒山虎）　透骨草　紫苑　地丁　硫黃　以上各一兩

鷄爪一雙（有無俱可）　青鹽一兩　三斤米醋（頂好的）　水三斤煎完時，可將藥渣取出。

（若到藥房可按三次去取）

練法：：小瓷缸一口，鐵沙約百四五十斤，若練時將藥水在沙鍋內溫熱，將手洗過，多洗無礙，可將指甲剪去，雙手將鐵沙一抄一插，一抓一打為一把，初練時每次七八把，以後四五日，可添一把。

（23）練鐵沙掌藥方及練法

透骨草四錢　乳香三錢　沒藥二錢　狼毒一錢半　川山甲二錢　皮硝一錢　青鹽四兩

熊掌五錢　鵰爪一錢　黃酒十斤半　老醋一斤半　將各藥同煎於沙鍋中，俟水剩五分之一即成，再將醋黃酒加入燒開，洗之，後每次洗時，僅須水熱即可。注意（水量五茶杯如日久可再加酒醋。）

（24）舉鼎神力方

蒺藜　全秦歸　懷牛膝　枸杞子　螃蟹黃　虎脛骨　煉蜜為丸，黃酒冲下。（各藥等分）

（25）強壯藥方

野蒺藜　熟地黃　白芍藥　潞黨參　全秦歸　撫川芎等分　煉蜜為丸

（26）大力丸方

補骨脂　魚膠　川續斷　虎骨　兔絲餅　牛膝等分　煉蜜為丸，黃酒冲下，忌色慾。

（27）開弓大力丸

虎脛骨　肉蓯蓉　螃蟹黃　野蒺藜　全秦歸　甘枸杞　撫川芎　白塊苓　煉蜜為丸　（各藥等分）

（28）金瘡藥方

花乳石二分　苧蔴葉用童便浸七日，陰乾，共研細末，合口生肌。

（29）治喉癰紅腫方

以竹截斷兩頭留節，留青皮，（切不可刮去）繫石投入童便中，時愈久愈好，用時將管取出，鑽一洞，內有汁流出，即金汁也，治喉紅腫作痛，極驗。

（30）治眼花方

用黑芝蔴九蒸九晒，隨時可食，至老眼不花。

（31）喉蛾仙方（即白喉）共六味

竹葉一錢　桔梗一錢　連翹一錢　金銀花一錢　烏元參一錢半　甘草一錢半　水煎服，病重者三付即愈。

（32）無名腫毒方（共五味）

柏樹枝葉　蟬皮草　白礬　生葱去葉留根　雞蛋青白

用法——合搗碎，粘患處，藥之多少，看患之大小輕重，酌量調製。

（33）牙痛方　共四樣

片松枝葉　雞蛋青白　白礬　葱根搗爛攤於布上貼之

（34）黃水瘡方

銅綠　宮粉　松香　枯礬　共四味用蔴油調和敷之

（35）胃痛，悶，漲，不消化方

牛角三錢　陳羅蔔種子四錢　陳石灰三錢　用瓦片烘焦研末，開黃酒沖服。

（36）寒熱病方

甘遂一錢　甘草一錢　研細末，少許放於肚臍眼，用膏藥貼之，先一時前用之。（取藥時分次去取，否則不行。）

（37）黃病方

用車前子草泡茶吃，每月三次。（此方使身內濕熱從小便瀉出）

（38）散疥方

豬小腿二只　紅棗一斤　冰糖六錢　生地半斤　茯苓四兩　煮爛吃下

（39）小便發熱方　淡竹葉泡茶吃

（40）生肌拔毒散

先研熟石膏 一兩　後入冰片 三分　後入麝香 一分　先研珠沙五錢飛淨研末　先研蘆甘石三錢

先研牛丹八分　先研雄黃 三錢飛淨研末　（共七味研成末粉，和合愼藏，不使受潮濕走氣等。）

（41）紅白痢疾方（共九味）

酒白芍 二兩　當歸 二兩　枳殼 一錢　檳榔 二錢　粉甘草 三錢　滑石 三錢　靑木香 三錢

萊菔子 四錢　罌粟殼炙二錢　此方頭劑加大黃三錢，二劑取銷，三劑全愈，或服香連丸三次亦愈，每次一錢。

（42）入脚蝨方

即陰毛生蝨，西醫治之，極感困難，用百部一兩，合燒酒一兩，用碗蒸之，擦洗數次，蝨即腹裂自落。

（43）中瘴氣方

以無心菜（即甕菜）晒乾成粉，置五錢於稀粥中，約一大酒盃，吃後即將瘴氣打下，極驗，乃旅行雲貴等省，不可不備。

（44）腳氣痛方

蒼耳子　地骨皮各二兩　煎吃四五次即愈。

（45）瘋犬咬方

取盆栽之萬年青，連根葉搗融，絞汁灌之，腹內有血塊，自大便中出矣，亦可以搽洗患處幷用杏仁泥敷之，神效。

（46）久年腹痛方

白芥子三粒成末，不可多，（恐皮痛）白胡椒粉三分生薑一塊（大指大）去皮共搗成小餅貼臍上，外用油紙貼之，每日早晚換兩次，三日即愈，老年亦可斷根。

（47）久年頭痛方

取黑牛陰陽蛋以陰陽瓦片焙乾研粉，再用三伏天晒熱之土研粉，混和後，用溫黃酒調敷於頭上，兩三次斷根。

（48）羊角瘋方

用梟鳥一頭，（即貓頭鷹）白水煮爛，不置油鹽等物，連肉帶湯食之，兩次即愈。

（49）破傷風方

魚鰾五錢　黃蠋五錢　荆芥五錢　艾葉三片　黃酒煎服，見汗可愈。

（50）小腹扁墜方

小茴香　廣木香　全蝎　當歸各三錢　共爲細末，分早中晚三次溫黃酒冲服。

（51）治疥方

硫黃　銅青　利茶　三仙丹　大黃子　明礬各等分　研粉裹以新白布浸菜油中，加熱，俟油成黑色，然後取出以此藥包，搽擦疥口，三數日即愈，但內服活腸粥，用猪大腸（要近肛門一段）長六七寸或一尺灌以綠豆（不可滿）煮食之。

（52）治瘌疾方

用犀牛皮三寸方，切成薄片和瘦肉煮食之即愈。

（53）脚痔病方

用浮水石研粉，脚搔時擦之即愈。

（54）治多年惡毒瘡方

用尿口狠（似牛糞患）用角牛翻碎貼患處，用多少看患處大小敷之。

（55）治黃胆方

虎脚草　合白糖搗碎貼左手腕脈訣處，外用小盅扣之，以繩縛住，見有黃水泡，即將藥取下，將水泡挑破，七日即愈。

（56）治脾寒方

邦毛虫搗碎用膏藥貼肚臍中二小時後去之。

附言：上列各症藥方係就一般普通身體者言之，若患者如有宿疾，或體性不同，如熱體涼體之分，須醫師增減之。

# 穴竅說圖

## 生理圖（一）

正面

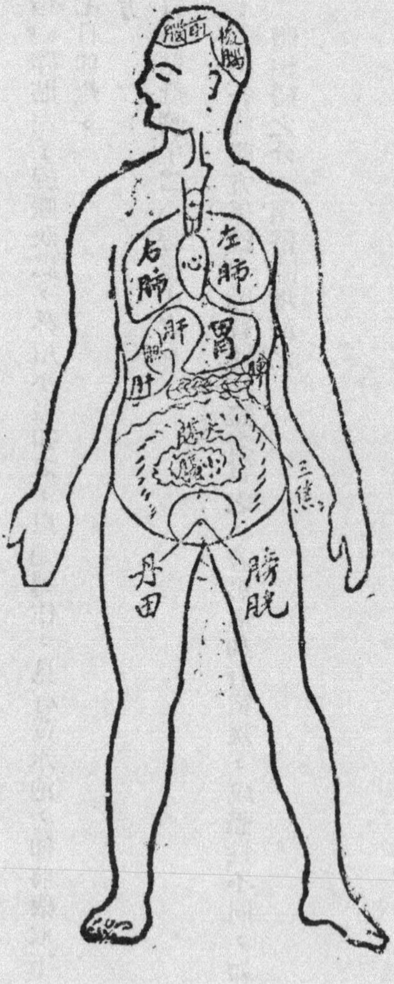

## 生理圖（二）

背面

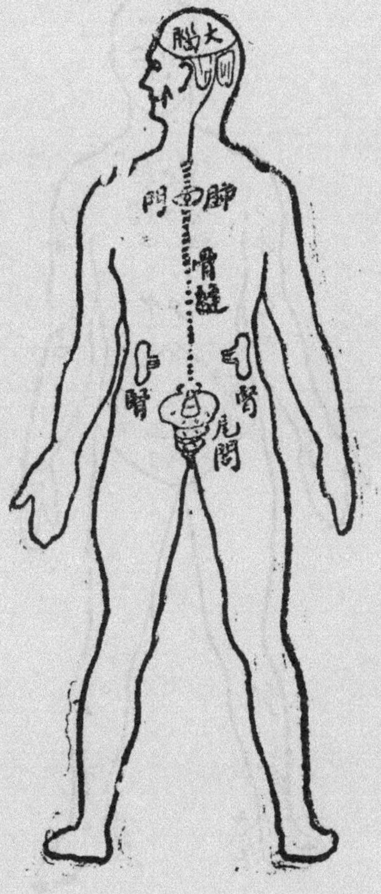

太極拳要[illegible]

醫藥百穴部位圖（一）

正面

跌打損傷患處
遲年風象
九種胃氣中能
三陰瘧疾膏肓譚門

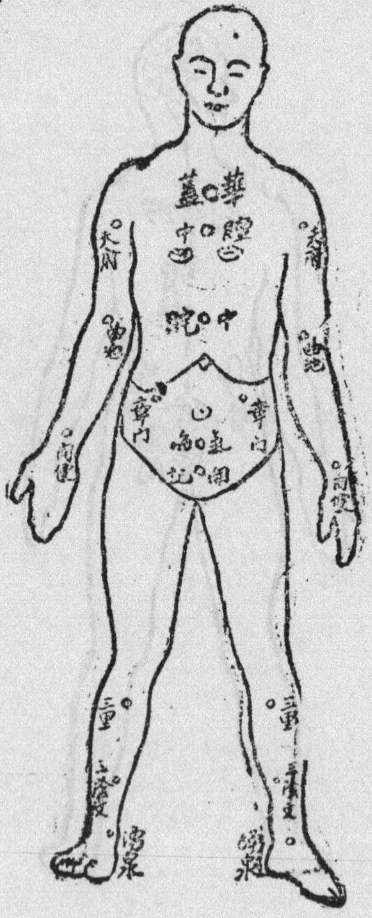


吐血瀉血肺穴百勞
白血利痰丹田海底

三十八

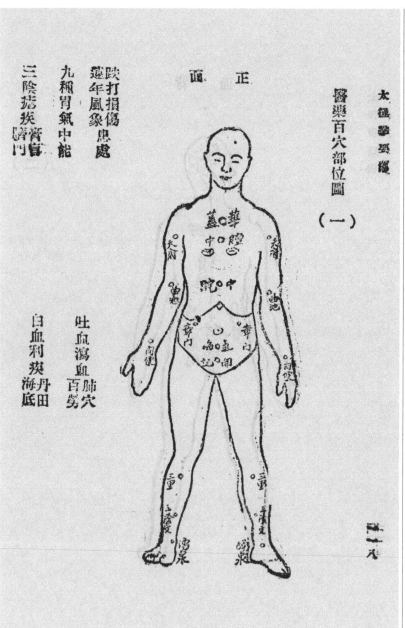

醫藥百穴部位圖（二另有醫治藥方）

咳嗽肺勞 膻中 華蓋

反面

小腸疝氣 丹田 膀胱

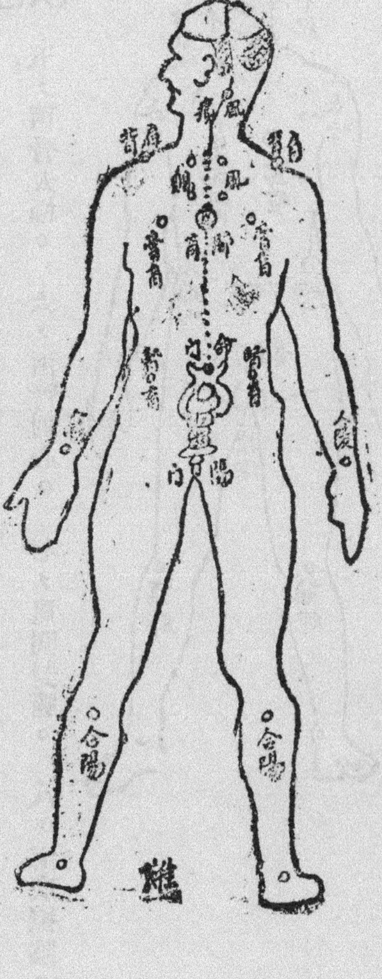

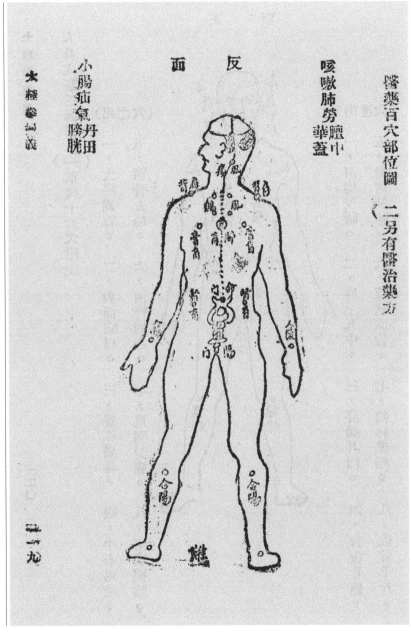

## 人身穴竅正面圖

### (一)前後十六穴附說

(死亡穴)

一，太陽為首。二，對面鎖口。三，雙風扇耳。四，中心兩壁。

五，兩脅太極。、六，兩腎對心。七，尾閭封臍。八，海底撩陰。

正面

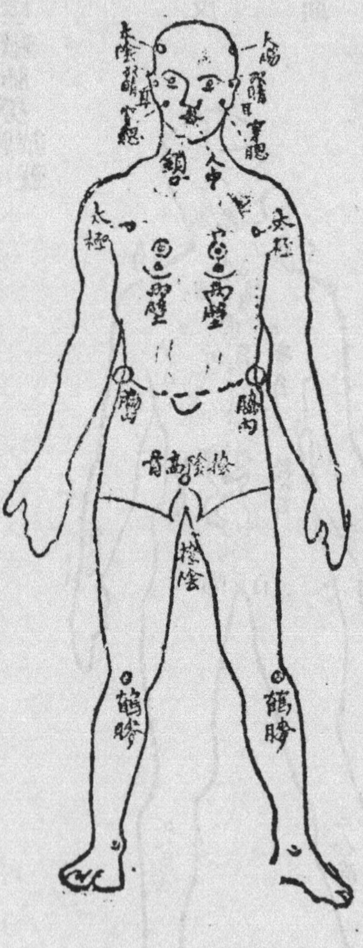


(痲迷穴)

一，眉尖雙睛。二，唇上人中。三，穿腮耳門。四，背後骨縫。

五，脅內肺腑。六，撩陰高骨。七，鶴膝虎脛。八，破骨千斤。

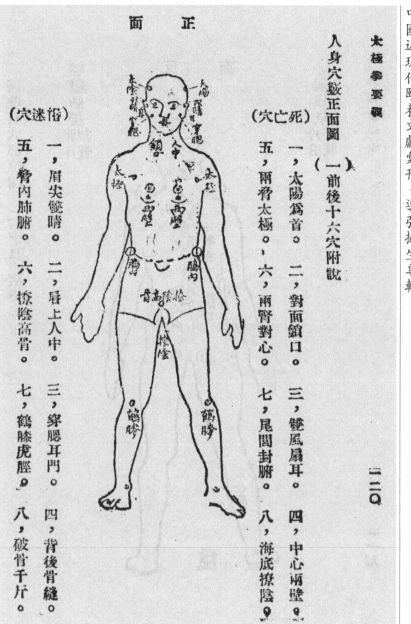

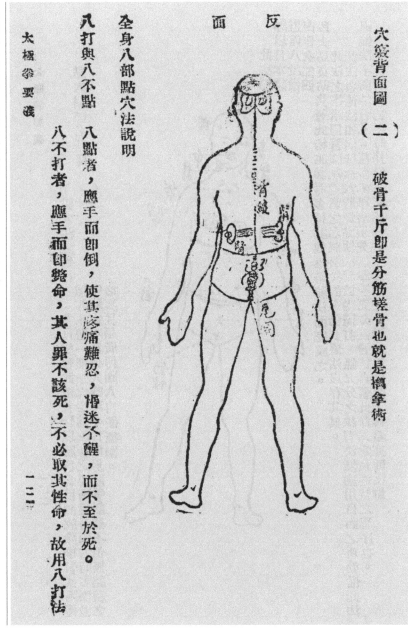

## 穴竅背面圖（二）

破骨千斤卽是分筋挫骨也就是擒拿術

反　面

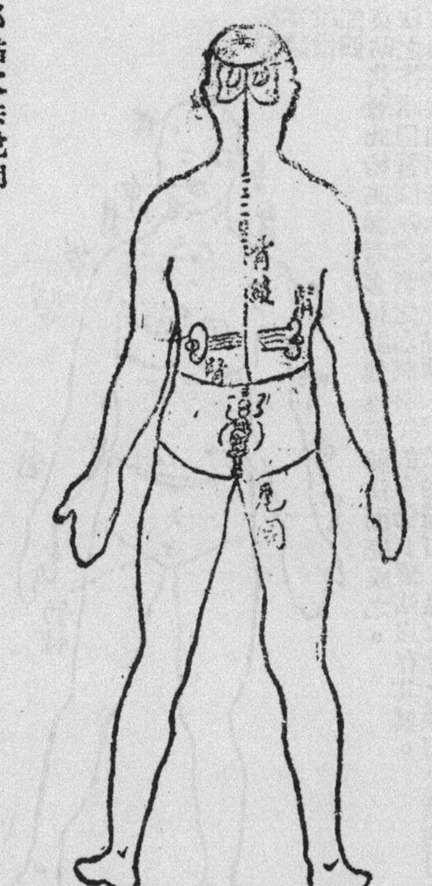


## 全身八部點穴法說明

**八打與八不點**　八點者，應手而卽倒，使其疼痛難忍，惛迷不醒，而不至於死。

八不打者，應手而卽斃命，其人罪不該死，，不必取其性命，故用八打法

點穴關節名稱圖

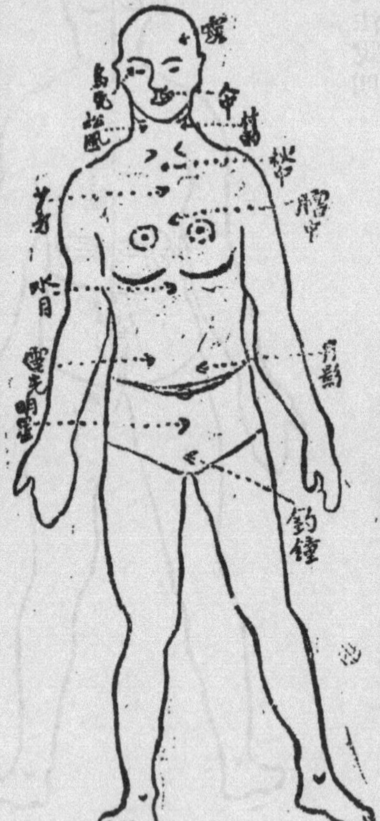


## (一)點穴法之修行

昔日練習武術者皆以勝負爲目的故除學習武術種種外並習一種點穴法爲護身之要術惟吾國古時多係嚴守祕密不易傳人時至今日世界競爭劇烈不但無祕密之必要且須廣傳國人自衛衛國。

此法縂靜以日本講道館八段橫山作次郎四段大島英助共著此術並參考多種其他拳術解法而完成之。

此法之術語因吾國無適當之名詞替代故多仍其舊法以存其眞。

此法與他法相同徒知穴所與點法而對於踢撞打而無充分之練習決無應用自如之功效惟此法與他法不同練習危險甚多初學者須先將拳腳充分熟習後再習此法方爲最適當之程序也。

平日若練對手時用拳足肘膝等在土牆壁上練習之於進步上裨益亦匪淺鮮

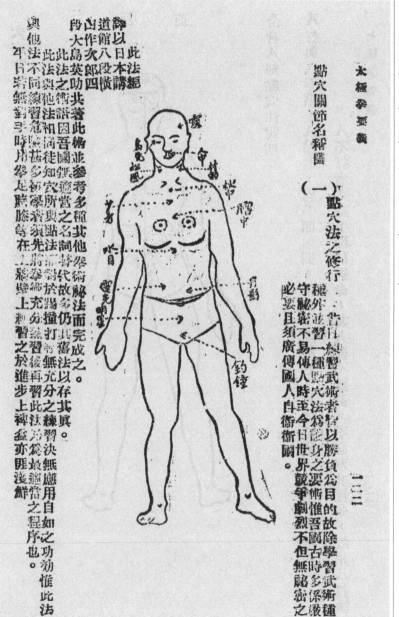

## 點穴關節名稱圖（二）（正面穴道總圖）

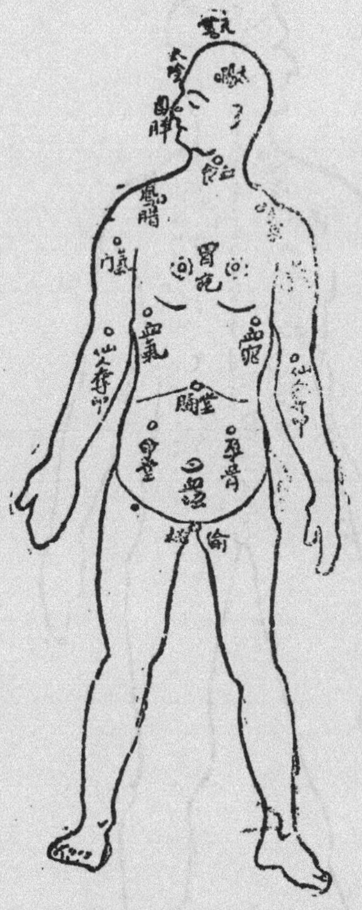

大宋太祖英文神武皇帝，御製序，朕乃官室之子，幼好拳棍，遍觀憩于少林禪院，有長者謂朕曰，觀爾氣宇，有經天緯地之才，惜乎未得真傳，汝于靜夜（仰）至吾方丈，可授以神拳玉匣經，閱汝勞悉，則天下可與而定矣，朕自御極以來，頒賜諸鎮，以及各武臣、可作防身之寶云耳

大宋開寶六年元月御製拜書

點穴關節名稱圖（三）（反面穴道總圖）

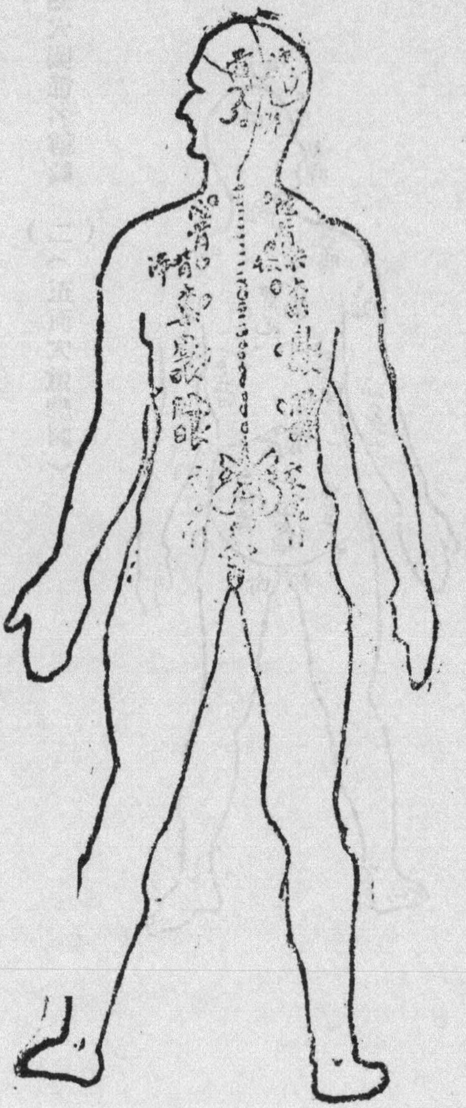

# 人神所在圖（一）（人神所在之處俱係男左女右）

正面

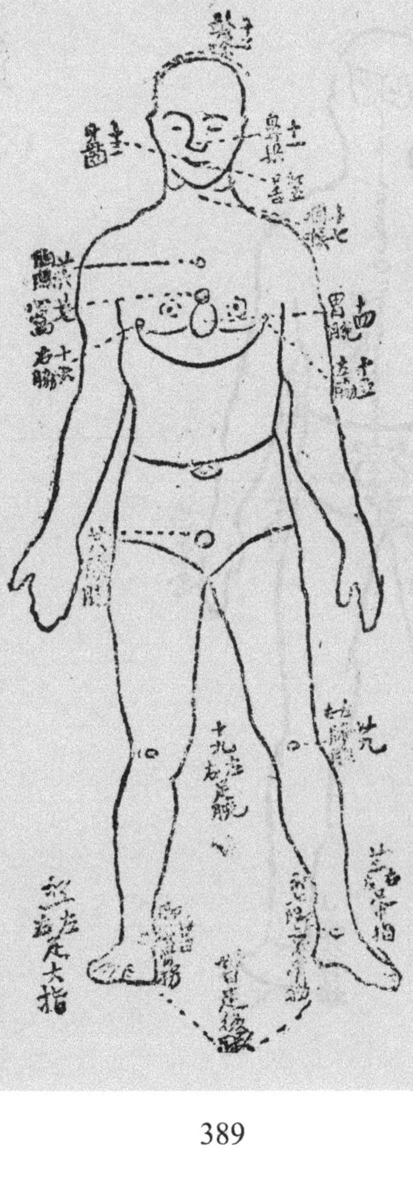

太極拳要義

人身所經圖（二）

背面

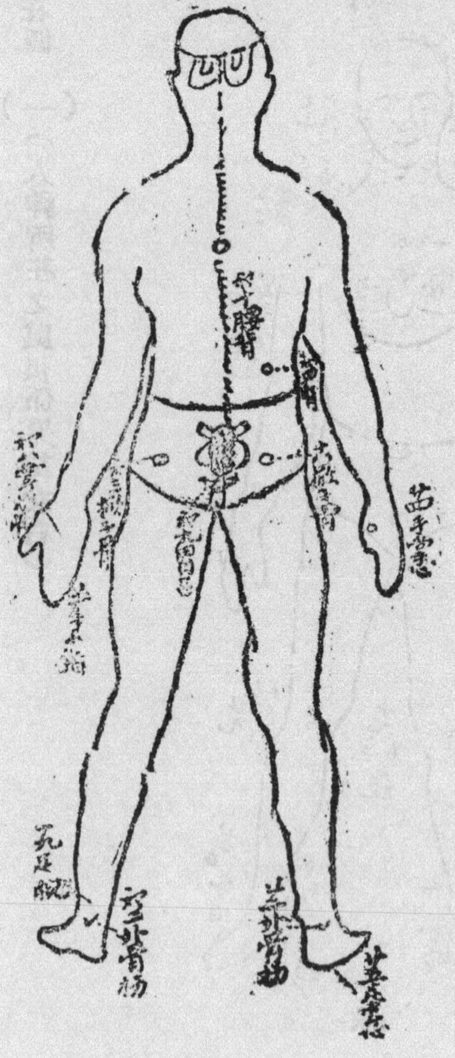

# 點穴十二部位圖（一）

| | |
|---|---|
| 子 | 胆 |
| 丑 | 肝 |
| 寅 | 肺 |
| 卯 | 大腸 |
| 辰 | 脾 |
| 巳 | 胃 |
| 午 | 心 |
| 未 | 小腸 |
| 申 | 膀胱 |
| 酉 | 腎 |
| 戌 | 胞絡 |
| 亥 | 三焦 |

正面

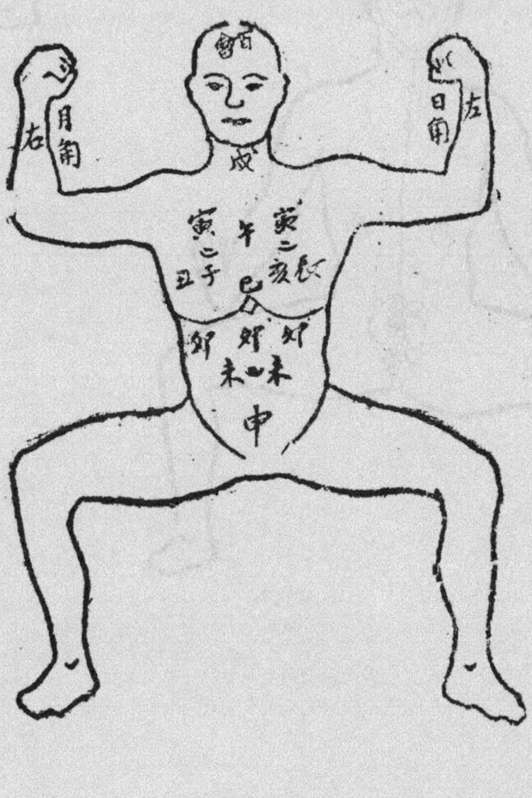

點穴十二部位圖（二）

背面

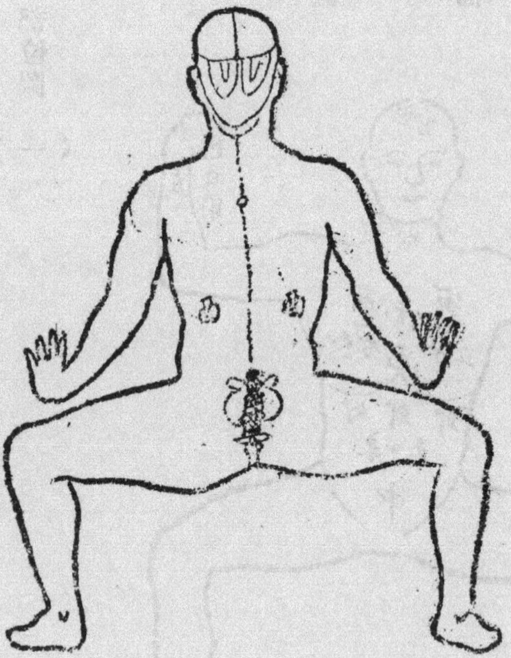

# 乾坤三十六宮圖（一）

䷫鬼井　䷠觜參　䷋畢昴胃　䷓婁奎　䷖壁室

遁二陰生　否三陰生　觀四陰生　剝五陰生　坤六陰生

正面

## 天根月窟三十六宮之圖

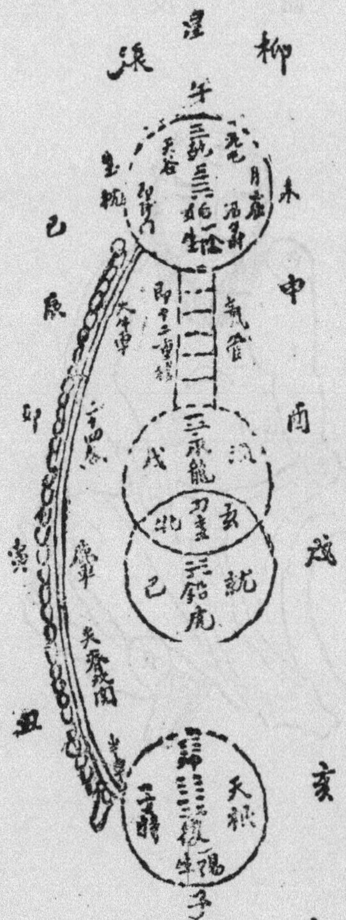


分金點時

女

藏脈氣絲

乾六陽生　夬五陽生　壯四陽生　泰三陽生　臨二陽生

䷀翼軫　䷪角亢　䷡氐房心　䷊尾箕　䷒斗牛

太極拳要義　一二九

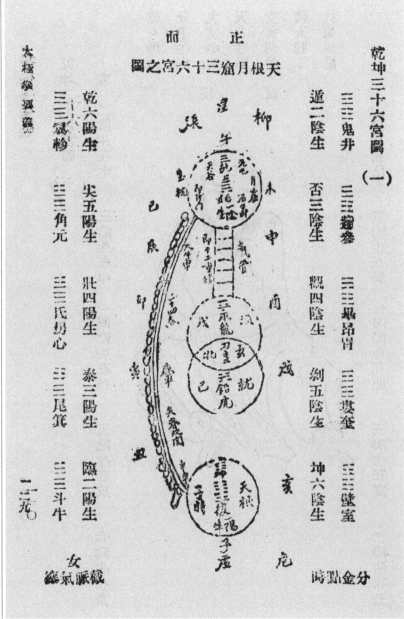

## 乾坤三十六宮圖（二）

春 二陰生在未 三陰生在申 四陰生在酉 五陰生在戌 六陰生在亥

乾天坤地
分子午泥
丸當中明 反
天谷陰陽
交會前後 面
轉天腰玉
枕簾風府

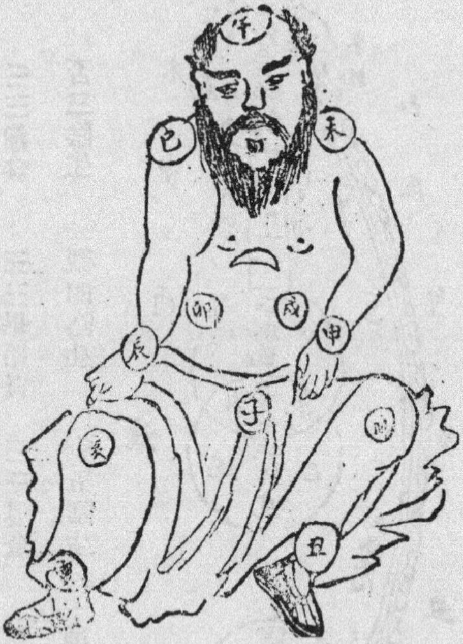


六陽生在巳 五陽生在辰 四陽生在卯 三陽生在寅 二陽生在丑

# 反陽術說明及圖解

此術乃少林之密訣，久經秘而不傳，幾至湮沒無聞，今特提出公開研究，貢獻於各同志，實空前之珍本。

凡施回生反陽術時，第一要靜心，當與練習技術時有同樣之態度。凡拿死、吊死、絞死、水淹死、點打死、摔死、壓死，或由高處落下，及馬踢、觸電、氣閉等，跌倒人事不知，及生產前後，血虧而氣絕死者，皆可以此術救之。凡施術之前，觀形察色，運動三機，皆當注意。呼吸、血輸、體溫等，速加精密檢查，然後施術。氣絕者雖全身冰冷，若胸下少有溫度，必能復活。人體有稱八結者。即八個穴竅也。謂兩眼、兩耳、鼻、口、肛門。今以反陽術，詳細說明之。此術凡醫家、武術家、軍警等，皆宜知之。醫生未來之先，不可延遲，當先以此術，使其復活。凡死者，身體冷却，則全身必堅硬。故使術者，宜以兩手摩擦其胸部，使其全身之骨，次第柔軟。以甲乙二人，乙至其背後，執其兩手向上，以死者之頭，置我兩股之間。如圖。甲令死者朝天仰臥，摩擦其全身，能速使身體柔軟為第一。急死者，骨必堅硬，故施術時，勿折其關節筋骨，勿跨於死者兩股處，甲乙皆跪下，二人各交替呼喊而行之。即甲口呼，而手自兩乳下向下，摩至臍下。乙俟甲摩擦之手曲縮時，亦噫氣繼續行之。如此數回後，必有復活之

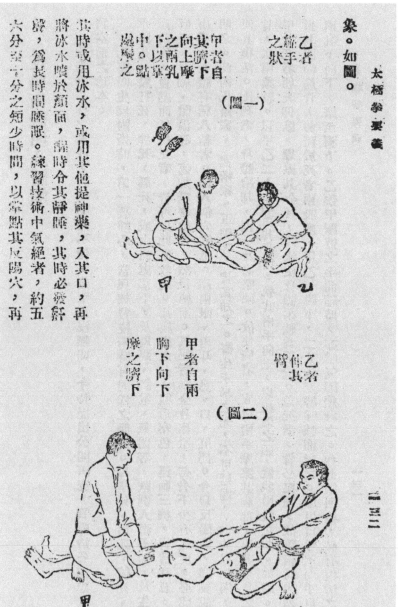

象。如圖。

乙者縱手之狀

甲者自其臍下向上摩之兩乳下以掌中。點處擦之

（圖一）

乙者伸其臂

甲者自兩胸下向下摩之臍下

（圖二）

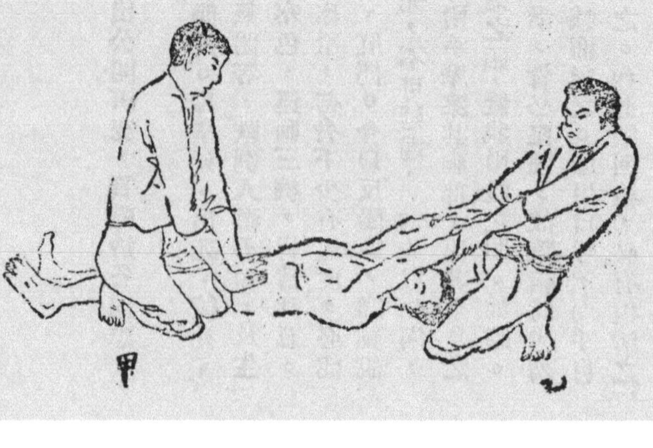


其時或用冰水，或用其他提神藥，入其口，再將冰水噴於顏面，醒時令其靜睡，其時必發鼾聲，爲長時間睡眠。練習技術中氣絕者，約五六分至十分之短少時間，以掌點其太陽穴，再

用兩手推兩臂，搖動數下，即反陽回生矣。

反陽穴部位圖

（圖三）

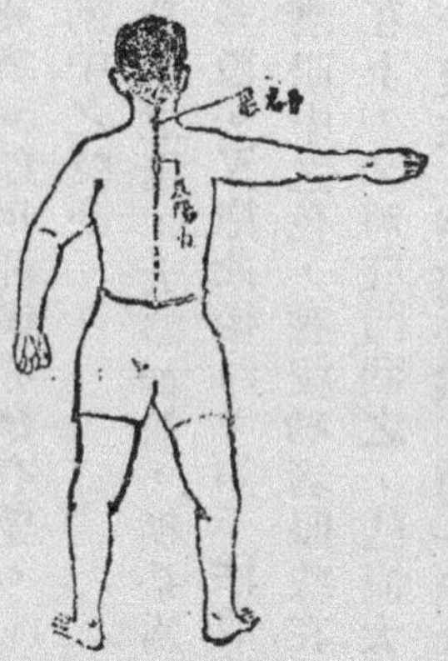

反陽穴，在背脊骨由最高：節骨。數至第六節以下，七節之上。兩節間。名為肺門。即是反陽穴。如圖。

凡經過二十分鐘左右。施反陽術時，亦如前述，能作二十四小時間之熟睡。惟睡至一二時間，可呼其名而起之。食物用熱牛乳，否則薄粥亦可。施術者，必以精神集中於死者之身體，熱心從事，如圖一、二、三、四。

以反陽術令其復活，輕者固如前述之容易。但稍重之絞死等，施術者先伸死者之指，以甲乙二人，執其兩手足，雙方呼喊。第一聲時，兩手足曲縮，二聲時引伸之。或交互伸曲其手足，如甲伸其手，乙曲其足，如拉鋸勢行之。此時視患者顏面而行回數之多寡。在其頭後者，以患者之頭置兩股間，勿觸其耳緊緊挾之，兩膝跪下，全身鼓氣，用力施行。又乙在患者足處，亦與中同一注意行之。縱死者病輕苟不鼓氣用力，卽施術多次，亦難見效。見絞勒死者，及其他怪死者，不可驚駭。當施術之時，不可周章。此時可飲涼水以鎮其心。然後施術。蓋可以救活之人，因術之不注意，而致難以復活者，亦往往有之。反陽術十有八九必可救活。當盡力注意施行。但久病之人，及病中被絞及其他事變而死者。卽用此術亦難有望。

術中之秘訣

救濟之術，大略如前，循是爲之，見效者實居多數。又施此術時，須手法敏捷。（一）觀死者眼中之色，被絞勒者眼珠在上，自縊者眼珠在下，又將肛門觀之，已泄大便，十中八九不能復生。溺斃亦然，第一先令吐出所吞之水；然後施術。死者時間之久暫，與施救之難易，與前相同。

乙者曲縮兩足　　甲者曲縮兩手

（圖四）

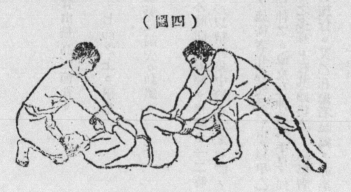

伸縮手足

（圖五）

乙者伸兩足

甲者曲縮兩手

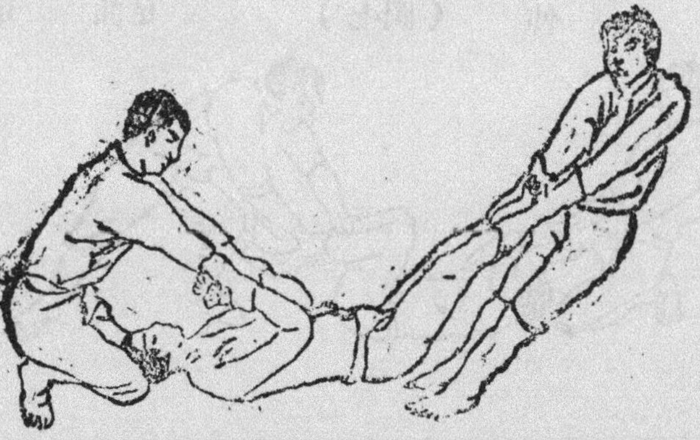

（圖六）

乙者伸兩足

甲者伸兩手

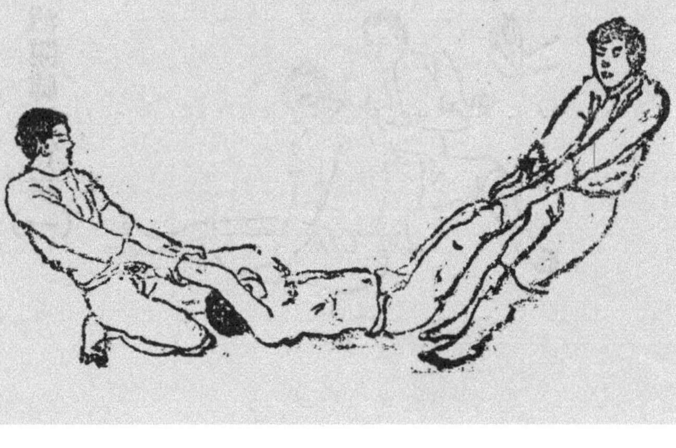

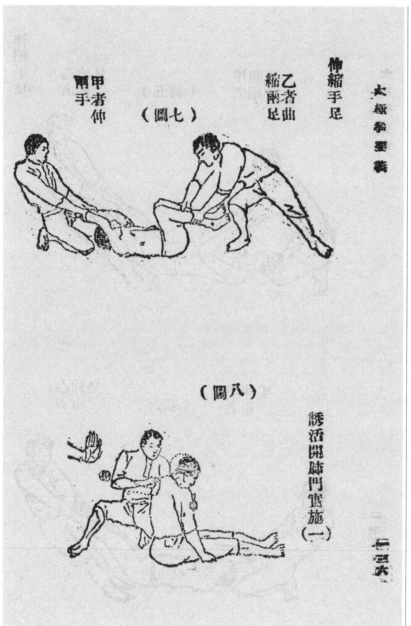

伸縮手足

乙者曲縮兩足

（圖七）

甲者伸兩手

（圖八）

誘透開肺門實施（一）

一　誘活法圖解（一）

此誘活法云者，各種氣絕，皆可使用。先令死者仰臥，施術者跨其身上，勿使觸及死者，撫其胸部，齊其四肢，徐徐抱起。以中指抵第一節高骨，以掌強按其六七節骨之左間。即反結穴。其時可放中指。施術者全身運氣。猶如以我之活氣。移於患者之身。下腹盡力運氣。口中呼喊。同時施術。其效如神。

（九圖）

（二）以兩掌於胸乳下先摩擦而後引起也

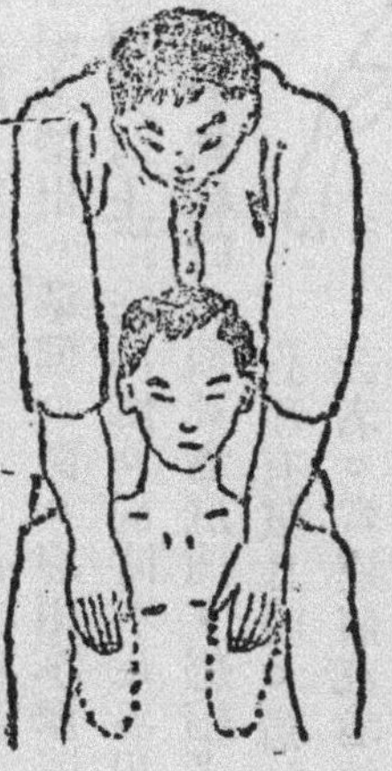

此法雖極舊。然有奇驗。故此爲第一返陽法。

## 二　誘活法圖解（二）

此活法，以死者仰臥，兩足相並，徐徐起其平身，施術者至背後，以右膝抵反陽穴，（二三寸下）左足尖向左斜方踏出。準備如圖。以兩掌摩擦其胸部。與一法二圖仝。使死者稍俯。口中呼喊。並以右膝用力向上抵肺門處。同時右足尖用力。術者兩手自兩脅下向上引起。稍使仰向。此術用途最多。當施術時先觀死者肛門。縮縮者，當以此術救之。或以手及鏡當其口。

（十圖）

呼喊法圖

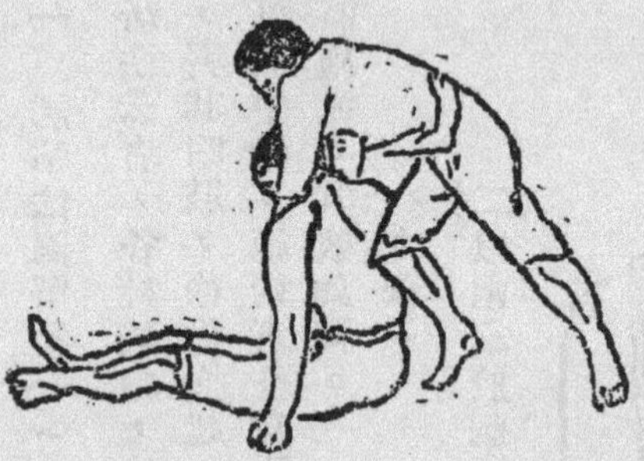

發稍有氣息時。急速施行。一次不見效。則屢屢行之。凡縊死者。當速將死者放下。令其仰臥。摩擦其全體。縛繩之處。以水摩擦之。觀其八穴而施術。大便既出液。則施救無效。

### 襟活反陽法圖解

此法未施術之前，先觀形察色。檢閱八穴。摩擦全身。於是靜靜抱起。以左手扶持死者。右膝跪下。左足於死者橫後屈膝立之。右手（中指與食指重疊）小指與無名指折轉。拇指與他二指十分用力。準備如圖。施術者，全身運氣閉口。以右手當丹田處。以我之生氣移於死者然。左手在前。先發喊聲。令死者坐起。用時自下突至臍處。盡力張臂。自下向視死者而施術。上列誘活法，與此活法，可並用施救之。

### 睪丸反陽法

睪丸活法者，此法救自高處落下，睪丸縮入腹內，又練習時，亦有誤蹴入者。施救之時，以死者抱起準備，施術者坐死者之背後，下腹用力，將其位如第二式略斜於死者兩脅下，將兩手插入，抱起落下，行六七回後，舉起死者之一手，（如圖）以右足之踵處，輕蹴其後臀股，然後抱起如初，落下後施襟活法，則睪丸必能復出。於是乘機施活法。

（圖十一）

此乃襟活法時以右手指當丹田之兩脅

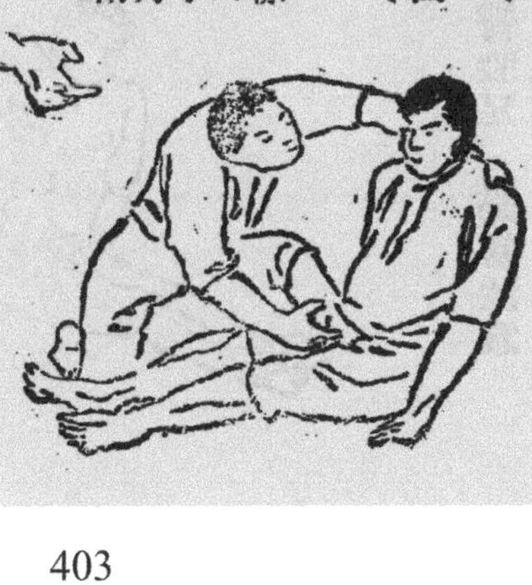

此術非常穩妥，然施之甚難，故當平日牢記其理。「又博鬥之時，睪丸往往易致潰、碎、故武術家雖平時步行，亦當加將護」如一二圖，數回施術後，使死者靜靜而臥，如圖我乃跨於其兩股處，兩手指相組合，以兩肘抵死者胸部兩脅，右膝跪下，左足屈膝直立，下腹運氣，口發喊聲。而同時以死者之頭向前抬起，施此活法，或施以襟活皆可。既施救數回，若無效驗，則檢閱死者之狀。此固施術前後應有之手續。然匆促間，往往先施術，而後及此。觀患者狀態之

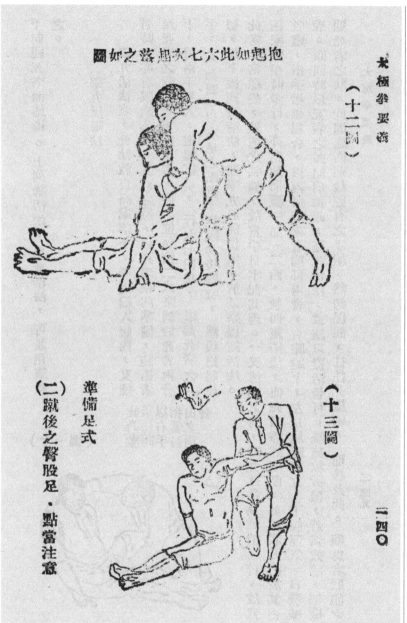

（十二圖）

抱起如此六七次起落之如圖

（十三圖）

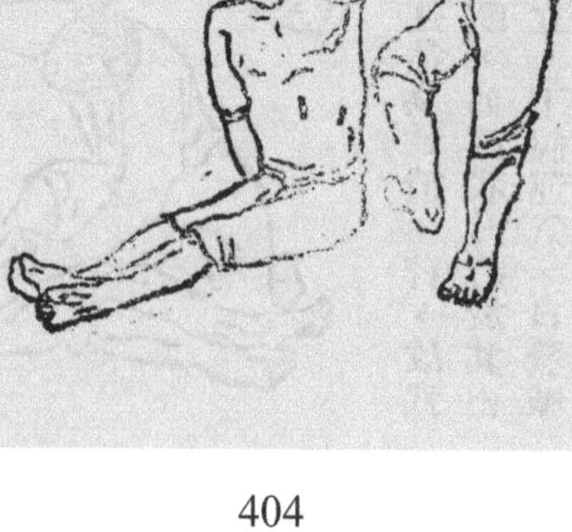

準備足式

（二）蹴後之臀股足・點當注意

鬆。第一開眼瞼，觀眼中之瞳，如已變白色，則為絕望。逆開屏觀之，倘不能閉合如常，亦無施救之法矣。

（圖十四）

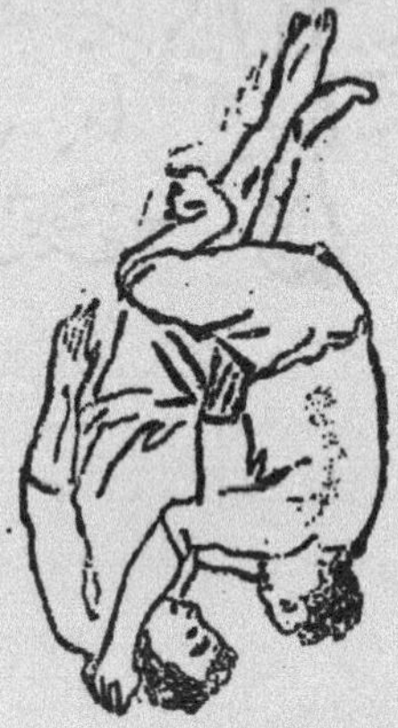

胸部之兩脅以兩肘抵之將頭向後引起指尖交組

## 背部反陽法圖解

施此術時，患者伏臥，術者跨於患者之兩膝邊。左膝跪下，屈右膝，勿觸死者。全身用力運氣。兩掌相擠。在患者背部上下，及肺背部與腹部摩擦之。從兩乳之後背部，第六脊椎左右處，自下向上突起，開其肺門。即入節背之開活動其肺肝，使發生呼吸運動，以蘇醒之。如圖。

## 太祖反陽法圖解

此法宋太祖所傳，僅用一手行反陽之法也。昔者雖未嘗實驗，然其法自可將救。以左手抱患者，左手五指相並，當膀胱之下。右足之小指抵膀胱，左掌摩肺門。三者同時施行。並發喊

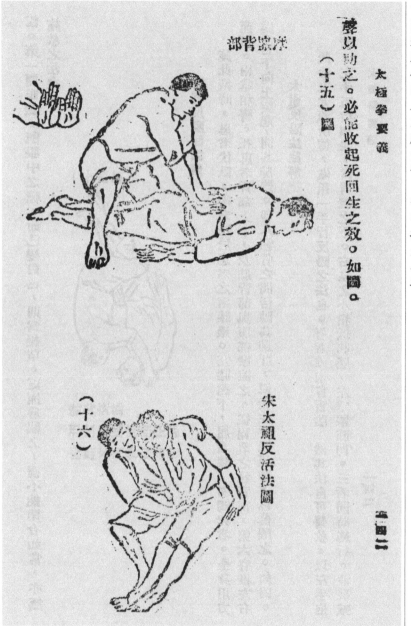

聲以助之。必能收起死回生之效。如圖。

（十五）圖

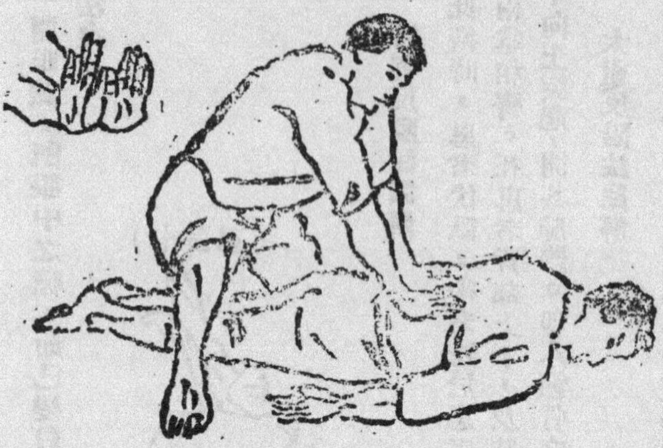

摩擦背部

（十六）

宋太祖反活法圖

中華民國三十三年十一月初版

太極要義 附武術叢談

實價國幣　　元
（外埠酌加運匯費）



編著者　黃元秀

發行人　王君一

發行所　文信書局
重慶保安路

分發行所　聯營書店
重慶林森路
成都祠堂街

No.1055　渝初1——2